U0278163

促进语言、学习和社交能力
卫生行业
科研专项项目资助

作者 /〔美〕萨莉·J. 罗杰斯（Sally J. Rogers）

〔美〕杰拉尔丁·道森（Geraldine Dawson）

〔美〕劳里·A. 维斯马拉（Laurie A. Vismara）

译者 / 张庆长、何逸君、秦博雅、王蔡琳 等

审校 / 复旦大学附属儿科医院

孤独症儿童
早期干预丹佛模式

利用日常活动培养参与、沟通和学习能力

An Early Start
for Your Child
with Autism

Using Everyday Activities to Help Kids
Connect, Communicate, and Learn

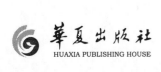

华夏出版社
HUAXIA PUBLISHING HOUSE

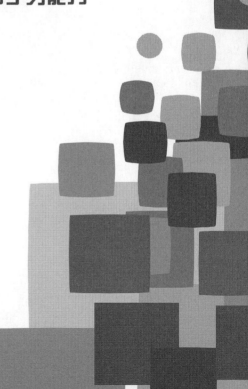

献给所有的孤独症孩子及他们的家人，感谢他们的勇气、希望、慷慨和坚持。

——萨莉·J.罗杰斯

献给我亲爱的丈夫约瑟夫（Joseph）和我可爱的孩子们，克里斯（Chris）和麦琪（Maggie），是你们的耐心、理解和致力于改善孤独症人士生活的努力一直支持着我。

——杰拉尔丁·道森

献给我的丈夫，感谢他为改善孤独症人士的生活所做出的努力，献给勇敢面对挑战的孤独症人士及他们的家人。

——劳里·A.维斯马拉

作者声明

　　为了保护我们服务家庭的隐私，本书关于家庭的所有故事和案例都是根据真实人物进行创作，以反映常见的挑战与成功，因为我们无数次从中受益。本书中父母的描述由他们自己的话转述，已经获得许可，但是为了保护他们的隐私，已经隐去了他们的姓名。我们非常感谢他们的慷慨与支持。

　　在本书中，代名词的使用也可能是有帮助的。在文章中的大多数情况下，我们使用"他"或"她"表示您的孤独症孩子。但是，在您个人使用的项目（例如：表格、备注框、活动清单等）以及第二部分的每章小结和第十四章中，我们使用"他／她"。

目 录
Contents

中文版序

　　孤独症是全球重大的公共卫生问题之一。迄今为止，孤独症尚无有针对性的治疗，以早期干预为主。如何尽早地对孤独症幼儿进行有效的干预，一直是儿童发育行为学科、特殊教育、康复等领域研究和讨论的热点问题。在执行国家和计划生育委员会卫生行业科研专项——儿童孤独症诊断与防治技术和标准研究工作中，在全球最大的孤独症组织——孤独症之声（Autism Speaks）的资助下，复旦大学附属儿科医院于 2013 年 11 月首次将早期干预丹佛模式（Early Start Denver Model，ESDM）引入中国，其创始人萨莉·罗杰斯（Sally Rogers）教授及其团队，为国内培养了第一批 ESDM 的干预人员。随着实践的深入，ESDM 这套干预模式对孤独症幼儿早期干预的科学性、实用性、有效性越来越明显。复旦大学附属儿科医院先是组织翻译了由萨莉·罗杰斯教授和杰拉尔丁·道森（Geraldine Dawson）教授编写的《孤独症婴幼儿早期介入丹佛模式》（*Early Start Denver Model for Young Children with Autism*, 上海科学技术出版社，2014），旨在向专业人员介绍 ESDM，造福我国数百万孤独症幼儿及其家庭，推动我国孤独症幼儿的早期干预事业发展。为了让更多的家长了解 ESDM，团队成员参与了此书的姊妹篇，也是主要针对家长和一线教师的《孤独症儿童早期干预丹佛模式：利用日常活动培养参与、沟通和学习能力》（*An Early Start for Your Child with Autism: Using Everyday Activities to Help Kids Connect, Communicate, and Learn*）一书的审校工作。

　　本书是第一本针对孤独症儿童家长的 ESDM 图书，适用于孤独症谱系障碍幼儿，课程教学的核心目标是教会父母为孤独症儿童制订早期干预计划，并将其与各种日常生活情境结合在一起，寓教于乐。家长通过增加孩子学习机会、与孩子建立良好的互动关系、教会玩角色扮演游戏等方法，逐渐培养孩子的主动社交、学习以及语言能力。然而，家长在日常的训练过程中，需要改变自己与孩子互动的惯有模式，从教育者和被教育者、主导者和接受者转变为平等的同伴关系，在游戏过程中激发孩子的主动性、参与性，最终改善孤独症儿童的预后。全书共十四个章节。从父母在孤独症幼儿早期干预中扮演的角色和发挥的作用入手，详细介绍孤独症儿童父母如何制订个性化的早期干预课程，调整家庭成员之间的关系，促进他们之间的沟通。这一系列循序渐进的早期干预方法有效地提高了孤独症幼儿的学习、社交沟通、语言能力，从而提升了孤独症儿童的生活质量，帮助他们融入社会。

感谢卫生部孤独症行业专项基金和孤独症之声对引进并出版本书的大力支持。感谢孤独症领域资深教师张庆长为本书作出的贡献，翻译了第一章至第四章以及第七章。张庆长老师多年来工作在孤独症早期干预一线，无偿地翻译并分享了很多相关资料，为家长和专业教师的成长提供了帮助和支持。感谢成都关爱孤独症群体的志愿者组织——豆苗计划志愿者联盟的翻译小组，该小组的成立旨在无偿为孤独症儿童的家长提供海外相关研究、治疗与护理的前沿信息。感谢翻译小组的成员何逸君、秦博雅、吴翼飞、张婷、王蔡琳、季璇、张婧怡、曾子芮、思晗、TAO 等参与翻译工作，其中何逸君、秦博雅、王蔡琳还负责了后期组稿及校对工作。谢谢这些志愿者在兼顾各自本职工作、学习的压力的同时，克服各种困难，完成了第五章、第六章及第八章至第十四章，合计九章的翻译及校对工作。感谢豆苗计划志愿者联盟的王静丽一直在幕后支持翻译小组的工作。

本书的翻译出版正是多方人士共同合作的成果，这里既有来自医院临床的医生、科研人员，又有来自教育领域的专业人士，更包括了关注孤独症群体的志愿者，这也是我们期待的对孤独症群体支持的模式。期望本书的出版能够为孤独症幼儿带来帮助，让他们的家庭和普通的家庭一样，能过上幸福快乐的生活。

王 艺

复旦大学 教授

复旦大学附属儿科医院神经内科 主任医师，博士生导师

复旦大学附属儿科医院 副院长

致　　谢

　　我们首先向吉尔福特出版社（The Guilford Press）的罗谢尔·瑟瓦特（Rochelle Serwator）、克里斯·本顿（Chris Benton）和姬蒂·穆尔（Kitty Moore）表示我们诚挚的谢意，感谢他们的大力支持，他们给我们动力，鼓励我们，相信本书的价值，帮我们出版一本超乎我们想象的著作。我们也希望表达我们每个人的谢意。

萨莉

　　我准备撰写这本书的初衷始于那些早年接触过的父母们和学步儿童们，当时我在密歇根的安阿伯市为他们工作。我和一些孩子，例如劳拉·安（Laura Ann）和皮特（Peter），以及他们父母的经历，让我知道了，当一个家庭某个孩子有发育困难的时候，这个家庭最初几年的生活如何。我非常荣幸能够从他们身上学习到：支持他们的关系、他们交往的风格、他们孩子的抚养和家庭价值，他们同时也为自己的孩子提供干预。我要非常感谢在丹佛接触过的家庭，我和我的同事为他们工作。就是通过这些家庭，我们不仅了解了早期孤独症及它对家庭的影响，还了解了孤独症儿童快速恢复的能力和希望以及父母的决心，为他们的孩子寻找最好的干预——他们始终如一，一年又一年，甚至十几年，几十年如一日，改善他们每天的生活质量，为他们自己和孩子的未来做准备。我要感谢发展心理学研究小组（Developmental Psychobiology Research Group）在丹佛的同事们，我从他们身上学习了亲子关系和测评方法；感谢他们要求我 [尤其是鲍勃·埃姆德（Bob Emde）和高登·法雷（Gordon Farley）] 从临床服务到早期干预的科学控制研究。

我要特别感谢本书的另外两位作者。她们既是朋友也是合作者，我从她们身上受益匪浅。杰拉尔丁的工作使我们的干预方法在定义和严密性方面取得了长足的发展，而且在我们共同从事早期干预丹佛模式（Early Start Denver Model, 以下简称 ESDM）的工作中，她一直以来都是一位不知疲倦、精力充沛、积极乐观的伙伴。劳里和我一起制定了 ESDM 父母训练资源包的大部分方法学内容，这是她首次研究并在博士后研究方案中发表。我们三个人都相信并亲身经历了在日常生活中让父母实施干预，教孤独症幼儿学习语言、游戏和社会交往的力量，而这些信念和经历是我们发展父母干预方案和撰写本书的关键。

我也要感谢我的两个女儿，萨拉（Sara）和艾米（Amy），她们给予我养育小孩子的直接经验，且一直都支持我在孤独症领域的工作。我的助手，丹尼·拉兹乐瑞（Dinae Larzelere），在撰写草稿方面提供了能干且快速的帮助，并一直给予我充满快乐的鼓励。

杰拉尔丁

首先要感谢许多父母和他们的孩子，在过去超过 25 年的时间里，我很荣幸能一直为他们工作。他们是我心目中真正的英雄，也是我最好的老师。分享他们又获得了一项新的技能是对我们最好的奖励。看着父母与年幼的孤独症孩子一起互动，引导他们进行更加紧密的交往，帮助他们学习沟通与游戏，一直以来都是我的快乐之源。我一直都很荣幸能够以一位经验丰富的临床和发展心理学家的角度为他们提供意见和建议，见证每个孩子的技能随着时间的流逝不断增加。在整个治疗过程中，他们的家庭表现出来的坚持不懈、幽默、洞察力和无条件的爱一直都激励着我。

在早期，我对于孤独症的观点来自于埃里克·邵普勒（Eric Schopler）[1]、迈克尔·路特（Michael Rutter）[2]和玛丽安·西格曼（Marian Sigman）[3]。在其他专业工作者指责是父母导致孤独症的时候，埃里克，一位先驱者，让我们明白父母是我们最重要的伙伴，在帮助孤独症孩子方面具有最重要的作用。迈克尔关于社会性和思考脑（thinking brain）之间相互作用的洞察力比以前任何时候都更加准确，它们与 ESDM 相一致。玛丽安里程碑式的研究描述了孤独症儿童的发育，内容翔实，为创造符合发育规律的治疗提供了一份路线图。

衷心地感谢我在华盛顿大学的研究生和同事们，他们欣然接受新的思想，并竭尽全力推广它们；他们幽默风趣，充满激情地改善孤独症儿童和他们家庭的生活。尤其要感谢 UW 小组，他们完成了 ESDM 随机临床实验的艰苦工作，这构成了本书中所讨论工作的基础。

最后，真诚地感谢我的丈夫乔（Joe），还有我的孩子们，克里斯（Chris）和麦琪（Maggie），他们无尽的爱和支持才使得本书和我毕生所追求的事业变得可能。

劳里

我并不是有意主动成为一名孤独症研究者或临床医生，相反，是孤独症选择了我——我的同父异母兄弟在很小的时候就被诊断为患有孤独症。那时候，我并没有完全理解孤独症对于他意味着什么，也没有完全理解他和那么

---

[1] 编注：埃里克·邵普勒（Eric Schopler,1927~2006）美国心理学家，世界知名的孤独症领域先锋人物。在二十世纪六七十年代通过实证研究改变当时盛行的指责父母是造成孤独症障碍原因的理论，并成功地建立了针对孤独症儿童及其父母的合适且有效的干预项目——TEACCH。其著作《孤独症和相关沟通障碍儿童治疗和教育》（*The TEACCH Approach to Autism Spectrum Disorders*）于 2014 年 6 月由华夏出版社出版。

[2] 编注：迈克尔·路特（Michael Rutter, 1933~）英国精神病学家，对孤独症展开一系列研究，详细描述了孤独症的临床特征，其许多研究论文在世界范围内被引用。曾任《孤独症和发展障碍》杂志（*Journal of Autism and Developmental Disorders*）欧洲部编辑。

[3] 编注：玛丽安·西格曼（Marian Sigman）二十世纪七八十年代孤独症研究领域关键性人物，在孤独症人士共同注意（joint attention）方面做了大量研究。

多孤独症人士将要面临的每时每刻的挑战是什么。但我慢慢发现我的父亲和继母所经历的无尽的痛苦，他们要面对他的诊断，还要以无条件的爱和渴望保护和帮助他，只要有可能，就不惜任何代价。他们全身心投入和奉献，为我弟弟创造了一个丰富而充实的生活，这一直是我生活中鼓舞人心的事情，帮助我为其他父母和他们患有孤独症的孩子做同样的事情。本书描述了大公无私且心甘情愿的父母们的努力和抗争，他们一直帮助自己的孤独症孩子学习，也在帮助其他人理解与孤独症在一起生活是什么样子。

我也要从心里感谢罗伯特·凯格尔、琳·柯恩·凯格尔夫妇①和萨莉博士，凯格尔夫妇教会我平等地对待父母，把他们当作合作者，这对帮助他们的孩子克服每天的挑战极具价值。是凯格尔夫妇的教学方法帮助我弟弟发出了声音，因他取得的成就我总是对凯格尔夫妇感激不尽。当我后来与萨莉一起工作的时候，她扩展了与家庭交往的思维方式和方法。她帮助我更好地聆听家庭的需要，理解他们的情感和抗争，这些都是他们的孩子每天都会有的需求。我欣赏萨莉和杰拉尔丁终身致力于寻找答案的追求，他们坚持使用科学的方法，改善残障人士和他们家庭的生活质量。我很荣幸与她们一起成为本书的作者，并希望以她们为榜样，使用科学的方法，让人们的生活更加美好。最后，感谢我的父母和朋友，感谢他们对我永无休止的工作所表现出的爱和忍耐。他们总是理解我渴望以研究和学术为职业的热情，他们鼓励我，并充满耐心，对此我感激不尽。

---

① 编注：凯格尔夫妇是关键反应训练（Pivotal Response Treatment, PRT）的创始人，该干预模式的核心是儿童动机的激发，已被美国科学委员会认定有实证数据支持的有效干预方法之一。其著作《孤独症谱系障碍儿童关键反应训练掌中宝》（*The PRT Pocket Guide:Pivotal Response Treatment for Autism Spectrum Disorders*）于 2015 年 1 月由华夏出版社出版。

简　介

　　如果您是一位家长，孩子最近刚被诊断患有孤独症，请您相信并不只有您如此。美国疾病控制与防治中心（U.S Centers for Disease Control and Prevention）2009 年的一份研究结果显示：在美国，每 110 名儿童中就有 1 名儿童患有孤独症谱系障碍（Autism Spectrum Disorders, 以下简称 ASD），这意味着成千上万的父母们已经知道他们的孩子患有某种 ASD。① 今年，将有更多的孩子被诊断患有 ASD，其数量相当于囊性纤维化（cystic fibrosis②）、艾滋病和癌症患者的总和。来自于所有经济和种族背景的孩子患有 ASD 的概率都是均等的。您现在所经历的各种混乱不堪的情感、问题和忧虑，其他的家长也同样面临过或正在面临。但是请相信，只要装备可靠的知识和技能，刚刚被诊断为 ASD 孩子的父母就能重新振作起来，拥有安全而快乐的生活；而孩子也能度过有意义、有创造性且充实的生活。本书将有助于您马上采取行动，带领您及您孩子走向这种生活。

　　本书的目的是为如您一样的父母 ③ 和相关人士提供工具和技术，以帮助您的孩子尽可能地行进在积极发展的道路上，让其他人也爱和关心您的孩子。不论生活现在看起来多么困难，从明天开始还是能够做某些事情，随着时间的流逝，这样的努力将使您孩子的未来变得极大不同。您能够教您的孩子与

---

　　① 编注：该中心 2014 年公布的数据中，在美国本土，每 68 个儿童中有 1 个患有孤独症谱系障碍。

　　② 译注：属遗传性胰腺病。

　　③ 原注：尽管我们一般使用术语"父母"，但本书的目标对象更加广泛，针对所有类型的护理者，包括家族成员、法定监护人以及为 ASD 幼儿提供护理的其他人。

您及其他人进行交往、沟通，享受社会性交往，以及玩游戏。您要充满希望，您的孩子能够学习、参与，并与其他人相处。

许多父母在他们的孩子被诊断患有 ASD 之后的很长一段时间里，都处于一种被人遗忘的境地。他们在当地找不到训练有素的治疗师，或者需要排很长时间的队才能进入干预课程。我们知道您非常渴望开始帮助您的孩子。当您在等待干预开始时或加强您孩子可能正在获得的干预时，为了减轻您的挫折感和焦虑，在本书中，我们提供了信息、工具和策略，您能够按照您的实际情况马上就应用起来。本书所描述的策略可以用于与孩子的日常交往中，如玩游戏、换尿片、穿衣、洗澡、吃饭、户外活动、看书，甚至做家务。这些策略不仅能够将您与孩子日复一日的经历转变成丰富的学习机会，而且一旦干预开始，继续使用它们将能提高干预的效果。

有这些技术在手，相信您将能够帮助你的孩子学习、沟通和玩游戏。您将有可能看到您孩子一天天、一周周的变化。随着您开始使用这些技术，您将会看到您能够如何有效地帮助您患有 ASD 的孩子，面对新的学习机会您的孩子是如何做出反应的。我们希望决心、信心和希望能替代您的某些恐惧和受挫情绪，不仅仅是对身为父母的您，对您的家庭、您的孩子均如此。

本书建立在与如您一样的家庭广泛而持续的接触的基础上，通过使用 ESDM，我们帮助全世界范围内的孩子们变得活跃、好奇，并成为积极的学习者，您将获得的这些策略来自正规的科学研究。这些研究表明，在实施 ESDM 的同时，结合父母对这些策略的使用，孩子的进步速度将加快。虽然 ASD 儿童能够获益于专业的治疗师，也需要来自专业治疗师的高强度早期干预，但是我们相信，父母和其他的家庭护理者的参与将使孩子的学习产生巨大的不同。

作为已经工作多年的临床工作者，我们三位作者也会教家庭成员怎样在日常常规中自然而然地与孩子相处，促进孩子的参与、学习和沟通。我们发现，父母在教受到孤独症影响的核心技能方面如同治疗师一样有效。通过运用这些策略，父母把与孩子进行的每个交往转变成学习。对于孩子不可能在其他地方学到，或者在其他的场合下没有那么多练习机会的技能或行为，父母也可以在家里教。

ESDM 也强调父母与孩子的关系。它帮助父母在养育过程中和其他日常活动中，通过简单的游戏、沟通和有趣的交流创造学习的机会。不需要特殊的背景，也不需要具有预备的知识。本书所描述的策略将使父母与孩子的互动更加有趣，更加富有积极的情感，更加有意义，同时给孩子提供更多的学习机会。我们希望处于生命不同阶段和来自不同背景的父母都能够发现这些策略为他们的孩子创造了丰富的学习体验（经历），而这些体验就来自于每天的活动，包括玩玩具、洗澡、吃饭、购买水果蔬菜等。

我们也理解每个 ASD 孩子是独一无二的，都有自己的特殊天赋和挑战。正如某个人所说的："如果你遇到过一个孤独症孩子，那么就只是遇到了这个孤独症孩子。"如同其他正常发展的孩子一样，每个 ASD 孩子都具有独特的个性，有自己的喜恶、才能和挑战。但是所有 ASD 幼儿在与其他人相处、沟通以及以正常的方式玩玩具方面都有困难。

根据有关 ASD 儿童早期发展和干预的数十年来的研究，我们已经十分了解 ASD 幼儿所具有的困难类型。他们可能难以注意周边的人，包括他们的语言和活动。他们常常难以与他人分享自己的感受——高兴、生气、难过、受挫，不能通过面部表情、肢体动作，以及声音或词语向他

> **大多数 ASD 儿童具有困难的领域：**
> * 注意他人
> * 使用社会性微笑
> * 与他人轮流玩和玩社会性游戏
> * 使用肢体动作和语言
> * 模仿他人
> * 与他人协调性注意（目光对视）
> * 以正常的方式玩玩具

人传递情绪的信息。他们体验了所有的情绪，但不能以一种容易理解的方式分享情绪。他们对和其他的孩子一起玩并不十分感兴趣，其他孩子想要和他们玩时，他们不能够非常好地做出反应。他们通常不使用肢体动作进行沟通，好像也不理解他人的肢体动作。他们也似乎很少稳定地模仿他人，因此很难通过给他们演示怎么做事情，并期待他们跟着做一样的，来教他们技能。许多 ASD 孩子喜欢玩具，但是他们通常以一种特殊的方式玩，而且他们的游戏

非常重复单调。许多 ASD 孩子难以开口说话和对他人的话做出反应，即使那些已经学会如何重复他人说话的孩子也是如此。ASD 儿童通常还会有"问题行为"。普通幼儿也常见这些行为，但是 ASD 幼儿甚至对父母努力教他们怎么样做都无法做出反应。他们可能发脾气、踢或咬其他人、破坏物品，有时候还会伤害自己（被称为自伤行为）。

本书将教您一些策略，帮助您在这些领域里教育孩子。许多研究，包括我们自己所进行的研究，已经表明早期干预能够对 ASD 儿童产生巨大的作用，使他们在学习、沟通和社会技能方面显著受益。某些 ASD 儿童在接受早期干预之后康复了；其他儿童可能仍旧有挑战，但是能够在普通班级里就读，能够发展友谊，与其他人进行良好沟通；还有一些儿童仍旧有显著的挑战，需要持续的特别服务，但是早期干预仍会帮助他们进步。

关于早期干预的大多数研究一直以来研究的重点是专业治疗师实施的治疗。关于父母实施早期干预的研究尚处于初级阶段。但是，研究显示父母和其他护理者能够与专业治疗师一样，学习使用许多治疗策略，而且当父母使用这些策略时，他们与孩子交往的质量会得到改善，孩子在社会性方面变得更愿意参与，能够与他人更好地沟通。长久以来，我们帮助许多父母学习在家里对孩子使用这些策略，他们再三地告诉我们，这些方法非常有助于教他们的孩子学习、与他人交往、沟通和以更加正常的方式玩耍。这些年来，在我们为许多孩子工作的过程中，我们也发现每一个 ASD 孩子能够学会沟通，改善与他人的社会交往，提高游戏技能。我们相信这些策略会帮助您感觉到，您是一位更有效的父母，是一位玩伴，是您孩子的第一位老师。看到您的孩子通过您所使用的这些策略开始学习，您会体验到为人父母的荣耀和愉悦，这来自于您的孩子取得的成就和您知道您是孩子成功的一部分。

本书适用于 ASD 儿童的父母们，这些儿童指从婴幼儿到学龄前或幼儿园的儿童。如果您怀疑您的孩子患有 ASD，或者您的孩子已经被诊断患有 ASD，那么您可以使用本书。本书为您提供了循序渐进的指导和事例，通过这些指导和事例您能够利用日常活动帮助您的孩子变得更乐于参与，更愿意沟通，更愿意与您及您的家庭成员进行交流。

如何使用本书

本书的每一章都将解决大多数孤独症儿童的父母面临的问题、忧虑和挑战。在这些问题之中，我们强调的情感和考虑的事情与您作为一个 ASD 孩子父母的生活密切相关，包括知道您在早期阶段需要做些什么。寻求最好的专业人士的帮助是您首先要考虑的事情，因此本书第一章就说明这个主题。因为养育一个 ASD 孩子压力巨大，所以在您开始这段旅程之时，就要考虑您将如何保证照顾好您自己以及家庭里的其他成员，避免一门心思关注 ASD 的孩子，而不闻不问其他人的需要。这样做将意味着您取得的效果可能会减少，而且在这个过程中您可能会变得筋疲力尽。第二章将论述这些问题。第三章将描述关于孤独症我们目前已知的是什么，这为本书中所讲述的治疗方法提供了一种情境。接下来各章详细地描述干预策略，每章都以前面的各章为基础。因此，建议大多数的人按照顺序阅读本书。但是，第九章和第十三章与其他章不一样，它们不依靠前面的章节。先阅读这两章将会非常有帮助，并且在阅读其他各章节的时候，可以参考它们。有些父母将会发现某些章节比其他章节更加有帮助，这取决于他们孩子的独特处境。

"得到孤独症的诊断，去寻找能够找到的所有方法，以及它们需要花费的时间，这些过程都让人难以承受。您想要立刻行动起来，您想要弥补失去的时间，您想要尝试任何可以让您孩子康复的事情。当您听到这些数字时，例如"每周 40 小时的课程"，您开始恐慌。请深呼吸。您可以这样做。本书提供的、基于 ESDM 的策略，就是给您的工具。通过这个工具，您可以在一种自然的环境中与您的孩子互动，并教您的孩子，而不需要像某种疗法一样精神紧绷，也不会给您的家庭造成阻碍，最终使您的孩子获得与普通孩子一样多的机会。本书为您的家庭列举了步骤，以便你们以一种舒服而自然的方式实施这个过程。"

　　随着您开始逐步练习本书中的各项干预策略，并将它们融入与您孩子的日常交往中，请时刻记住：本书的目标不是将您从父母转变成一位治疗师，也不是使您与您的孩子花费数小时"进行某种治疗方法"。相反，这些策略就是一些在正常的常规活动中被使用的手段，是您每天生活经历的一部分，例如在洗澡时间、在公园里，或者在您将您的孩子送上床睡觉的时候。它们占用的时间不应该比您与孩子正常地进行活动所花费的时间还要多。这些策略建立在充满爱、关心的关系之上，而这些您已经与您的孩子建立起来了。这些策略利用这一基础，帮助您的孩子克服 ASD 所具有的某些困难。来吧，让我们开始吧！

第一部分

入门指南

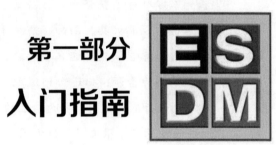

第一章

设立孩子的早期干预课程

上周，卡门和罗伯特3岁大的女儿特蕾莎经诊断患有孤独症。他们在一家诊所待了整整一天，特蕾莎在那儿看了一个又一个医生，这些医生带特蕾莎玩玩具、画画、荡秋千，以及做其他游戏。卡门和罗伯特非常惊讶，特蕾莎能玩这么多游戏，而且玩得开心极了。这些医生看起来非常了解特蕾莎，知道如何激励她参与游戏。卡门和罗伯特为整个环节的顺利进行感到欣慰，并为自己的女儿深感自豪。

医生的态度很友好，他们用了很长时间，向卡门和罗伯特询问了各种各样的问题。最后，这对父母与治疗小组的心理学家阿维兰博士进行了面谈，她的西班牙语和英语都很流利。她说特蕾莎拥有一定的才能——她已开始学习阅读！但是她在学习沟通和游戏能力方面很困难。阿维兰博士认为，孤独症致使特蕾莎语言落后，出现奇怪的手指动作、暴躁的脾气以及其他一些问题。博士的肯定答复对卡门和罗伯特很有帮助，这说明他们的女儿不是顽皮或者被宠坏了，而是患有孤独症——一种生物学状态。这个诊断解释了有关她的一切奇怪举动，实际上她很聪明。

阿维兰博士消除了卡门和罗伯特的疑虑，并非他们导致特蕾莎患上孤独症，他们也无法阻止孤独症的发生。通过为女儿寻找优质的治疗课程，他们能够非常有效地帮助特蕾莎。博士还说，孤独症是无法自愈的疾病。这虽然让人难以接受，但是从某种意义上说，也为父母带来解脱。卡门和罗伯特现在知道了孩子的疾病名称。这是一种诊断结果，解释了特蕾莎各种奇怪的行为方式。

阿维兰博士给了他们相应联系人的姓名和电话号码、需要阅读的手册（甚至包括一些西班牙语的内容，供孩子的奶奶阅读）、书籍和网站的目录，以及关于孤独症的介绍，还有一些家长小组的名单。卡门和罗伯特带着无比的焦虑、悲伤和疑惑回家了。许多天来，他们一直都浑浑噩噩，无法谈论这件事，甚至无法清醒地考虑任何事。接下来的日子，他们就像机器人一样度过，无论在单位还是在家里，尽管他们仍在例行公事地工作和生活，内心却感觉异常的麻木和悲伤。

即便如此，周末吃过早饭后，卡门还是与罗伯特谈起了孤独症。纷繁复杂的思绪立即蜂拥而至。她无比担心特蕾莎的将来，焦虑今后该怎么做，也不明白怎样才能更好地帮助她。她想按照医生的建议寻找治疗方法，却不知从何着手。罗伯特认真地倾听卡门的倾诉，他有着和她一样的感想。他们是一对亲密的夫妻。他伸出手，紧紧拉住她的手。"一切都会好起来的！"他说，"我们祈祷，我们将和她共渡难关，我们能够克服这些困难。"卡门也紧紧握住罗伯特的手，擦干了脸上的泪，对丈夫的倾听、参与和并肩而战深表感激。她并不孤单。"但是，现在我们应该做什么呢？"她问道，"我们应该先给谁打电话？"医生给他们的资料上记录了太多的信息，她很迷惘，不知从何开始。

如同卡门和罗伯特受到的影响一样，孤独症的诊断可能会开启您情感和思想的闸门，让您体会前所未有的复杂情感和纷乱的思绪，其中包括为您的孩子寻找治疗方法，以及开始面临治疗过程中的各种境遇。一方面，您可能感觉很迫切，急于马上开始。另一方面，您可能觉得自己要垮掉了，甚至有点儿不情愿进入这个过程。大量的新信息和新名词让人望而却步。拨打无数的电话，进行大量的预约，这个过程看似遥遥无期。您甚至会觉得，如果将寻求帮助的时间再推迟一点，那么情况就会自然好起来。众多的家长和家庭成员都怀有这种感想，他们与您的处境相同。我们希望为您提供简单易懂的信息和技术，让您走在正确的道路上，使您更加安然地度过这段艰难的时期。

从第四章开始，我们将描述具体的方法，以帮助您的孩子在日常生活中进行更多的社交、情感互动和沟通，增加游戏的次数及学习机会。这些由父母实施的干预策略可以与其他干预措施结合使用，这些干预措施可能涉及众多不同的人。我们在第一章提供了一些信息和窍门，帮助您为孩子找到成功的早期干预课程，并将该课程的必要成分有机地结合起来。

入门指南：知识就是力量

首先，新出现的术语，寻找有效治疗的困难性，以及未来的不确定性使得许多家长感觉束手无策，甚至想与世隔绝。幸运的是，通过下定决心了解对孩子最有利的行动方式，寻找最佳的可行干预方式，这种感觉很快就烟消云散了。然而，获得这些问题的答案也许非常困难。信息量如此众多——大家众说纷纭，意见难以统一。

一份最近针对数千位父母进行的调查表明，绝大多数父母（81%！）通过互联网了解 ASD，寻求相应帮助。[①]互联网让全球范围内的家长获得大量的信息，其中绝大多数是有价值的信息。但网站上的信息也可能不可靠，具有误导性。在您阅读和听取他人意见时，请始终询问自己以下几个问题：

1. 作者是谁？作者是否具有提供可靠、权威信息的背景和专业知识？

2. 是否经过调查彻底地验证了这些信息？这些信息是否在科学杂志上发表？

3. 信息什么时候披露？是最新信息吗？

4. 该网站是否试图向您促销产品、评估、治疗？

5. 该网站是否声称具有神奇的疗效，能够"治愈"ASD？

6. 该网站是否怀有偏见？它讨论不同的观点，还是只持有一个观点？

要有怀疑精神！如果您对这些问题的答案感到不舒服，就要对该网站所提供的阅读信息的真实性提出质疑。

为了便于对互联网上的信息和观点进行分类，作为世界上最大的孤独症科学

---

① 原注：该报告由 Law, P. 发表于 2009 年 10 月 6 日，原标题为"互动式孤独症网络调查"（Interactive Autism Network Survey）。

和咨询机构，"孤独症之声"（Autism Speaks）召集了家长和专业人士，共同编制了一套方案，帮助父母走过诊断之后那段暗无天日的日子。

作为 ASD 儿童的家长，您可以到"孤独症之声"网站获得有用的信息。如果您怀疑您的孩子患有 ASD，或者您想了解 ASD 的典型症

> **有益的建议**
>
> 美国国家癌症研究所提供了下述建议，可以用于评估互联网上与健康相关的信息：
>
> 1. 网站应方便用户了解谁是网站及其信息的负责人。
>
> 2. 如果资料并非网站负责人编写，那么应清楚地标出资料的初始来源。
>
> 3. 有关健康的网站还应提供资料编写审核者的医疗资格证明。

状，也可以在这个网站上看到一百多段儿童行为录像（ASD Video Glossary），这些视频详细说明了某些情况下儿童正常与异常行为之间的模糊区别，帮您更多了解孩子的 ASD 症状。

为您提供的第二个重要的工具是"100 天手册"①。这份资料也有西班牙语版本，包括的信息有：ASD 诊断、病因、孩子的教育权利、不同的疗法与治疗方案，还有孩子希望您了解的 10 件事情②，以及安全常识，各种有用的表格和词汇表。这份资料将为您提供一份详细的计划，让您知道在接下来的 100 天内要做哪些事情。知识就是力量，这份资料还能够让您做好充分准备，踏上展现在您面前的

> **有益的建议**
>
> "孤独症之声"的"100 天手册"说明了下列事项：
>
> 1. 一般的诊断与医疗信息
>
> 2. 帮助解决家庭事务
>
> 3. 寻求服务指导
>
> 4. 不同类型治疗方案的描述

---

① 原注："100 天手册"（100 Day Kit）的英文版可通过 http://www.autismspeaks.org/family-services/tool-kits/100-days-kit 免费下载。

② 编注：埃伦·诺特波姆（Ellen Notbohm）的著作《孤独症孩子希望你知道的十件事（最新增订版）》（*Ten Things Every Child with Autism Wishes You Knew, Updated and Expanded Edition*）中文简体版已于 2014 年 6 月由华夏出版社出版。

全新旅程，您将成为一位 ASD 孩子的父母。

在等待干预实施的日子里，通过第四章的技巧学习，您可以在家里立即教育您的孩子。即使您的孩子参加了某项干预课程，这些技巧仍会继续发挥作用。也就是说，它们将确保您的孩子不仅通过教师与治疗师，也可以在与您日复一日的相处中不断学习。毕竟，您是孩子最重要的教师——就如同非 ASD 的孩子家长一样——因为您最了解您的孩子，您是与孩子共处时间最长的人。您与孩子的日常活动交流为他们提供了最重要也最频繁的学习机会，您尽可以充分利用这些机会。

寻找最好的干预课程

2001 年，作为为美国议会提供政策性建议的组织，美国国家研究委员会（National Research Council）[①] 就 ASD 幼儿早期干预的"最佳实践"（best practices）编制了一套推荐资料。这些简单易懂的资料可以作为基本的指导和参照，用来评估您正在考虑的干预课程的效果。标准如下：

1. 尽可能早地实施干预。

2. 干预课程应因材施教（针对每个孩子进行个别化教育），谨慎地考虑每个孩子独有的特征、优势和面临的挑战。

3. 干预课程应由训练有素的专业人员、跨学科小组设计和监督。

4. 应使用侧重于 ASD 面临的特定挑战领域的教学大纲。

5. 课程应提供持续收集的资料，记录孩子在每个技能领域所取得的进步，如果孩子未取得明显的进步，则应调整课程。

6. 孩子应积极参与干预活动，每周应接受至少 25 个小时的结构化干预。

7. 父母应积极地参与干预，设立目标，确定优先考虑的事情，并学会如何在家里实施这种干预。

---

① 原注：Committee on Educational Interventions for Children with Autism, National Research Council. *Educating children with autism*. Washington, DC: National Academy Press, 2001.

我们想要在上述标准上再加一条：为您的孩子提供的干预措施应建立在"循证实践"（Evidence-based Practices, EBPs）的基础上。当您阅读孤独症干预措施的相关内容时，您常常会看到

> **有益的建议**
>
> 您可以寻求所在社区的早期干预服务，致电您校区的专门教育部门。即使您的孩子年龄远未达到学龄期，您的校区也能够帮助您。孩子的医生是提供服务信息的另一个来源。

这个词组。它意味着该干预经过了科学研究测试，并在科学杂志上发表了论文，结果显示：相比不实施干预，这些干预能够在更大程度上帮助您的孤独症孩子。这些日子里，关于孤独症治疗的各种宣传和假设，让您不禁想知道孩子正在接受的干预是否有效。

如何了解呢？您可以询问干预提供者，看看他们的干预是否遵照循证实践的原则。如果您愿意，您还可以要求他们出示证明干预措施成功的研究文章。您也可以登录美国国家标准项目（National Standards Project）网站以及美国国家专业发展中心（National Professional Development Center）关于孤独症的网站，查找关于 EBPs 真实可靠性的信息。

接受基于最佳实践的适当早期干预并非只是一个目标。根据 1975 年制定，2004 年修订的"个别化残障教育法案（Individuals with Disabilities Education Improvement Act, IDEA），这是孩子的合法权利。该项法律保障所有儿童的权利，包括那些 ASD 儿童，他们有权享受免费和适当的教育，满足他们独特的个性化需要。这就是说，您的 ASD 孩子有权获得符合她特殊需求的免费教育（即使她还是个蹒跚学步的幼儿）。

如何才能够找到一位早期干预服务者？给您孩子诊断的专家也会为您提供干预服务者的姓名和电话号码，您可以拨打电话，开始实施早期干预服务流程。如果这样不可行，孩子的医生也许非常了解某些机构，并能提供电话号码。另外一种做法是致电您所在地区的专门的教育部门，告诉他们您孩子刚刚确诊患有 ASD，并咨询您应致电给谁。在"孤独症之声"网站和美国孤独症学会网站上也能发现如何在所在州寻找并获得早期干预服务的信息。

一种良好的早期干预模式应该有不同的实施方式：

1. 如果您的孩子不满 3 岁，您要与早期干预服务者一起，共同制订一份"个别化家庭服务计划"（Individualized Family Service Plan, IFSP）。这是一份由您和他人共同编写的计划。它将会描述您孩子的特定干预需求和目标，以及孩子和家庭为完成这些目标需要接受的服务类型。

2. 如果您的孩子在 3 岁或以上，他将会接受评估，并且由您和学前服务机构的工作人员共同为他制订一份个别化教育计划（Individualized Education Program, IEP），该计划通常在您所在当地校区的指导下完成。即使你们开始接受的是 IFSP 服务，在孩子满 3 岁时，干预也将从"早期干预"转到"学龄前"服务。

选择适合出生到 3 岁幼儿的课程或者学龄前课程

每名 ASD 孩子的需求都独一无二，因此要采用不同的方式设立早期干预课程，并且从不同类型的干预模式中吸取精华，以帮助您的孩子。有些孩子在专门的诊所或学校接受开展的所有服务，而其他孩子则在家里接受来自抚养者的干预。年幼的孤独症孩子通常接受基于学校、诊所和 / 或以家庭为中心的综合干预课程。有些地方会由公立机构工作人员提供服务，另一些地方则由公立机构与私人团体订立合同，共同为孩子提供服务。

正如我们前面所说的，高质量的课程通常符合 EBPs 原则。大多数的 EBPs 来自于应用行为分析（Applied Behavior Analysis, ABA）领域。什么是 ABA？ ABA 是教学实践的应用，这些实践来自于针对培养或改变行为的科学研究。ABA 原理可用于教授新的技能，将已有行为塑造成新的行为，还可以减少问题行为的发生频率。在本书的第九章，我们将更详细地说明 ABA 原理。现在，重要的是找到在教学方法中应用 EBP 的早期干预课程。正如上文所述，您可以直接向任何早期干预服务者提问，询问该课程在教学方法方面是否使用 EBPs。如果回答否定，您应寻找其他的课程。

早期干预课程和服务的提供者可能包括早教老师、言语语言治疗师、行为分析师、作业治疗师或者其他专家，还有助教或助理治疗师。尽管美国国家研究委员会（参见第 6 页列举的标准）为学龄前儿童推荐的干预量是每周 25 小时，但我们尚不清楚适合 3 岁以下儿童的最佳干预量，许多地方的公立服务机构每周只提供几小时的干预。您可以采用本书后面描述的干预策略，以及您从孩子干预小组那儿学到的技术，在家里延长干预时间，让您的孩子体验高质量的学习。这样也有助于将您的孩子在其他场合掌握的技能应用（泛化）至日常家庭生活中。

如果您选择了某个干预课程，请尽可能亲临现场参观，了解不同课程的教学情况，与课程负责人和教师会面，并同参与该课程的其他家长交流。在这个过程中，您可以想象孩子在课程中会有什么样的表现。这种干预方法是基于 EBPs 吗？它看起来适合您的孩子吗？您认为这是对孩子来说最有效的教学方法吗？这些课程的教学层次和结构千差万别，它们如何为家长提供服务？在课程中如何教授语言？课程过程是安静还是嘈杂？在家中还是小组中进行教学？这些课程与孩子的个性、学习风格和能力的匹配程度如何？其他人与孩子交往的方式与您的喜好、价值观和期望的匹配程度如何？上文提到的美国国家研究委员会的推荐资料还可以被细化成更有针对性的标准，您可以应用这些标准评估早期干预课程 ①。如果您无法从授课者那里深入细致地了解情况，就无法确定这些课程是否达到第 10 和 11 页评估表中的所有标准，为此，您需要近距离地观察教学活动，并且提出相关的问题。

寻求其他治疗师的帮助

公立机构干预课程会备有言语语言治疗师、作业治疗师、心理学家和物理治疗师。如果您到公立机构寻求服务，那么您的孩子通常会接受一名言语语言治疗师或作业治疗师的评估。通常情况下，他们提供的信息用于设定目标和制订服务计划，并记录在孩子的 IFSP 或 IEP 中。有时治疗师会将孤独

---

①原注：节选自 Librera, W.l., et al. *Autism program quality indicators: A self-review and quality improvement guide for programs serving young students with autism spectrum disorders.* Trenton: New Jersey Department of Education, 2004. Available at www.eric.ed.gov.

衡量早期干预课程质量的标准

1. 该课程能够保证孩子充分参与吗？

- 所有的孩子都参与课堂活动吗？是否有些孩子四处闲逛或被孤立？

- 在增加其他干预时，该课程为您的孩子提供每周至少 25 小时的结构化干预吗？

- 每位教师或其他成年工作人员仅负责 2 ~ 3 名孩子吗？

- 该课程以年度为计划周期吗？

- 教学活动是否系统计划？是否适合孩子的发育年龄？

- 该课程是否记录了每日进步情况，以评估该方法的效果？

2. 工作人员都具有资质吗？

- 他们知道如何制订 IEP，以满足孤独症谱系障碍孩子的特殊需要吗？

- 他们知道如何应用针对孤独症谱系障碍的综合课程吗？

- 他们能够适当布置学习环境，应用经证实有助于孤独症谱系障碍孩子学习的教学方法吗？

- 他们使用促进沟通和社会交往的技巧吗？

- 他们能够实施基于 ABA 的行为管理技术吗？

- 他们有能力恰当地处理危机吗？

- 他们具有自己本专业的相应资格证书吗？

- 教学和治疗助理接受过直接指导与监督吗？

- 是否为成员提供了有关年幼孤独症谱系障碍孩子教育的进修培训课程？

- 该课程是否设立了顾问？

3. 该课程教学适合孤独症谱系障碍孩子吗？

- 教学目标、方法和活动是否基于书面计划？

- 小组成员采用符合孩子独特能力、挑战、年龄和学习风格的课程吗？

- 课程关注学习的重要领域吗，包括沟通和语言、精细与粗大运动技能、玩玩具、想象性游戏和社交技能？

- 孩子有与普通同伴交往的机会吗？

4. 教学方法有效吗？

- 该方法遵循了 EBPs 原则吗？

- 该方法有助于孩子参与适当的活动吗？

- 教学方法是否利用了自然的奖励手段？

- 该方法鼓励孩子在不同环境下自发运用已掌握的技能吗？

- 工作人员是否分析收集的资料，包括每个孩子的问题行为，是否使用功能性行为评估*，是否支持积极行为以减少问题行为？

5. 该课程需要家庭参与吗？

- 在孩子评估和教育的所有方面，该课程都要求父母或家庭成员成为积极的参与者吗？

- 课程中会给父母讲解教学原理、大纲和教学技巧吗？

- 课程成员尊重文化、语言、价值观、养育方式的差异吗？

- 课程是否有助于父母理解孩子的发展，支持父母尽可能在家庭中使用教学方法？成员定期与父母面谈，向家长告知孩子的进步情况吗？

- 课程是否通过与家庭合作以寻求家庭支持服务？

- 课程有助于家庭将孩子过渡到下一教育阶段吗？

---

　*功能性行为评估（functional behavioral assessment, FBA）是得到循证实践证实的一种技术程序，主要用于评估问题行为的功能，例如攻击行为。它包括收集问题行为发生频率和严重性的资料，鉴别每个当前行为前后的即时影响因素。根据资料的分析结果，制订干预方法，以将导致行为发生的因素减少到最低；调整环境，以预防或者减少问题行为；培养适当的替代性技能，以实现该行为的特定功能。

症孩子与其他孩子区分开来，直接单独为他们提供服务；有时则针对小组的孩子或亲子进行干预；有时他们向为孩子提供持续干预的人员咨询，而不是直接与孩子互动。有些家庭也私下聘请这些治疗师，可以的话，尽可能用孩子的医疗保险支付费用。如果您的孩子在口语发展方面没有取得足够的进步，那么与您的团队成员讨论是否需要言语语言治疗师的额外干预可能会有所帮助。您可以要求他们推荐一些参考资料，孩子的医生也会将您介绍给某位言语语言治疗师，您可以用孩子的医疗保险支付这位治疗师的服务费用。他们的治疗可能侧重于一般的沟通，包括肢体动作和词语运用的发展，清晰发音（articulation）和言语发展，甚至社交互动和游戏。

如果孩子的运动协调能力或者对感觉刺激的反应能力也让您感到忧虑，那么您可以依照相同的流程寻找某位作业治疗师。与您的团队和孩子的医生讨论这种情况；询问他们是否提供其他的作业治疗或者物理治疗，以帮助您的孩子；请他们推荐一位专业人员，费用可以通过孩子的医疗保险支付；还可以寻求其他的治疗。

家庭环境中的治疗师

当在家中实施某种干预的时候，典型的做法是由某位专业人士担当课程管理者或监督者的角色。课程管理者需要具备早期干预的专业背景，有能力督导治疗师团队，这些治疗师可能是专职人员的助手，他们应接受来自课程管理者的培训以及持续的督导。这些助手（有时候也称作家庭教师、辅助者、干预师或者家庭治疗师）会定期到孩子家里，为孩子提供相应的服务。在某些地区，这些服务的费用可以由公立早期干预服务机构承担，有时则需要父母自掏腰包。对于倡议组织来说，其重要的目标就是通过改革，让保险业承担这类服务费用。如果您采用以家庭为中心的治疗，关键是要确保课程管理者训练有素，具备相应的资格，能经常接触您的孩子，也能观察和督导为孩子提供服务的其他人，而且他们自己也采纳了 EBPs 原则。使用第 15 页框中的评估表，评估您考虑在家里实施的干预是否对您的孩子有效。

早期干预中孩子医生担当的角色

直到最近，人们才充分了解到，孩子的医学健康水平会影响她的学习能力，以及早期干预的效果。我们了解到，ASD 不仅影响大脑和行为，也影响整个身体。因此，医生在孩子的治疗过程中始终扮演着重要的角色。ASD 儿童可能出现的常见医学问题包括：睡眠问题，例如难以入睡；饮食困难，例如挑食和厌食；胃肠道问题，例如：腹泻和便秘；以及癫痫发作等。少见的医学问题包括相当罕见的先天代谢性疾病。医生应当对这些代谢性疾病进行筛查，并将其作为诊断的一部分。

有益的建议

如果由某个医疗中心小组为您的孩子做诊断，那么作为诊断过程的一部分，您的孩子需要接受医学检查，包括血常规、尿常规以及其他检查。如果由某位独立的专家进行诊断，那么您可能无法获得关于孩子孤独症的完整医学检查。如果孩子尚未接受全面的医学检查，那么需要请孩子的医生为他 / 她完善检查。这相当重要，因为在某些情况下，一些已知的医学原因会导致孤独症，这会影响孩子的治疗。

并非所有的医生都了解如何评估和治疗您孩子可能遇到的医学问题。如果您的孩子因为某种医学问题而感觉不适、疲劳或者疼痛，他可能会变得具有攻击性，发脾气或者没精打采。医生也许认为这些"问题行为""仅仅是孤独症的一部分"。如果您怀疑孩子具有某种潜在的医学状况，您应与孩子的医生密切合作，以找到答案。医生也许会把孩子转诊给擅长评估和治疗孤独症的医生。通常可以在大学的医疗中心和儿童医院里找到这样的专业医生，这些机构往往设有完善的孤独症门诊。向孩子的医生咨询是否需要转诊。

睡眠困难

ASD 儿童中，睡眠问题相当常见。据统计，超过半数的孩子至少存在一种频繁的睡眠问题。这意味着超过半数的 ASD 孩子父母也会遭受某种程度的睡眠困扰，因为如果他们的孩子存在睡眠问题，父母的睡眠显然会受到干扰！父母报告过的睡眠问题有：入睡晚、夜醒、早醒、阻塞性睡眠呼吸暂停（睡眠状态下呼吸困难）和睡眠时间减少。研究表明 ASD 可能与基因差异相关，这些基因同时也调控睡眠周期和褪黑素的生成。褪黑素是一种化学物质，由脑部的松果体分泌，有助于调整生理（日间）节律，包括睡眠周期。偶然情况下，睡眠问题也可由夜间发作的癫痫引起。

如果您的孩子正在遭受某种睡眠问题，他将无法充分地从早期干预中受益。研究显示，在包括 ASD 孩子在内的所有儿童，睡眠问题与注意力差、记忆力困难以及发脾气和攻击等问题行为都有相关性。ASD 孩子父母报告的最常见睡眠问题是失眠。通常建立统一的睡眠时间（通常称作良好的睡眠卫生），有助于从本质上治疗 ASD 孩子的失眠。美国儿科学院（American Academic of Pediatrics）发表的一篇关于发育障碍儿童睡眠保健的文章中，提出下列的建议 ①，以帮助发育障碍儿童更好地睡眠：

1. 布置舒适的睡眠环境，包括温度、光线、床垫、毯子的质地等。

2. 睡眠环境的光线要足够暗，因为即使低亮度的光线也会阻止褪黑素的产生（必要情况下，夜晚的自然光就足够了）。

3. 建立规律的睡眠—苏醒时间表，包括规律的打盹、上床睡觉和清醒的时间。一般来说，工作日与周末的入睡、清醒的时间间隔都不应超过一小时。

4. 谨慎规划睡前活动，以帮助孩子平静下来，因为 ASD 孩子很容易过度兴奋。避免新奇而出乎意料的活动，过度嘈杂和活跃的游戏以及入睡之前大量进食。洗澡、唱催眠曲、玩熟悉的玩具或毯子和看书通常都能让孩子安静下来，此外您还可以轻轻按摩、梳理孩子的头发、播放舒缓的音乐。

5. 不要在孩子的房间里看电视。不要将看电影或电视作为帮助孩子入睡的方法。

---

① 原注：James，E.J., et al. (2008). Sleep hygiene for children with neurodevelopmental disabilities. *Pediatrics*, 122,1343-1350，2008.

衡量家庭干预课程质量的标准

如果下面每个问题的答案都是"是"，那么您完全可以相信该干预小组的教学质量和教学实践。

- 课程管理者是否具有为孤独症谱系障碍孩子工作的教育背景，包括获得某个领域，如行为分析、特殊教育或者心理学的学位（硕士或博士）？

- 课程管理者或治疗师是否接受过某种干预方法的培训并获得相应资格证书，该方法是否有科学证据支持？是什么方法？

- 课程管理者和所有家庭治疗师是否通过伦理与教育背景审核？

- 课程管理者是否定期监督家庭治疗师，观察他们与孩子一起的工作情况，查看孩子的进步状况，直接与您的孩子沟通，调整教学技巧，以提高进步水平？

- 您面谈的家庭治疗师是否训练有素、有能力、专业、积极？

- 课程管理者和家庭治疗师是否鼓励您观察，加入他们针对孩子实施的治疗过程中，并向您说明他们正在做什么？

- 必要的时候，课程管理者是否向其他学科的专家请教（例如：作业治疗师、言语语言治疗师和儿科医生）？

- 干预课程是否确立了孩子致力于实现的特定目标？

- 家庭治疗师是否记录孩子每天的进步情况，并与课程管理者一起定期审核资料？

- 课程管理者是否与您及孩子干预小组的其他专家定期召开会议？

- 您是否认为自己是干预小组的一分子，且受到尊重，您的课程管理者是否愿意倾听您的心声？

- 课程管理者是否让您了解需要优先关注孩子的某些方面？他/她是否给您示范：您在家里与孩子交往的过程中，如何帮助您的孩子为实现目标而不断努力，取得进步？

如果您的孩子存在睡眠问题，请先咨询孩子早期干预小组的心理学家。他们有许多良好的行为方法供父母借鉴，这些方法能够在很大程度上改善孩子的睡眠①。V. 马克·杜兰德（V. Mark Durand）出版了两本优秀的著作，有助于父母按照科学的方法改善孩子的睡眠，其中一本名为《更好地睡觉》（*Sleep Better*, 1998），另外一本书叫《当孩子睡得不好时：儿童睡眠障碍的父母干预指导手册》（*When Children Don't Sleep Well: Intervention for Pediatric Sleep Disorder: Parent Workbook*, 2008）。这本书后的推荐资料列举了详细的信息。如果这些方法仍不奏效，那么请联系您的儿科医生，他 / 她能就如何帮孩子提高睡眠质量提供更多的建议。有时您的孩子也可以口服褪黑素，以建立规律的睡眠—苏醒周期，但是应该在您家庭医生的指导下进行。

胃肠道及喂养问题

许多 ASD 儿童遇到的另一个常见问题是胃肠道（gastrointestinal, GI）不适。父母常会报告他们的 ASD 孩子有腹痛、腹泻、频繁放屁和便秘症状。其中最常见的问题是便秘和腹泻，同一个孩子可能交替出现这两种情况。虽然这些问题在所有儿童中都很常见，但是有证据表明 ASD 儿童发生的频率更高。这些胃肠道问题会引起疼痛和不适，并与睡眠问题一样会导致问题行为和注意力分散，从而影响早期干预课程的效果。

由于 ASD 儿童存在沟通上的困难，所以要了解您的孩子是否存在腹部或其他部位的疼痛，这确实是一件很困难的事情。要注意观察孩子行为的突然改变，如过度哭闹或者呻吟不止，出现自伤行为，抚摸自己的胃部，或其他非言语的行为表现。如果您心存疑虑，请带孩子去看儿科医生，让医生做全面的检查。胃肠道问题通常可以治疗。根据胃肠道问题的类型和严重程度，可能的治疗方法包括：饮食干预、营养补充和药物治疗。当前没有科学证据

---

① 编注：由 Terry Katz, Ph. D. 和 Beth Malow, M. D. 所著的《孤独症谱系障碍儿童睡眠问题实用指南》（*Solving Sleep Problems in Children with Autism Spectrum Disorders: A Guide for Frazzled Families*）将于 2016 年由华夏出版社出版。

表明特殊饮食（包括去麸质和酪蛋白的食疗）能够改善 ASD 儿童的行为。然而有些父母会道听途说，认为孩子显著受益于这样的饮食，注意力得到改善，问题行为减少。

喂养问题在 ASD 儿童中也很常见。最近美国儿科学院①发表的一项研究发现，ASD 儿童通常在婴儿期就存在喂养问题。例如，与普通婴儿相比，他们开始吃固体食物的日期常常较晚。1 岁时，ASD 儿童通常还被描述为"难以喂养"和"非常挑食"。在婴幼儿中，ASD 儿童的饮食非常单一。虽然该研究未发现 ASD 儿童与普通儿童在营养方面存在任何差异，但其他研究发现 ASD 儿童有时可能缺乏某种营养素，也许因为他们挑食或饮食特殊。

如果您开始担心孩子的饮食模式，下次看医生时向他 / 她反映这个问题。当然，您也可以与孩子早期干预小组的管理者、行为分析师或心理学家讨论该问题。许多方式能够帮助您的孩子丰富食物的种类，您的治疗师也会给予您大量的帮助。如果您的医生还在担心孩子的营养状况，他 / 她可能推荐您去见某位营养师。在大学或者医院的诊所里，治疗小组中都会有营养师，他们都会给您提供专门的建议，帮助孩子更好地进食以及确保孩子摄入足够的营养。孩子进食困难可能有许多原因，包括咀嚼困难、吞咽困难，与不同食物质地相关的感觉敏感，食物过敏，以及回避陌生的食物等。您的早期干预小组和医生将与您密切合作，帮助您确定是否应担心孩子的营养问题，让您了解您的孩子为什么进食困难，以及改善孩子的进食习惯。

癫痫发作

尽管儿童早期癫痫并非常见，但是大约四分之一的 ASD 患者在生命的某个阶段会罹患癫痫。ASD 患者中，癫痫通常在青少年时期甚至成年期首次发作，但是偶尔也出现在婴幼儿期。癫痫的治疗尤为重要，因为癫痫会影响大脑的功能和发育。因此，如果您的孩子有癫痫发作史，或者某些症状（下文描述）表明存在癫痫，就要尽快寻求医学治疗。

---

① 原注：Emond, A., et al. Feeding symptoms, dietary patterns, and growth in young children with autism spectrum disorders. *Pediatrics*, 126(2), e337-e342.

癫痫有许多类型：神志恍惚癫痫 / 失神性发作（absence seizures）、重复性动作癫痫 / 复杂部分发作（partial complex seizures）和惊厥癫痫 / 癫痫大发作（grand mal seizures）。轻度的症状通常难以检测，因为某些症状，例如凝视某位置、呼叫无反应等，也是 ASD 的典型症状。某种失神性发作的症状可能包括头脑"一片空白"，或者 10 ~ 20 秒对声音和光线无反应，重复眨眼睛，眼睛睁大，嘴部运动，肌肉松弛，下巴运动，摩擦手指以及神志恍惚。如果您担心您的孩子可能有癫痫发作，那么让您的儿科医生检查，他 / 她可能推荐您的孩子去看某位儿童神经病学专家以寻求评估。

综合运用

如前所述，早期干预涵盖许多不同的内容，包括基本干预课程（小组或一对一教学），有时还包括言语语言治疗师、作业治疗师和 / 或医生提供的其他治疗。随着时间的推移，您将会了解到您所在社区所能提供的服务，并明确哪种服务最适合您的孩子以及表达您的期望，这样会让您的孩子获得最好的社区服务。您应鼓励为孩子提供干预的不同专业人员之间进行相互沟通，分享信息。这些过程需要在父母的努力下逐步实现，而不会自然地同时发生。

许多父母发现与所有参与孩子干预的专业人士召开定期的"小组会议"非常有帮助。小组会议有助于所有小组成员保持相同的"波段"（步调完全一致）——关注相似的目标，以相似的方式处理行为问题，彼此学习，相互倾听。您有权要求在任何时候召开小组会议，检查孩子的 IFSP 或者 IEP，讨论孩子的进步情况。其他有助于小组协同工作的方法如下：

1. 给您的孩子随身携带一本笔记本，让教师、治疗师和家庭成员随时记录孩子的行为和进步情况。

2. 要求孩子的治疗小组每周给您发送有关孩子进步情况的信息。

3. 某些"以技术为导向"（tech-oriented）的家庭甚至建立了自己的博客或者网站，不同的小组成员以及父母可以在上面沟通，探讨他们正在做哪些事情，描述哪些方法有效（或者无效），并为其他有能力提供帮助的早期干预服务人员提供建议。在孩子逐渐掌握新的技能之后，小组成员和父母可以在这里互相分享他们面临的问题和取得的成功经验。

　　本章中，我们提供了为您的孩子设立干预课程所需的基本信息。到目前为止，我们一直都在关注您的孩子。但是您呢？如您的孩子一样，在面临挑战时，您及您的家庭也需要得到特别的关注。这样做，您将不太可能"歇斯底里"，而更有能力满足您的 ASD 孩子和其他家庭成员的需求。因为抚养一名年幼的 ASD 孩子会遭受重重压力，我们将继续在下一章为您讲述让您及您的家庭维持健康与平衡的策略。

第二章

照顾您和您的家庭

卡门和罗伯特慌乱地为他们 3 岁大的孩子特蕾莎安排并整合最好的干预计划，接下来的几周时间，他们在拨打电话、进行预约之中度过。幸运的是，卡门的工作是下午班，从下午 3 点工作到晚上 11 点，因此，早晨和上午她可以在家里打电话进行咨询和预约。现在她全部注意力都在特蕾莎身上。而罗伯特的工作是早班，从早上 6 点到下午 2 点。除了周末，夫妻俩平时几乎见不到对方。只要他们在一起的时候，卡门就会告诉丈夫关于特雷莎的事——所有的预约、所有新认识的人、他人给予的关于如何处理特雷莎发脾气以及帮助她沟通的建议。现在，他们的话题好像就只有特蕾莎，这让罗伯特感觉很不好。他希望这一切都会像一场噩梦一样过去，生活将会回到从前，那时他拥有快乐的妻子和美好的婚姻，生活顺利，事事顺意。在面对这种新的、充满未知和恐惧的未来时，他担心自己照顾家人的能力。

每时每刻，卡门都觉得自己现在过着完全不同的生活，她几乎没有时间谈论其他的事情，甚至是关于刚刚上学、只有 5 岁的贾斯帝诺。卡门很快就有了睡眠问题。她躺在床上仍然担心特蕾莎。他们找到的干预课程会真正对特蕾莎有帮助吗？他们的健康保险足够支付干预费用吗？她需要辞职，全职带特蕾莎和贾斯帝诺吗？一旦辞职，他们能够承担家庭的花费吗？她的脑子里充满着问题和焦虑，眼睛常常含着泪水。她看着罗伯特，感觉自己离他很遥远。罗伯特则变得越来越安静，沉默不语。他们在一起的时候几乎没有了笑容和欢乐。他常常工作到很晚。卡门也无法责备罗伯特对现实的逃避，因为她比任何时候都更需要他。

贾斯帝诺怎么样呢？由于特蕾莎的干预课程要持续到下午，而且离贾斯帝诺的幼儿园很远，所以他每天早上就去幼儿园，之后下午 1 点由奶奶接他放学回家，和其他孩子们待在一起，

> "我完全被绑在上面了。虽然我在特殊教育领域工作并且有同事帮忙，但是没有人理解我的感受，我感到异常无助和孤独，这是种令人绝望的感受。"

直到罗伯特 3 点钟左右回家。卡门觉得她除了早上送贾斯帝诺出门之外，其他时间好像就再也看不到他。

卡门用被子盖住她的头，把脸埋进枕头里。她希望能找个人倾诉这一切，但面对她的家人和朋友时她又难以启齿。他们只是说她反应过度了，医生们是错误的，她在特蕾莎身上花的时间太多了。没有人知道她正在经历什么样的生活。她需要她妈妈的建议、家庭的帮助和丈夫的爱。她需要她能激发的全部能量。这是她第一次召集更多人进入他们的家庭圈子。她能够找到理解他们的人吗？她能够找到愿意帮助特蕾莎，让他们偶尔休息一会儿的人吗？

调整自己以照顾 ASD 孩子

卡门与罗伯特此时的感受就是许多其他 ASD 儿童父母的感受，他们都因为有一个 ASD 的孩子在调整自己的状态。研究表明，许多年来，ASD 儿童家庭一直告诉我们的是：养育一个 ASD 孩子的精神压力非常巨大！但是许多父母也告诉我们，这也可以是一种奖励和充实——在最初焦虑、忙乱的那几个月过去之后，当新的生活常规建立起来、孩子们开始进步时，未来也变得越来越明朗。

在得知您孩子患有 ASD 之后的最初几个月甚至几年内，您也许很想把自

己和其他家庭成员的需要通通放在一边，而只关心您患有 ASD 的孩子。然而花些时间考虑整个家庭，包括您自己的需要也是非常重要的。通常您倾向于将自己的需要放在最后一位。千万不要这样做！悉心照顾好自己是您可以照顾好其他人的唯一方式。因此，您需要经常对自己的所作所为加以总结和反思，并采取一些措施确保自己在身体和精神上的健康，这非常重要。

当您觉得您已将自己的每一分钟都倾注在自己患有 ASD 的孩子身上时，照顾好您自己、您的配偶或伴侣和您的其他孩子可能显得尤为重要。我们不会安慰您说这很简单，但我们接触过众多面对相同挑战的父母，并从与他们相处的经历中总结出一些关于得知孩子患 ASD 后进行自我调整的建议。在本章里，我们将竭尽所能告诉您一些策略，让您在处理所有事情时可以稍显轻松一些：从日常生活中的麻烦，维持家庭及成员的基本平衡，到从这条你们正在走的新道路中得到一些回报和满足。

照顾您的家庭

ASD 为你们"静心雕琢"了一条新的道路，您家庭中的每个人都将受到这条新道路的影响，但这种影响并不一定是消极的，尤其是在您已经艰难地度过最初的调整期之后。对于大多数，尤其是处于调整期的父母来说，保持健康的关系和家庭成员间紧密联系的最大阻碍是时间——彼此在一起的时间，以及进行沟通的时间。当然，由于您正试图帮助一名患有 ASD 的孩子，在其他家庭成员身上花费相同的时间就很困难。幸运的是，已经成功克服了这些困难的父母分享了一些有用的建议。

维系您的婚姻关系 [1]

抚养一个 ASD 孩子所面临的挑战会对您的婚姻关系有消极的影响（远高于抚养没有特殊需要孩子的影响）吗？未必！事实上，关于数百个 ASD 家庭

---

[1] 原注：本章中的"婚姻关系"所指范围广泛，指您与您配偶或关系密切的其他人，无论你们是否登记结婚。

孩子从幼儿期到青年期的研究结果[①]表明，有或没有 ASD 幼儿的夫妻之间离婚率没有差别。（随着孩子逐渐长大，到青少年和成年期，有 ASD 孩子的夫妻离婚率稍高，但是具体原因目前还不清楚。）

抚养一个 ASD 孩子所带来的额外压力常常导致您最重要的关系（婚姻或长期伴侣）只能占用您较少的时间——时间都被孩子的需要占用了。您可能会觉得自己此时别无选择。孩子的诸多需要必须放在首位，但是如果您将伴侣晾在一边，就意味着您正在拒绝您的社会支持网络中一名重要的成员。另外，共同迎接你们关系之外的这一新的重大挑战，可以拉近你们之间的距离，直到共同到达你们关系中最重要的位置。在孩子被诊断后的早期阶段，有几条原则尤其重要，需要遵守。

沟通!

要彼此交谈。一旦您陷入了关于患有 ASD 的孩子的问题中，就难以思考或谈论其他事情。

> 罗伯特感觉卡门好像完全脱离了原来的生活方式，正过着上天强加于他们的一种全新的生活。他感觉自己被夹在两者之间。过去的生活已经不存在了，而全新的、似乎令人很不满意的生活很快就要到来，充满未知和压力，令人惶恐。在卡门过着这样的生活时，他只能听她说这些——没有其他内容。而对于卡门，这就是她能够考虑的所有事情。她想让丈夫也来分担，但是他看起来好像不感兴趣。他不参与任何决定，也不分担她面临的所有压力，这令她很生气，她感觉自己正以一种新的方式远离他。

沟通时，分享您生活的其他部分非常重要。当你们结束各自一天的日常安排后见到对方时，坚持问问与对方有关的情况："你今天工作得怎么样？""这个周末我们能够做点什么有意思的事？""你的感冒好了吗？""今天

---

①原注：Hartley, S.L., et al. The relative risk and timing of divorce in families of children with an autism spectrum disorder. *Journal of Family Psychology,* 24(4), 449-457, 2010.

你给你妈妈打电话了吗？她最近怎么样？"交谈时认真地倾听，并努力参与到对方的生活中去。努力做到每天都能共度哪怕是几分钟的时间，然后再转到有关孩子的话题。

"花一点点时间关心一下彼此是非常必要的！我反省过去，发现我们从未这样做。所有事情都是关于孩子以及他们的疾病和治疗。没什么事与我们自己有关了，就好像我们都没关系一样。当时我确实觉得我们自己的事没关系，孩子才是最重要的，但现在回想，你总是需要为你自己，你和其他孩子、配偶以及家庭成员之间的关系留一些时间。在家庭遭遇变动时，每个人都是重要的一员，并且快乐才是关键。"

聆听

当您的伴侣倾诉的时候，安静地倾听。不要打断或是评价。尽量重复说您的伴侣刚刚说过的话，以确保您理解他／她的看法和感受。例如，如果您的伴侣告诉您他／她那天碰到的一个问题，请不要批评他／她并告诉他／她怎么做。相反，更好的做法是复述他／她所说的重点内容并且给予支持，可以这样说："听起来你今天真的感觉很糟糕。你的声音听起来很疲倦、很沮丧。我能怎样帮助你？"

父母对于他们患有 ASD 的孩子存在分歧十分常见。他们对于孩子的诊断、使用哪种干预方式、原则和期望都存在不同的观点。对于这些分歧，首先要选择一个好时机把它们讲出来，这样您才能真正地听到您伴侣的想法。第二步是真正地聆听对方的观点并认真对待，而不是认为您的伴侣不懂或不了解。例如，您的伴侣建议使用一种新的治疗方法，而您并不赞成，此时您可以再问问对方为什么觉得这是种好的治疗方法，而不要直接否定这个方法或批评你的伴侣。认真倾听彼此的理由，并且在你们各自的观点间寻找一个折中点或结合点，或找到另一种你们都认可的方法。如果你们中的一个或两个人都需要您孩子的相关信息才能做出决定，那么，看看是否可以找个时间，坐下来一起向您的服务协调者或者团队成员进行咨询，收集你们需要的信息。如果当时你们不能彼此倾听或难以达成共识，还可以与你们孩子的团队中某位心理学家或社会工作者面谈，以促进你们更好地达成一致。但在你们寻找其他人帮助之前，请尽量开诚布公地倾听彼此的想法。

有益的建议
避免不惜一切代价责备对方。由于您孩子被诊断为 ASD，此时想尽办法找到某个人来责备是人类的本性，因为您可能感觉梦想破灭了，感觉悲伤难过。但是，不要责备，ASD 并不是任何人引起的，也没有任何人能防止它的发生。您和您的家人应该解决而非制造问题。责备自己是有害的、毫无价值的。责备您的伴侣会打击他 / 她的自信心，降低你们之间的信任度，导致你们之间产生隔阂。你们比以往任何时候都更需要对方。在这一新的挑战面前，您的伴侣是最有帮助的人。当您开始感到自责或内疚的时候，认清这些情绪，然后提醒自己不应由于孤独症而责备任何人。

对伴侣表现出您的关心

对伴侣的情绪表示接受和同情，并且表达出对他 / 她生活中所发生事情的兴趣，这些都是对伴侣表示关心的重要方式。约翰·古德曼博士（Dr. John Gottman），一位享有盛誉的婚姻专家，特别强调日常生活中我们伴侣进行的看似微小的互动。这些日常的沟通是建立牢固婚姻关系的基础。看看你们平常能否找到一种周到、体贴、相互扶持的做事或说话方式。古德曼博士的研究表明，这些平常但充满爱意的肢体动作就像您"情感银行账户"里的存款。在这种持续的压力下，当出现不可避免的矛盾时，情感银行账户的"充足"能够帮助你们每一个人。你们有东西可以用。取出您需要的，并且尽您所能储蓄，越多越好。

有益的建议

　　如果您需要提醒自己怎样以积极的方式进行沟通，并向您的伴侣表现出您对他／她在这条新的道路上所承受压力的关心，您可以试着用一个简单的方法，详见第二部分（第四至十三章）每章的结尾部分。您自己写下便签，帮助您记住在那些艰难的日子里，用心经营你们的关系尤为重要。无论写些什么内容，都会对您很有帮助，不管是"不要说'你总是……'"，还是"记住在挂掉电话之前告诉她'我爱你'""记住，无论怎样，在他到家时迎接他，没有什么大不了的"。我们把这些便签叫作"冰箱秘书"，您也可以把它们贴在您经常能够看到的任何地方——电话处，您每天早上换衣服需要打开的抽屉，您的衣橱，或是对您来说管用的任何地方。

保持您的幽默感

　　婚姻专家很早就认识到保持幽默感的益处。大笑可以减轻压力，让人感觉良好且增强亲近感。尤其在发生争论时，幽默（只要它没有攻击或贬低对方）能缓解紧张情绪，缓和气氛。尽管听起来很傻，但即使两个人一起看一场喜剧电影也能帮助你们减轻压力，使彼此更亲近。寻找可以让你们大笑的方法。可以定一个"周五家庭喜剧之夜"，大家轮流挑选喜剧电影一起观看。

　　"我发现，也许别人在这种处境下找到的是孤独症的可怕和怪异，但跟其他与我有相同经历的家长在一起时，我却很容易找到幽默感。与有相同情况的家长们交流彼此碰到的考验和磨难，不仅可以让我感到安慰，而且让我得到更需要的幽默感，这些家长都是很有同情心的，并且不会对彼此评头论足。（例如，如果我想说说我的女儿是如何把大便涂到狗狗身上的，那么我认为一个同样患有孤独症孩子的妈妈能够比一个发展正常的孩子的妈妈得到更多的笑料。）"

抽出时间经营你们的关系

抽出时间经营你们的关系，是不是说起来容易做起来难？当然，但也不是完全不可能。尽量抽出一些固定的时间，专心地（1）与您的配偶相处；（2）没有孩子们的干扰；（3）享受二人世界。奔波劳累一天之后，抽出一点点时间，和伴侣一起度过，能够真正让你们之间的关系更加亲密，让你们打开心扉，用一种体贴的、客观的、真诚的方式倾听彼此的心声——包括喜悦和悲伤。当朋友们或其他家人询问他们能够怎样帮助你们时，请他们过来，给你们一点点独处时间，或者问问他们是否可以把孩子交给他们带一会儿。抽时间经营你们之间的关系，还需要找到可以为孩子提供帮助的、可信的人。如果没有人提供帮助，可以请您的服务协调员或团队成员帮忙想办法。有些地方可以为 ASD 孩子提供喘息服务，你可以找到很多相关资源。我们将在下文详细描述。

喘息服务

喘息服务（respite care）是为发育障碍（或患有其他慢性疾病）的人士提供托婴服务或者其他短期看护的服务，以便让家庭成员能够从每天照顾他们的生活状态中暂时脱离。喘息服务非常有助于缓解压力，并且给你们一个稍微休息一下的机会，可以自己一个人静一静，或与伴侣共度，或与其他家庭成员交流。利用这些时间，您可以给自己充电、放松，整理好自己，关心其他家庭成员。您可以通过美国临时照顾网和资源中心（National Respite Network and Resource Center）找到喘息服务。该网站设有"全国喘息服务本地服务（National Respite Locator Service）"一栏，可以帮助您寻找您所在州的喘息服务。这些机构中提供服务的工作人员均受过专门培训或持有相关资格证书。当地的机构（包括教堂、学校和其他非营利组织）都提供许多这样的服务，在家中和户外均可以进行。喘息服务还会为朋友们和家庭成员提供培训，教授如何照顾一个 ASD 儿童，这样您就能够寻求一位朋友或亲戚照顾您的孩子。

除了喘息服务，如果您偶然需要晚上外出的话，还可以寻求另一些帮助。请当地孤独症协会或者家长团体的成员帮忙。向您认识的其他父母咨询，因为许多父母认识一些为他们的 ASD 孩子提供服务、经验丰富、懂得技巧的人，这些人也可能为您的孩子提供暂时看护服务。如果您没有其他途径，还可以打电话给您附近的大学，问问是否有心理学、社会学或儿童发展专业的大学生愿意临时照顾您的 ASD 孩子。在此之前需要先安排一次会面，与您的孩子玩一玩，看看对方如何与您的孩子进行互动，并给予一些建议。然后在您和您的伴侣在一起时，逐渐地让学生照顾您的孩子。

让您的 ASD 孩子与其他人相处一会儿并不是忽略了您作为父母的角色，反而可以对您的孩子有积极的影响。首先，能够给您的孩子一位"新鲜"的父母。其次，这样做还有其自身的益处。所有孩子都要学习接受来自于其他成年人的照顾，这是非常重要的，这可以帮助他们认识到这个世界是个可以信任的地方，并为他们进入幼儿园做准备。对于孩子和父母来说，这都是成长的经历，而对于参与的大学生来说，这也是一个极其难得的学习体验。我们俩（萨莉·J. 罗杰斯和杰拉尔丁·道森）都是通过青少年时期临时照顾孩子的经历而进入本领域的。与其他人分享您的孩子，帮助他们了解 ASD。

您的其他孩子怎么样？

卡门现在常常睡不着觉，她担心自己是否忽略了另一个孩子，贾斯帝诺。在特蕾莎出生之前，他们有大量的时间在一起，而现在都没有了。过去她常常与贾斯帝诺玩得非常开心，他让父母觉得养育孩子万分值得。现在她的一切——她所有的能量和时间——似乎都给了特蕾莎。她不再有时间与贾斯帝诺在一起，而孩子也经常说起这个。她不想因为他妹妹的病而让他感到痛苦。

ASD 儿童的兄弟姐妹有特殊的需要，对他们的需要保持敏感有助于您所有的孩子积极地适应生活。许多研究表明需要关注 ASD 儿童的兄弟姐妹。当父母的注意力被他们的 ASD 兄弟姐妹牢牢占据的时候，他们会常常感到失落和孤独。他们会对他们的 ASD 兄弟姐妹感到不满，而且年长的儿童会因为这种不满而感到内疚。

制定时间表，与您其他的每个孩子单独相处

这样做有助于每个孩子都能与父母单独相处一段时间。这段特别的时间可以很简单，如一起去商店、洗车、洗澡或读书。利用这段时间，认真倾听您的孩子——听他讲讲朋友们和学校里的事、他的兴趣、难题和感受。让他知道他对您来说多么特别，您多么享受和他在一起的时光。而且，让他明白ASD孩子要占用您大量的时间和注意力，但当他需要一些时间和您相处时，仍然可以告诉您。年幼的孩子可能不会主动要求您给他时间和关注，但他可以通过行为或不良行为（如哭闹、黏人、恐惧感增加或其他以获得注意为目的的不良行为）来表达。在这段特定时间内，最重要的事就是让孩子感觉到这是专属于他的时间，您的注意力完全属于他。

教会其他孩子一些技能，让他们以愉快的方式和ASD孩子相处

当ASD儿童不愿意与他们的兄弟姐妹一起玩耍的时候，他们的兄弟姐妹可能会感觉很糟糕或者被拒绝、不受欢迎。幸运的是，研究显示，教其他孩子一些技能可以改善他们与ASD孩子的关系，这对所有的孩子都有帮助。帮助ASD孩子的兄弟姐妹理解，ASD使学习和游戏变得非常困难，有ASD的孩子现在不知道怎么玩，但他们会渐渐学会的。教其他孩子怎么对ASD孩子发出简单的指令让他们可以听从，怎么做简单的游戏并对ASD孩子适当的游戏进行奖励。确保帮助ASD孩子坚持做完这个过程。这些简单的互动有助于促进兄弟姐妹的社交情感和关系纽带。应该鼓励孩子们进行"平行游戏"，大家一起玩相似的游戏材料——在厨房餐桌上做些手工活动，或玩拼图、吃点心等。也需要包括像一起在室外荡秋千、玩追赶游戏、看DVD一类的活动，这些活动并不要求ASD儿童分享或参与复杂的回合交流。

说出来！

研究表明，常常开诚布公地谈论ASD儿童能够让他们的兄弟姐妹受益。兄弟姐妹可能不了解为什么ASD孩子不跟她说话或玩耍。在您解释了什么是ASD及它怎样影响社交、语言发展和其他行为后，其他孩子对ASD孩子的抱怨可能会减少。随着其他孩子逐渐长大，他们的理解和观点将会变得与您更加相似，也会有越来越多的疑问和担心，因此坦诚地与您的孩子沟通ASD就非常重要。使用一些孩子能够理解的词汇和概念来解释ASD，从而让孩子也能对她的朋友们解释，这样，她才会有办法处理其他人对ASD的异样看法、嘲笑和疑问。让孩子听听你如何跟其他人解释ASD，为她做出示范。

解释ASD时，您需要根据孩子的年龄采取不同的方式。学龄前的孩子不能理解什么是ASD，但他们会注意到某个兄弟姐妹的行为与众不同。上小学的孩子可能会清楚地意识到他们的兄弟姐妹不同于一般人，并对他们在他的朋友们面前的行为感到尴尬。在其他孩子很小的时候就坦诚地与他们谈论这些差异，这会让他们说出自己的感受而不是为此感到羞愧。如果某个孩子不想让自己的朋友们到家里来，您需要询问一下情况，看看是否有办法帮助这个孩子感觉更舒服些。其他孩子也可能担心ASD会传染，担心自己也可能患上ASD，或因为他们对ASD孩子抵触的情绪而感到内疚。他们甚至可能因为自己没有孤独症而感到内疚！有些孩子会怀疑是他们引起了兄弟姐妹的ASD。坦诚地与您的孩子讨论这些恐惧与担心，这样您可以告诉孩子事实，消除他们的疑虑。您第一次跟孩子们解释这些时，他们可能不会完全理解，因此您很可能要进行很多次这样的谈话。不同的时候会出现不同的问题和担心，关键是让ASD成为您家庭生活中一个开放的话题。如果您的孩子从来没有问过ASD有关的事，那么最可能的是因为他们还没有接受这个主题。您需要自己把它亮出来，越早越好，越频繁越好。问问您的孩子，是ASD的什么使他害怕、让他担心和生气，他在想什么以及ASD对他的生活有什么影响。

有些ASD孩子的兄弟姐妹觉得自己必须努力做到"完美"，才能补偿患有ASD的孩子；他们可能在学业和运动比赛上都会觉得有压力。这种压力可能来自他们自己，也可能来自您。您有没有由于其他孩子没有障碍而对他们的期望值增加？未患上孤独症并不代表他们是"超级儿童"。您和您的伴侣都需要帮助您的孩子说出这些感受，并安静地倾听。认可并对孩子重述这些感受，而不是拒绝、打断或否定它们。（有些感受您很难从孩子那里听到，所以请做好准备。）

　　您的孩子看到您的表现可能会很痛苦——您全身心地关注家中患有 ASD 的孩子，花在家庭上的时间大大减少，您对您的其他孩子期望值增加，要求他们更加成熟、承担更大的责任、更多地照顾兄弟姐妹、承担家务，或者给予更多的情感支持。倾听并接受您的孩子。尽量不要否定孩子，不要让自己变得充满戒心，更不要轻易生气。听听您孩子说些什么，解答孩子的问题，消除他们的误解和疑虑，让他们相信您爱他们，接受他们的情绪，并且对他们的诚实和信任深表感激。

　　如果您孩子的行为已经发生了明显变化（看起来好像变了一个人，不愿参加活动，也不愿与人交往）；如果您与您的孩子说说话或给予更多支持也没有什么帮助；如果您孩子在学校、家里或者和朋友们在一起时的日常功能受到影响——与他的医生讨论一下。他可能遇到困难的迹象包括：

1. 追求完美。
2. 吃得太多或太少。
3. 常常抱怨头疼或胃疼。
5. 对任何活动都没有兴趣。
5. 常常哭闹或焦虑。
6. 在社交活动中表现出退缩。
7. 攻击性增加。
8. 在学校里出现新的问题。
9. 焦虑或抑郁的表现（参见 37 页）。

利用专门针对特殊家庭其他孩子的图书或资源

　　研究表明，ASD 儿童的兄弟姐妹通常能够成长为这样的人：有洞察力、能够理解他人、有同情心；成熟、包容、自信；对他们患有 ASD 的兄弟姐妹和他们的家庭非常忠诚。

　　现在人们越来越多地认识到 ASD 和其他发育障碍儿童的兄弟姐妹的特殊需要。已经出版了很多关于 ASD 同胞的书籍，并且 ASD 同胞（包括 ASD 患者本人）也编写了许多这方面的著作，现在都可以购买到。还可以寻找针对 ASD 儿童同胞的专门课程、网站以及工作坊。这些课程为 ASD 儿童的同胞们提供了与其他有相同情况的儿童交流的机会，尤其是他们都理解拥有一个患有 ASD 的同胞所面临的挑战和得到的回报，因此他们可以分享彼此的感受和担忧。"同胞支持计划"（Sibling Support Project）是一个国家项目，专门服务于发展障碍和其他特殊需要人士的兄弟姐妹。该项目的网站提供了有关工作坊、会议、出版物以及 ASD 患者同胞如何与其他人相处的相关信息。

正确面对大家庭中的成员：是帮助或是阻碍？

对于一个孩子刚刚被诊断出 ASD 的家庭来说，大家庭中的成员可能成为支持系统中最重要的部分，也可能是年轻父母的最大挑战之一。如果双方父母的家庭都与你们并肩努力，了解评估的过程，与您分担诊断之后的所有情绪，给您安慰并让您重拾信心，您要庆幸有这样的家人！他们是您坚强的后盾，对您的调整过程会有极大的帮助。与他们分享所有有用的信息，让他们帮助你们，照顾你们的孩子，参与你们与干预团队的会面、评估。大家庭中的成员与您分担的挑战越多，为您持续提供的爱、支持和鼓励越多，为您的孩子提供的乐观情绪越多，这一调整的过程会变得越顺利。

然而，大家庭中的其他成员也都将经历与 ASD 儿童父母相同的所有情绪。他们可能不想看到您孩子表现出来的各种问题，因而否定您对孩子的观察。他们可能会告诉您，您多虑了，您对孩子期望过高，男孩说话晚，某个叔叔直到 3 岁才开口说话，或者您太宠孩子，为他做得太多了。这让您难以前进，有时年轻的父母在这段时间会离开他们的大家庭，来度过这段时间。

如果您的家庭也发生了这样的状况，您可以做以下几件事。首先，相信您自己和您的伴侣。你们与孩子每天都生活在一起。你们没有失去理智，而是一如既往爱着你们的孩子，你们的担心也是真实存在的。根据我们的建议，跟您的医生联系。如果您需要克服这个困难，就可能会与家人有些疏远，请不要为此感到内疚，尽量告诉他们这一过程中的每个步骤，让他们知道进展如何，同时做出你们认为对你们、对家庭、对孩子都正确的决定。

其次，求助您支持系统里的其他人。向朋友和其他人倾诉，他们分担您的忧虑，并给您情感上的支持。有了他们，您不会感觉太孤单。您需要支持来度过这段艰难的时期，一对年轻父母获得的支持越多，这个过程完成得就越容易。再次，请参与这一过程的其他人与您的家庭成员谈谈。您的服务协调员，孤独症团体中的父母，孩子的治疗师、评估者或医生可能都很愿意与您的家人见面，在您的家人还没有准备好接受这个诊断时，让这些人向他们提供有用的信息，比您自己来要容易得多。所以，接受他人的帮助！

最后，坚持下去，为了您的伴侣和孩子。让您的家人了解目前的情况。您可以把孩子的评估报告复印件、治疗计划和家庭干预安排都给他们。如果他们有时候可以帮您照顾孩子，您可以给他们演示怎样进行基本的常规干预活动，以帮到您的孩子。经过一段时间后，您的家人会开始接受这一诊断并且给您支持。但是，每个家庭成员接受这一事实的快慢不同，要允许他们按照自己的步调进行调整，而看着他们喜爱的孩子不断进步就是让他们接受现实、给您支持的最大动力。偶尔会有些家庭成员不能适应您孩子的特殊需要，甚至可能成为您的障碍。此时您可以限制孩子与他／她在一起的时间，直到对方转变为止。

照顾好您自己

现在该说说您自己了！是不是因为全身心地投入照顾 ASD 孩子中而无暇顾及您自己？那么请问问自己：如果您厌倦了，整天心事重重、压力很大，您又怎么能很好地照顾孩子和家里的其他人呢？您可能想把自己的需要放到最后的位置，但事实上不可以，否则所有人都会遭殃。您自己的需求与孩子和伴侣的需求同等重要，您需要重视并照顾好自己，每天保持良好的身体和情绪状态，就像对所有其他家人一样，这样您才能一直坚持下去。

生理健康

我们无须重申您已经无数次听到过的一个事实：身体和情绪的健康以充

足的营养、睡眠和锻炼为基础，尤其是当您面对压力时（例如您有一个 ASD 的孩子），这些尤为重要。当您全身心地照顾患有孤独症的孩子时，这些对健康有益的基本行为就被抛诸脑后了。您常常忘了吃饭，直到路过一辆快餐车时才想起吃一顿简单的午餐。您很容易觉得自己每天只睡 5～6 个小时还能保持精力，也很容易忘记以前您去体育馆运动后感觉是多么美好。

因此，让我们来回顾一下这些基本的保障。您一定知道优质营养（全谷物、丰富的水果和蔬菜、低脂肪奶制品、瘦肉、家禽、鱼类以及干果、种子、豆类）的重要性，它们可以保持您的身体健康，最大限度地保证能量供应和足够的精力。当时间很紧张，不得不选择快餐、苏打水和零食时，您如何为自己和家人安排健康的饮食呢？可以尝试下面的办法：

1. 购买新鲜水果和可以生吃的蔬菜放在餐桌上，让您和家人可以随手吃到新鲜食物，而不是翻箱倒柜，寻找高热量的零食。用多种多样的水果和蔬菜替代零食和饼干，花费也不会增加多少。

2. 尽量吃自家做的食物（不一定要您亲自烹饪！）。可以每周做一次饭，每次煮一大锅菜或汤，或是做一大盘烤鸡，然后放在冰箱里，可以作为接下来几天的正餐。买些色拉酱和已经处理好可以直接使用的蔬菜，可能会稍微贵一些，但是您会吃到更多的蔬菜并且减少浪费（扔掉的食物才是最贵的！）。

3. 当其他人询问怎样可以帮助您时，您可以让他们为你们做一顿健康的晚餐，放在冰箱里保存，随时可以加热食用。能够帮助你们的家庭，这让他们感觉更好，同时也帮你们完成了一项重大的任务——让您和家人吃到健康美味的食物。

如果您白天的时间都忙于照顾您的孩子，晚上又因为担忧而睡不着觉，那么睡眠就会比以往任何时候都珍贵。下面列出了一些您可能已经知道的有助睡眠的建议，但有时仍需要提醒：

1. 把您入睡前担忧的时间考虑在内。即使您觉得要做的事情永远也做不完，也要在合理的时间上床。

2. 用一些让您有睡意而不是有压力的东西，帮助您更容易地入睡。临睡之前不要躺在床上看新闻、使用电脑或电话，或者在脑海中安排明天的日程。洗个热水澡，看看平常的书，听一些轻松的音乐，或者想象您生活中最放松的时刻，这样更容易入睡。

3. 如果您受到失眠困扰，不要抱有"等几个礼拜看看会不会自己好转"的想法。马上就告诉您的医生，他 / 她会有很多方法可以帮助您。

4. 如果您的孩子和您一起睡，而您并不希望这样，就让他们去睡自己的床。如果您需要这方面的帮助，可以向儿科医生或孩子的治疗团队咨询。有很多很好的书籍也可以指导父母如何帮助孩子独立入睡。

5. 可以帮助成人自我改善睡眠的优秀书籍也有很多。

把您自己的营养、睡眠和运动锻炼当作 ASD 家庭治疗的一部分来考虑，而不是当成您无法承受的奢侈品。不信吗？下面列举了锻炼的众多益处，您可以一一核对。每天进行 20 ~ 30 分钟的运动可以提高您的心肺功能，改善睡眠和情绪。下面是可以在家中进行锻炼的建议，适用于在家里照顾幼儿的家长：

1. 把孩子放在手推车里，在家附近散步。

2. 两个家长一起去公园，一个照看孩子，另一个自由散步，轮流交换。

3. 与您的配偶商量好时间，轮流出门去散步、骑行，或者去体育场、上舞蹈课。

4. 让朋友帮忙照看孩子，这样您能抽出时间锻炼，甚至可能夫妻一起进行运动。

"我知道，我讨厌带我的女儿去公园。其他人会对她的行为和怪异的声音指指点点，这让我非常担心，但是我会慢慢来。我开始 5 分钟的闲逛，然后 10 分钟，再然后 15 分钟，我们发现了一条自然的步道；最后我们可以在结束步行后，还能在公园里待几分钟。新鲜的空气对我们所有人都好，尤其是在我感觉提不起任何精神出去走走的那些日子。"

根据医学研究，规律运动能够

- 改善您的情绪
- 减少压力
- 增强您的自信心
- 预防心脏疾病
- 改善您的精力
- 有助于控制体重
- 促进更好地睡眠

研究表明，锻炼也能够减轻抑郁和焦虑的情绪。一项研究表明，根据父母报告，只要快走10分钟就可以减轻紧张感，改善精力。

情绪健康

您现在面临更大的责任和挑战，因此，关注您的情绪健康比以往任何时候都重要。情绪健康包括很多方面：给自己时间处理孩子的诊断对您情绪的影响；逐步建立您的支持体系；关注自己的内心；解决问题。在此，我们讨论一些关键的点。

处理悲伤、难过和焦虑的心情

即使您正在尽自己最大的努力应付抚养一个ASD孩子所面临的各种挑战，您可能仍然会感到一阵阵的悲伤、难过、沮丧和焦虑。

悲伤 在最初知道您的孩子患有ASD（或其他慢性疾病）时，一段时间内感到非常痛苦都是正常的。所有父母都望子成龙、望女成凤（常常在孩子出生之前就已经想好了）。但是在普通孩子的抚养过程中，有些父母会渐渐明白我们是因为孩子本来的样子而爱他们，而不是因为我们想象和希望他们成为的样子。身为运动员的父亲从想象与他的儿子打棒球，到逐渐接受和欣赏这个孩子对音乐的喜爱，而擅长音乐的妈妈从梦想与女儿一起在教堂的唱诗班里唱歌，到接受女儿对音乐不感兴趣，学会和女儿一起打篮球。然而，当父母发现孩子患有长期慢性疾病（如 ASD）时，他们的梦想突然就破灭了，迅速得让他们难以接受。

时间是治愈所有悲伤和痛苦的良药。几周或几个月后，强烈的痛苦情绪会逐渐减弱，但有时它们可能还会暂时冒出来，尤其是在像生日和节假日这样的时候。幸运的是，这些情绪并没有影响您对孩子的爱。即使面对未知的潜力和未来，您也像得到诊断之前一样地爱着他，他的学习、成功和快乐也像之前一样在很大程度上取决于您。孩子的未来可能和您想象的不一样，但仍是充满可能的，因为你们走的是一条新的道路。

抑郁和焦虑　悲伤是调整过程中的常态，生气、难过、沮丧和缺乏自信都是其中的一部分。然而有些人无法走出这些情绪，甚至逐渐加重成为慢性抑郁症。根据美国国家卫生研究院（National Institute of Mental Health）的研究，抑郁症状可以包括注意力不集中、疲劳、内疚和绝望感、失眠或睡眠过度、易怒、对有意思的活动失去兴趣、暴饮暴食或缺乏食欲、持续的疼痛、一直感到悲伤，甚至有自杀的念头。在调整和适应过程中，暂时的轻中度抑郁症状会让您在短期内感到身体虚弱，所以您需要朋友和家庭的帮助，来度过孩子诊断后的头几个月。但是，一旦您觉得悲伤、易怒或焦虑的情绪过于强烈，导致您不能正常生活（不能下床完成基本的日常活动，不能照顾孩子，不能吃饭或睡觉，不停地哭，或想象要伤害自己），就要及时告诉您的伴侣、您最亲密的朋友或家人，联系您的医生，让他／她知道您的状况。您的家庭医生可以给您开些药物，和／或转给其他专家，让他们为您提供咨询。这些对于处理抑郁和焦虑的情绪非常有帮助。不要拒绝别人的帮助，这不是软弱，也不是不理智。家里的每个人都需要您，您需要自己想办法来处理这条新的道路上遇到的问题。抑郁和焦虑会阻碍您发挥自己的力量和才能。如果您的抑郁或焦虑症状已经持续超过 6 个月，或者任何时候有过自杀的想法，那么我们强烈推荐您马上联系您的医生以寻求帮助。

与其他儿童的父母相比，ASD 儿童的父母更有可能感到焦虑，也许是因为养育这样一个孩子的过程中面临太多的担忧和不确定性。焦虑可能表现为多种形式的症状，包括持续存在的担心和恐惧感（广泛性焦虑），也可能表现为重复、不合理、令人不安的想法（强迫观念），或是与处理强迫观念相关的重复性动作（强迫动作），也可能表现为疼痛发作，对有些人来说感觉就像心脏病发作一样。如果您发现自己经常出现以上症状中的一个，就需要及时联系医生。使用药物和行为策略能够很好地治疗焦虑障碍。重申一次，焦虑和抑郁都会阻碍您发挥自己的能量和创造性，为自己和家庭做需要的事。向您的伴侣和其他亲近的人说出这些感受，向医生寻求帮助，您将会更好地帮助您的孩子和家庭。

建立一个强有力的社交支持网络 数十年的研究表明，对抗压力最有效的途径是建立强有力的社交网络。建立并利用家庭和朋友圈，这些真正关心您的人会帮助您缓解压力所带来的负面情绪，以更好地面对困难。

> "我投身特殊教育领域已经 14 年了，自认为可以面对我女儿的诊断。但我仍然做不到。最让我感到宽慰和平静的是，我的周围都是和我有相同经历的父母，我在网上和这些家庭联系，并且成为孤独症之声的志愿者；我还通过当地的资源中心与其他家庭建立了联系。帮助他人并且让他们理解我，对我来说是个很大的安慰。"

可笑的是，当生活中出现很大的挑战时，我们反而不向最亲近的朋友和家人寻求支持。我们认为外人可能不了解我们的困难，他们会更客观公正，我们处于弱势并应学会自己解决问题，或我们可能会变成别人的负担。但是，爱您的人想要帮助您，您生活中遇到的挑战给了他们表达爱的机会。如果您向他们倾诉感受、担忧和困难并请求帮助，他们会因为您的信任而感到荣幸。对于爱我们的人来说，信任他们并向他们寻求帮助可以给他们带来被接纳的亲近感，这是我们送出的一份礼物。如果您深深爱着的人独自度过了一段艰难的时期，而您却事后才知道，而且没有给予任何帮助，我想没有什么比这更糟糕的事了。给您亲近的人机会，让他们成为您生活和情感中新阶段的一部分，这样，您不会感觉太孤单，他们也会珍惜这种被人信任的感觉。

培养并经营您的朋友和家人圈子，用对您来说最有效的方式与他们保持联系：电话、电子邮件、社交网站或社交聚会等。如果您发现因这个小圈子里有人情绪消极、过于挑剔，或是不能接受您目前的状况，而增加了您的压力，您可以减少和这样的人相处的时间，转而寻找那些让您感觉更好的人——他们真正地倾听您，没有拒绝或质疑，提升您的自信，并给予正确的建议，完全地接受您，值得信任，鼓励您保持健康的状态。

您有稳定的社交支持网络吗？以下问题①可以协助评估您的社交意愿。每个问题的答案包括"总是"，"经常符合"，"有时符合"，或"从不符合"。

1. 当您需要倾诉时，有人可以随时倾听吗？
2. 在目前的状况下，有人可以给您好的建议吗？
3. 您有信任的人可以向其诉说您自己的事和您遇到的困难吗？
4. 有人可以分担您的焦虑和恐惧吗？
5. 您可以求助于一些爱您的人吗？
6. 有可以拥抱您的人吗？

如果对于以上所有或大部分问题，您的回答都是肯定的，说明您拥有一个强有力的社交支持网络，反之表明您需要更多的支持，那么请继续读下去。

ASD 儿童的父母常常会发现，与其他 ASD 孩子的父母交流对彼此非常有帮助。其他经验更加丰富的父母会指导您，给您提供宝贵的建议和信息。美国大多数州都有美国家长联盟组织（Parent to Parent USA），它是一个全国性的非营利机构，提供家长间的支持和培训。美国家长联盟致力于让每一位父母与受过培训、有经验的父母"结对子"，通过这一方式为特殊儿童的家庭提

---

① 原注：这些问题改编自兰德公司医疗效果社交支持调查（RAND Corporation Medical Outcomes Social Support Survey），可登录兰德公司网站获取更多资讯。

供情绪上和信息上的支持。

寻找家长互助小组的另一个方法是访问"孤独症之声"网站①。点击"家庭服务"栏目下的"资源导航"一栏，然后在网站提供的地图上点击您所在的州，您就会找到一个社区和支持网络的列表，包括您所在地区的支持小组。ASD 和其他特殊需要儿童的父母支持小组通常由当地的学校、干预机构、教堂或者其他宗教机构和医疗机构资助。这些机构通常发布在报纸或网络上。用"孤独症"、"父母"和您所在城市的名称作为关键词搜索，您就很可能找到当地父母小组的信息。

如果您没有在居住地附近找到支持小组，那么您也可以考虑加入在线的社交网络。孤独症之声提供了一个 Ning 社区（Ning Community），设有小组及论坛，还可以让成员与其他 ASD 儿童父母之间互相分享信息。另一个由孤独症之声资助的网站是"FriendFeed"，赞助父母和其他关心 ASD 的人讨论和分享有关孤独症的信息。要获得以上两方面信息，请点击"孤独症之声"网站首页的"关于我们"按钮，然后点击"社交网络"。

网页的最后是这样写的：无论您做什么，都需要培养和发展稳定的社交网络，在那里您可以体验到一种归属感、自我价值感和安全感，也可以寻求帮助和支持。在您需要的时候，不要犹豫依靠其他关心您的人。您、您的家庭和孩子都能够从中受益。

心灵修养 心灵修养也可以改善情绪健康，帮助人们度过困难的局面。事实上，心灵修养现在被许多医生认为是医疗护理的一个必要部分。据报道，2001 年，近 50 所医学院在培训中为新医生开设心灵修养与医疗②课程。心灵修养实践可以有许多形式，包括参加宗教服务、祷告、冥想、瑜伽、到大自然里行走、唱歌、阅读励志书籍、听音乐等。目前已经发现，心灵修养可以改善生理和情绪健康，因此我们鼓励您花一些时间，去寻找可以给您的生活赋予意义、为您提供内在力量和舒适感的事情或活动，它们可以给您生活的

---

① 编注：国内现有很多有影响力、成规模的 QQ 群、微信群、论坛等，家长可以寻求支持。

② 原注：Anandarjah, G., et al. Spirituality and medical practice: Using HOPE questions as a practical tool for spiritual assessment. *American Family Physician,* 63, 81-89,2001.

意义，它们也可以给您的内心带来力量和舒适。然后考虑和您的伴侣一起参与这些心灵修养的活动，并使之成为您新旅程的一个常规部分。

在本章中，我们讨论了养育一个特殊需要孩子而产生的压力和脾气。我们也想强调，近期的研究已经表明许多家庭都能很好地调整和适应有一个特殊需要的孩子。有了力量和决心，家庭通常都能恢复到良好的状态。他们可以战胜挑战，更能茁壮成长。黑斯廷斯与陶特（Hastings & Taunt, 2002）[1] 对家庭的适应性相关研究进行回顾后发现，父母常常对他们的孩子和目前的新情况抱有十分积极的态度。父母报告说从养育他们的孩子中获得了愉悦感，把他们有特殊需要的孩子看作欢乐的巨大来源。学习如何帮助他们的孩子会给他们成就感和人生目标。有时也有父母报告说他们的婚姻因此更加牢固。最后，他们说，养育一个有特殊需要的孩子使得他们对心灵的理解更加深刻，认识到生活中什么才是重要的。我们希望本书中的一些建议会促进您和家庭的健康发展。

让我们回顾一下促进情绪健康的一些建议，来为本章做个总结。这些建议是基于对特殊需要儿童父母的研究[2]，这些父母已经掌握了有效的技巧来处理压力，并在继续努力的同时体验快乐：

1. 确定一个专门的目标或挑战，并开始努力实现它。研究表明，通过确定特定的任务并为此发展一个计划，将有助于减轻压力，获得自信心和自尊感。目标要尽可能简单，像是"尽可能每天花 10 分钟与家里的每个人进行互动"，或是"让孩子在接下来的 12 周里参加一个干预课程"，或者"找一个可以临时照顾孩子的人，能够让您每个月晚上外出一两次"。

2. 获得控制。研究表明，当您感觉生活无法预测时，您就会产生压力。

---

①原注：Hastings, R.P., & Taunt, H.M. Positive perceptions in families of children with developmental disabilities. *American Journal of Mental Retardation,* 107(2), 116-127, 2002.

②原注：Murphy, N.A., et al. The health of caregivers for children with disabilities: Caregivers perspectives. *Child: Care, Health and Development*, 33, 180-187, 2007. Raina, P., et al. Care-giving process and caregiver burden: Conceptual models to guide research and practice. *BMC Pediatrics,* 4, 1-14, 2004.

您可能会觉得对自己的生活失去了控制——每件事情都依靠其他人——但事实不是那样。想一想哪些还在您的控制之中，为这些事设定目标并努力去做，这样不仅可以解决一些问题，更能够防止您产生无能为力的感觉。如果您觉得自己犯错误了怎么办？那并不是世界末日。您可以再做一个不同的决定。认真地思考，看看结果如何，请您信任的人给您一些建议，如果您真的做错了，就停下来，再做另外的决定。错误是可以改正的。行动起来比什么都不做更有效果，有行动才会有成果。

3. 适当休息。您可能觉得您必须把醒着的每分每秒都花在孩子和其他家人身上，但是，花一些时间只关注自己，这有助于补充您的能量，保持积极乐观的心态。即使只有一段非常短暂的时间，也要做些让您愉悦的事情，这可以帮助您保持自己和家人的情绪健康。

4. 让其他人分担养育照顾的责任。寻找其他能够帮助你分担这些责任的人，可以是家庭成员、日托人员、其他家长或你们的朋友。研究表明，参加父母信任的日间课程的孩子，他们的父母会感觉更开心，压力也更小。

5. 求助其他人。正如我们早先在本章说的那样，建立一个可靠的、充满爱心的、宽容的团体，其中的成员关心您，愿意倾听并为您提供支持，这是保持情绪健康的关键。研究表明与其他经历相似情况的父母保持联系，能够改善彼此的情绪健康。

6. 经常夸奖自己。不时地想想您取得的成果，然后给自己一些积极的反馈！以此为傲：阅读本书，为您的孩子寻找评估方法，平衡您家庭的需要，还有您做的其他很多事情。您将会发现自己和伴侣拥有的强大的内心力量，这些都是你们之前从未了解的。你们将会体验彼此从未分享过的快乐。你们走在一条与之前的期望完全不同的路上，但是这可能带给您新的学习、分享和建立亲密关系的机会。时常简单记录一些您学到的事情——看看您走过的路和在面对压力时得到的成长。

当然，作为一个 ASD 幼儿的家长，您会需要一些新的技能，让您感到可以控制目前的局面，并胜任您的新角色。我们写作这本书的目的就是为您提供一些，应该会对您适应新角色有所帮助的技能。我们希望本书第四至十三章提供的技术能够帮助您看到，在日常常规中建立起来的孩子与您互动的方式，不需要花费额外的时间，就能够让您的孤独症孩子有很明显的变化和进步。把这些与早期干预专业人士的经验和建议结合起来，会给予您在面对日常生活的挑战时所需要的技巧和信心。

第三章

早期努力能够促进交往和提高学习能力

特雷尔，2岁，最近被诊断患有ASD。他的父母，帕特丽夏和詹姆斯，请医生给特雷尔做评估，他们说，最大的挫败感是与特雷尔难以沟通，很难知道他想要什么，他需要什么，总是要猜测他为什么不高兴了。他饿了，还是累了？不舒服了，还是哪里疼了？但愿他能够简单地指指他想要的东西，而不是突然就发脾气，而且总是那么出乎意料！当他的妈妈尝试着与特雷尔说话的时候，他好像忽略她，通常把她推走。帕特丽夏和詹姆斯感觉无助，也很沮丧。

毫无疑问，您一定也有过类似的经历与体验。在这种情况下，本书可以提供一些帮助你的ASD孩子沟通和学习的有用工具，进而减少您和您孩子的挫折。这些工具是基于数十年针对ASD儿童研究和临床实践而发展的——这些经验使我们确信，良好的早期干预怎样发挥作用，以及为什么发挥作用。当您知道这些技术背后的理论与原理时，再使用这些技术的能力将会提高，因此本章是本书其他各章的基础。

年幼的孩子如何学习？

孤独症孩子的沟通困难在非常早的时候就开始了，一般是在言语发展之前。有时孩子已经开始沟通，但在出生后第二年、第三年里又失去了这些技能。年幼的ASD孩子通常不能够意识到，使用我们的眼睛、身体动作和言语声音（speech sound）可以让信息在人们之间相互传递，从一个人到另一个人。孤独症儿童可以看见这些动作，听到言语声音，但是不知道它们背后的意义——这是需要"阅读"的信息。

如果您回想一下，可能在孩子还是婴儿的时候就出现了一些孤独症的症状。对于某些儿童来说，行为上的差异很容易就被注意到；而对于其他的一些儿童来说，差异微小，很容易被忽略。还有一些 ASD 儿童在他们出生后的第一年里没有任何问题，逐渐才出现孤独症的症状。杰拉尔丁·道森的多项研究回顾了一些后来出现孤独症症状的孩子的父母拍摄的家庭录像[1]。通过观看这些录像，研究人员发现 8～12 个月的婴儿只花更少的时间看着其他人，当父母努力想引起他们的注意（通过叫他们的名字）时，他们的反应比较少，而且没有使用早期的肢体动作（例如"用手指指"），而正常发育的婴儿在说话之前就会使用这些肢体动作，这有助于他们学习，直至开始说话。因此，这些婴儿体验环境的方式与大多数婴儿的方式不同，与人沟通的经历也更少。这种经历很重要，因为婴儿的每个经历都影响着大脑的线路，并建立更多的回路，以传递更多更有效的信息。婴儿期的大脑不完全由它们的基因程序化控制，大脑快速发育，通过吸收信息得以塑造。正如科学家所说，在生命的早期，脑的可塑性非常巨大。

语言学习尤其依赖于大脑可塑性。我们都非常惊讶于非常小的孩子学习语言的能力，

> "我知道在女儿 9 个月的时候，她就有些地方不对头了。我可以把她放在摇篮里达数小时之久，她就目不转睛地看着电视。那时候，宝宝都做了什么？她好像完全没有要与我进行交往的想法。她会随便地翻翻书，观看电视，情绪平静，完全没有波动变化。我知道那个时候，我的女儿要么是聋子，要么就是孤独症。"

① 原注：Ostering, J., and Dawson,G. Early recognition of children with autism: A study of first birthday home videotapes. *Journal of Autism and Developmental Disorder*, 24, 247-257, 1994. Palomo, R., et al. Autism and family home movies: A comprehensive review. *Journal of Developmental and Behavioral Pediatrics*, 25(2,Suppl.), S59-S68,2006.

无论他们置身于什么样的语言环境，他们都能像说母语一样说出相应的语言。而许多人成年以后努力学习一种新语言，却发现能够像说母语的人一样讲外语几乎是不可能的。这是在 5 岁之前对于学习有特殊重要性的一个最好例子。对于孤独症幼儿来说，尽早地开始干预，就可利用婴幼儿期大脑巨大的可塑性和学习能力，将 ASD 特征性的障碍减到最小。在学龄前期取得的进步越大，孤独症儿童后期的障碍就越少。

研究表明，早期干预能够增强儿童的游戏技能、智商、语言和言语能力，及社交互动的意愿。早期干预增强他们的社会能力，减轻他们 ASD 症状和行为问题。早期干预有助于他们更快地学习，在家、学校和社区里更好地参与生活的各个方面。某些研究已经发现，早期干预的结果之一是某些儿童的诊断甚至发生了改变。干预以后孤独症孩子的症状明显减轻。这使得许多学生能够进入普通的托儿所、幼儿园或者小学就读，发展出更好的对话和游戏能力，建立更加复杂的同伴关系。虽然所有接受早期干预的儿童都会受益，但有些儿童的改变更多更大，而有些儿童并没有那么多积极的改变。

早期干预如何发挥作用？

关于婴儿学习的各项研究有助于我们理解为什么早期干预会产生这样的效果。下面是关于婴幼儿如何学习的一些事实。

在过去的 30 年里，科学家已经了解到，即使是婴儿也能够积极地进行学习，他们知道的远远多于我们所认为的。婴儿就像小科学家：他们思考周边的世界如何运转，然后再通过身体动作和感觉来测试他们的想法。他们接受体验中的大量信息，并使用这些信息完善关于这个世界如何运转的想法。例如，科学家已经知晓婴儿具有身体、数量和其他物理属性的不完全成熟的知识，使用这些知识体验他们周围的世界。在出生的时候，婴儿就已经具备了听的能力，发出所有不同的言语声音，这些声音就是世界上各种语言口语的所有声音——这种能力随着时间的流逝而逐渐失去，如果孩子不在那些语言环境中，那些语言的语音就消失了（这解释了为什么成人在学习新语言的时候有口音）。从出生开始，婴儿就能够认识熟悉的声音和脸。他们来到世界上，就已经准备好与人和物互动，探索周边的世界，并从中学习。因为婴儿学习的这种活跃本质，考虑如下几条就非常重要：

1. 在各种各样的日常活动中，您的 ASD 幼儿有哪些学习机会？

2. 您的孩子会积极参与什么样的活动并获得奖励。

3. 您的孩子有向其他人学习的基本技能吗？例如注意其他人，模仿他们，和他们一起玩耍，观察他们做什么。

4. 您的孩子表现出干扰学习的问题行为吗？例如，频繁地发脾气或者过度的重复行为。

普通婴儿在清醒的每时每刻都在学习。当她醒着的时候，会咿呀学语，玩自己的双手、脚趾头，或者婴儿床上的玩具。她摸索着当她将玩具扔出会发生什么，当她咕咕发音或玩具掉在地板上发出很大声响的时候，父母如何做出反应。当她听到物品的声音时，可能会叫出来并模仿这些声响。孩子会记住，当她制造了一个大的声响时，妈妈或爸爸就过来了；会注意到当妈妈或爸爸打开卧室门的时候，只要快速地把头转向开门的声音，父母就会走向自己，而自己可以关注父母的表情和说的话。孩子醒着的时间可能只有 5 分钟，但是她已经学习了一些有关因果、重力、情绪和词语的知识。

现在让我们比较普通幼儿和 ASD 幼儿。当 ASD 幼儿醒着的时候，她也会在婴儿床里面玩耍，但是她的玩法与普通幼儿的玩法是不同的。她可能注意不到玩具，相反只被窗帘缝隙中透出来的光线所吸引，并痴迷于光线闪闪发光的方式。她可能会花很长时间来回摇动自己的头，体验这种光线，注意光线如何随着自己头部的运动而发生变化，观察自己的手和手指在光线中移动。她很安静，没有发出太多声音。当她的父母走过去，把她抱起来时，她不看父母，不关注父母的表情，也不转向父母的声音。光线牢牢地吸引了她的注意力。她学习的不是玩具、言语声音、面部和与人的沟通，而是学习光线和移动的模式。因为她没有呼唤她的父母，或者观察父母进来，从而错过了学习如何沟通、社会化和玩耍的重要机会。对她来说，光线比各种玩具更有乐趣。她长时间地注意光线，活动自己的手指和头部，这已经阻碍了她本来可以获得的其他学习机会。大多数普通幼儿和孤独症幼儿之间的一些明显差异将在后文列出。

早期干预的一个核心目标是帮助 ASD 幼儿注意关键的社交学习机会，例如言语、表情和肢体动作，以"增强"或夸张的方式呈现这些机会，使他们能够注意到人——人的动作、声音、词语和表情，这样孩子们就能够更加有准备地感受信息，而这些信息是语言和社交发展所必需的。父母通过把孩子的注意力吸引到环境中最重要的学习机会上以帮助孩子学习，发展心理学家将这种方式称作"支架"（scaffolding）。父母的支架方式有：根据需要增加或减少刺激，提供适当的玩具，重复或夸张地做某个动作，降低语速，简化语言等。作为父母，当您使用早期干预技术为孩子的注意力提供支架时，您会使用与其他父母一样的支架技术，也会使用更强的支架技术——更符合您孩子特征的（他喜欢的活动、经历和感觉），以及更能应对您孩子个人的学习挑战的，大多数年幼的 ASD 孩子都存在这些挑战。

普通幼儿与多数孤独症幼儿之间的学习差异

	普通幼儿	ASD 幼儿
学习机会	学习机会范围广泛，活跃地探索社会性和非社会性的环境。	较少关注社会性环境，更多地关注非社会性环境；这限制了社交学习机会。
奖励活动的意图	自然而然地对其他人感兴趣，包括他们的面部表情、运动、肢体动作和词语。发现社交活动非常有益。看起来对人比对物更有兴趣。	自然而然地对物品感兴趣，以不同寻常的方式探索它们，例如闻、看某个物品的一个角。看起来对物比对人更有兴趣。
学习的基本技能	轻而易举地模仿其他人做的；理解其他人对他们运动、肢体动作和声音做出的反应；使用许多方式探索物品。	不能轻而易举地模仿，不能理解他们的行为影响其他人的行为；倾向于以有限的方式玩物品。
干扰行为	玩一些重复性的游戏，但是很容易转换注意力到别的活动上。	长时间地玩重复性的游戏，当其他人尝试着引导他们做其他活动时会有困难，或者让他们变得难过。

当您开始使用有针对性的早期干预技术时，例如本书后面将要描述的那些技术，您将学习以下内容：

1. 吸引他的注意力到环境中的其他人。
2. 把社交性游戏做得更加快乐且有奖励。
3. 教他基本的学习技能：
   - 注意其他人的面部、声音和动作。
   - 模仿其他人。
   - 用声音和肢体进行沟通。
   - 分享情绪、需求，以及对其他人的兴趣。
   - 理解其他人对他有意义的沟通。
   - 以常见的方式玩玩具。
   - 学习使用和理解语言。
   - 减少干扰学习的任何行为。

使用这些特殊的干预技术，您将帮助孩子走进充满学习机会的世界，使孩子在大脑非常快速发展的阶段，取得最好的早期干预效果。

与 ASD 相关联的独特学习挑战

许多研究证明了 ASD 儿童与世界进行互动的方式有其独特之处，这些有助于我们理解与 ASD 相关联的学习挑战，即早期干预依据这些挑战设计目标。与 ASD 相关联的常见学习挑战如下：

注意力　　ASD 儿童倾向于更多地注意物品和其他类型的非社会性信息（光线、模式等）；而普通孩子能自然而然地注意人，包括他们的面部、肢体动作和声音。

社交动机　　ASD 儿童更愿意独处，或者在附近玩，不与其他人一起玩；而普通孩子能频繁地寻找其他人进行互动，或与其他人分享体验。

使用肢体动作	当尝试进行沟通的时候，ASD 儿童通常没有使用肢体动作分享体验，例如向其他人用手指指，给其他人看。他们对其他人沟通性的肢体动作不能理解，或者对此做出反应。
模仿与轮流	ASD 儿童通常不模仿其他人，不会和别人一起轮流玩玩具，而普通孩子一般能轻易模仿别人的声音和动作。看起来好像这样玩法不能给 ASD 孩子带来快乐。
玩玩具	孤独症儿童通常过度地关注成套的小东西，重复相同的动作，而且倾向于一个人玩玩具，不与其他人玩玩具。当这种玩耍的方式被其他人打扰，那么他们可能变得难过伤心。而普通孩子一般会探索大量的物品，并以创造性的方式使用它们。
咿呀学语	ASD 幼儿可能异乎寻常地安静，只发出少量的声音，即使发出声音也与言语声音并不类似，而且倾向于不使用声音向其他人传递信息。而普通孩子能发出大量的声音，或注意其他人的声音。
唤醒与感觉敏感性	与普通幼儿相比，ASD 幼儿看起来很容易就会刺激过度，或者对各种感觉的反应过低。他们可能对触摸、声音或光线异常敏感。

为什么孤独症儿童有这些独特的挑战呢？孤独症以怎样的方式影响到了脑发育呢？有一些脑区专门负责社交学习，例如目光接触和情绪反应。当这些脑区功能发挥正常时，孩子会自然而然地被吸引进行社交体验，轻而易举地学习语言和社交互动。研究已经表明，孤独症幼儿脑中专门负责语言和社会性互动的这些关键区域功能低于正常水平。与普通儿童相比，ASD 儿童一般脑区之间的联结水平也似乎比较低——例如专门负责声音、视觉和触觉的感觉区域与专门负责理解和感受我们体验到的声音、视觉和触觉的脑区之间。

这表明孤独症儿童虽然体验了环境中的人和物，但是难以理解这些体验的意义，尤其是与社会性学习和沟通相关的体验。

脑功能的这些差异来自哪里呢？科学研究结果表明，孤独症出现的这些差异整体上来说似乎由基因和环境因素的某种结合引起的，但这些因素影响了极早期脑的发育。基因影响的证据部分基于同卵双生与异卵双生的研究。同卵双生子的基因组成完全相同，而异卵双生子（和非双生的兄弟姐妹）只有一半的基因是相同的。如果一个同卵双生子患有孤独症，另一个患有孤独症的概率约为 70%；而对于异卵双生子来说，第二个孩子患病的概率只有35%。很明显，基因风险因素是影响 ASD 的原因。但是，由于只有 70% 的同卵双生子（他们的基因 100% 相同）都患有孤独症，所以其他的因素也一定发挥了某种作用。有关环境风险因素的研究仍处于早期阶段，但是研究已经指向影响孕期胎儿发育和围产期的因素，包括怀孕时父母的年龄、孕期母体感染（尤其是病毒感染）、分娩并发症，如呼吸窘迫、早产儿和 / 或低出生体重儿。只有这些因素并不能引起孤独症，但它们与许多种类的发育问题的高风险因素相关。不过，孤独症看上去更像已经存在某些基因风险。[①]

幸运的是，正如前文所述，在生命的早期，大脑具有巨大的可塑性，婴儿在出生后脑发育还在持续地进行中，通过给予具有针对性的干预，刺激社会性和沟通发展（如本书所述），或使用其他种类的早期干预，有可能引导孩子的脑发育回归到相对正常的发育轨道上来。

ASD 幼儿学习的能力巨大。在充分考虑他们特有的学习风格的基础上，当他们建立了对家庭成员的社会性依恋时，他们对教学技术的反应良好。ASD 幼儿能够克服许多的挑战，更愿意参与社会性活动，学习做事的动力更强，成为具有创造性的学习者。本书以后的章节将向您说明该如何帮助您的孩子。

父母实施干预

在过去的 20 年里，众多研究已经显示，如果由训练有素的治疗师实施早

---

① 原注：可以从 "孤独症之声" 官方博客上（autismspeaks.org/blog）获得更多有关孤独症的原因和其他研究方面的信息。

期干预，ASD 幼儿将受益于此。例如，专门评估治疗证据基础的美国联邦卫生健康研究与质量机构（Agency for Healthcare Research and Quality）在 2011 年发布了一份 ASD 早期干预的系统性综述①。在这份综述中，包括了 34 个早期干预的临床试验，其结论是早期密集的行为干预能够改善认知和语言。在众多研究中也发现，如果父母在家中能学习使用治疗师在早期干预中使用的技术，那么孩子的预后效果更好。

这种感觉非常美妙。父母比其他人都了解自己的孩子，有更强烈的动力帮助自己的孩子，也比其他人与孩子在一起的时间更多。父母为孩子的学习搭建平台，使用专门的教学技术，再加上孩子正在接受的其他干预，可以为孩子在每一天增加许多的学习体验，使孩子学到更多。

近年来，研究已经开始深入地探索父母实施干预的效果。各种研究表明，父母实施干预能够增加孩子的沟通和游戏技能，也能够提高成就感和增加相处乐趣，改善亲子关系。当父母学习在家里使用干预技术时，年幼 ASD 儿童看上去更能够记住和使用老师或治疗师教他们的技能。而且，使用过干预技术的父母报告使用这种干预技术能令自己更高兴，压力更小，更加乐观，更有自主权。

"自主权是关键。我记得在我成为 ASD 儿童的妈妈之前，我的工作是服务协调员。我们当时正在逐渐从一个在家庭中实施的 ABA 课程中撤除，对象是一个年龄为 7 岁的男孩，他在过去这些年里只取得了非常有限的进步。他的父母都惊慌失措，总是一遍又一遍地说，"我们不知道我们正在做什么——您是专家，我们不是！"教这对父母一些技能是有必要的，因为他们终身都是父母，所以只有教给孩子一种最佳的学习方式，他们才能感到轻松。父母不能依赖治疗师，就像孩子不能依赖治疗师一样。我们需要努力奋斗，尽心尽力教孩子，并学会在各个层面上独立。"

---

① 原注：Warren, Z., et al. A systematic review of early intensive intervention for autism spectrum disorder. *Pediatrics*, 127, e1303-e1311, 2011.

最近，我们（两位作者）和一位合作者①实施了一项研究，目的是观察父母如何学习本书中包含的干预技术，以及他们的孩子如何从这些技术中受益。这项研究涉及 8 个家庭，孩子年龄 1 ~ 2 岁，这些孩子都是最近被诊断为患有 ASD。这些家庭自愿参加一项父母干预课程，为期 12 周，每周 1 个小时。父母学习一些教学技术，重点是练习他们孩子的注意力、沟通、社会性互动能力和游戏能力。父母学习做以下这些事情：

1. 在他们自己与孩子之间创造有趣且双方都满意的互动。
2. 通过强化孩子早期发出的一些声音，帮助孩子发展语言。
3. 增加孩子的非口语沟通技能和模仿技能。
4. 培养孩子对玩具的广泛兴趣以及玩社交玩具的技能。

父母在家里的游戏和照顾常规中使用这些干预技术，没有增加特殊的教学时间。他们一直照顾孩子，和他们玩耍，就是在这些日常生活中进行教学，所用的时间和平常一样多。他们以一种更加紧凑的方式利用时间。

父母能够学会这些干预技能吗？回答是肯定的。实际上，该项研究发现，在教父母这些技术之前，他们就已经在与自己的孩子正常游戏活动的40% ~ 60% 的时间里自然而然地使用这些技术。只需要进行几个小时的教学指导，以及几周内使用这些技术，之后大多数的父母可以在家中超过 90% 的时间里使用这些技术。

> "我最喜欢这个方法的理由是它非常自然，就如同所有的父母都会希望和他们的孩子一起做的高质量的游戏。一旦我学会了一些基础，把它们融入每件事情就很轻松。这为学习提供了许多许多的机会，同时也给我们出了新的好主意，让我们能够创造自己与孩子都感觉有趣的方法。与感觉窘迫不安和精力耗尽不同，这样做就是有趣而轻松。我能够看到孩子做出的反应，动力十足，欢欣鼓舞。"

① Vismara, L. A., et al. Can one hour per week of therapy lead to lasting changes in young children with autism? *Autism,* 13, 93-115, 2009.

接下来，该研究测试了父母如何通过这个技术影响孩子。在父母学习这些技术之前，孩子几乎不会讲单词。但是，一旦父母开始在家庭中常规地使用干预技术，大多数的孩子开始尝试说单词，进行沟通，且不仅仅是模仿或鹦鹉学舌。一旦开始在家里使用干预技术，孩子的模仿能力就稳定地增加。

学习使用干预技能的父母在帮助孩子学习使用单词和模仿时，可以与治疗师一样娴熟，这表明在教孩子必要的新的学习技能，并为孩子使用新技能搭建平台方面，父母取得能够与各位治疗师一样的效果。

现在已经有不同的父母实施干预课程，其中有几种仍在持续得到研究，如：汉娜超越词语（Hanen More than Words），早期干预丹佛模式（Early Start Denver Model）①，关键反应训练（Pivotal Response Training）②，反应性教学（Responsive Teaching），社会沟通、情绪调控和动态支持（Social Communication, Emotional Regulation and Transactional Support，SCERTS）。

在本书中，我们描述一套方便使用的技术，父母和其他抚养人员能够在他们与孩子的常规日常活动中使用，帮助孩子参与社会互动、沟通和学习。您能够在玩耍、洗澡、吃饭的时候使用这些技术——您与您孩子在一起的任何时间。如同普通孩子一样，这确保了您的孤独症孩子一天当中的每时每刻都在学习，不仅仅是在参加某个干预课程的时候。我们在本书中提供的这些技术是基于ESDM。它们的重点是通过使孩子建立核心的社会性学习能力——模仿、分享注意、主动使用肢体动作进行沟通、使用他们的声音和身体进行沟通、学习与其他人以各种各样的方式玩玩具，帮助孩子变得积极，活跃地参与学习和沟通。我们在本书提供的这些技术能够帮助父母和其他抚养者（还有治疗师）发展这些技能，在孩子选择的游戏活动中、日常生活中，成为他们的游戏参与者。父母和他们的孩子在互动游戏和日常生活中能够创造出乐趣。我们将要教给您的这些技术能够帮助您发现有趣的游戏活动，您

---

① 编注：参见《孤独症婴幼儿早期介入丹佛模式》，Sally J. Rogers，Geraldine Dawson 著，复旦大学附属儿科医院组译，上海科学技术出版社，2014。

② 编注：参见《孤独症谱系障碍儿童关键反应训练掌中宝》，Robert L.Koegel，Lynn Kern Koegel 著，胡晓毅、王勉译，华夏出版社，2015。

和您的孩子都会喜欢。我们将教您跟随您孩子的兴趣，帮助您的孩子体验更多的学习机会，这样您就能够学会怎么样在游戏和养育活动中为您孩子的注意力和学习搭建平台。在本书接下来的各章中，我们将依次为您介绍这些技术。

但是，在结束本章之前，让我们回顾我们在本章中描述过的一些关键点：

1. 在早期发育过程中，大脑具有巨大的可塑性，学习经历可以塑造大脑。随着不断地学习，脑细胞之间的联结逐渐建立起来。

2. 婴儿活跃地探索世界，发展出这个世界如何运转的想法，并且进行测试，以确定他们的想法是否正确。

3. 普通婴儿在清醒时的每时每刻都在学习，他们大部分的时间都在与人进行互动。而孤独症儿童倾向于花费比较少的时间关注人，更多的时间关注物品。这限制了他们社交学习和沟通的机会。

4. 父母能够帮助他们的 ASD 孩子学习，吸引孩子的注意力到重要的学习机会上，夸张地做动作，夸张地说话，给予适当的玩具，这就是所谓的"支架"。这有助于提供大量的学习机会。

5. 针对孤独症幼儿的早期干预能够改善学习、游戏、沟通和社会性能力。也能够帮助解决问题行为，例如发脾气和攻击性行为。

6. 研究已经表明，孤独症儿童对他们的父母和家庭中的其他成员能够形成情感上的依恋，但是可能以与普通孩子不同的方式表现出来。

7. 孤独症孩子在说话方面有困难，难以使用肢体动作和面部表情与父母沟通自己的需要和希望。需要教他们如何使用肢体动作，例如用手指指。

8. ASD 儿童不能轻易地模仿其他人，但是他们能够被教会模仿，这是打开学习其他人的大门。

9. 虽然孤独症儿童被物品所吸引，但是他们不能够以变化多样且适当的方式玩玩具。他们可能非常擅长操作玩具，但是他们玩玩具倾向于过度地重复。干预可以帮助他们学习且以功能性、社会性和创造性的方式玩各种玩具。

10. 父母能够学习使用干预技术；事实上，如同训练有素的治疗师一样，他们能够掌握这些技术。

11. 父母在家里使用干预技术，这能够强化孩子在其他干预课程的学习，因此孩子能够记住他们已经学会的技能，并且在不同的场合中使用它们。

12. 父母实施干预能够帮助他们感觉更加快乐，更加乐观，压力更少。当父母学会使用干预技术并用于他们的孩子时，他们会有更加积极的观点，感觉获得更大的力量，情绪低落的情况也会减少。

13. 父母实施干预不需要特殊的设备和特殊的"教学"时间，就是和孩子在一起的时间。在家里实施干预所要求的物品就是简单的玩具和其他游戏用品。在日常活动中，如洗澡、吃饭、室内外游戏时就可以使用这些技术。

14. 多数父母实施的干预强调积极情绪，以及父母与孩子之间快乐关系的重要性，它们可以促进学习。研究已经表明父母与孩子之间社会性关系是学习和沟通的基础。

第二部分
家长关注的焦点介绍

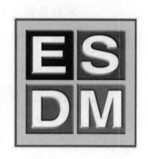

第四章

进入聚焦灯

抓住孩子的注意力

本章目标：教您如何增加孩子对您的注意力，从而让他获得更多的学习机会。孩子在学习过程中需要集中对他人的注意力。

为什么培养孩子对他人的注意力如此重要?

或许您幼小的孩子仍有许多事情无法做到，但有一件事他们做得很好，就是关注他们周围的环境，并从他们的所见中不断学习。婴儿出生后，很快会形成良好的视觉，他们通过观察物品和人类行为，不断了解他们所处的世界、人和物品。令人惊讶的是，他们非常善于观察人和物品的活动方式。他们学着预见他人如何按照惯常的方式移动和做出各种动作，并会对意外情况感到惊讶和好奇。事实上，他们更加关注的不是那些寻常和可预见的事物，而是那些令他们意想不到的情况，这样他们才能够了解新的事物。

对婴幼儿而言，观察和倾听他人是非常重要的学习活动——或许是最为重要的学习活动，因为他们能够从与他人的互动中学习到如此多的知识。大多数婴幼儿更喜欢观察周围的人并与之互动，这种偏好胜过了其他所有活动。他们的大脑构造让他们醉心于观察其他人并与之互动，这是最令他们愉悦的事情（前提是他们不处于饥饿、疲倦或不适状态）。

在孤独症孩子身上发生了什么?

ASD 儿童在观察人类行为以及与人互动时表现出的兴趣没有其他儿童强

烈。对于这种情况的发生原因，学术界存在两种可能的解释。第一种解释是，与其他儿童相比，ASD 儿童更加难以理解复杂和不可预知的景象及声音。社交互动确实复杂，而且有时难以预知，因此儿童需要弄清面部表情、语言、声音和肢体动作的含义。换言之，物品更加易于预知，通常也没有人类行为那么复杂。儿童在与物品互动时，物品会以可靠、可预知的方式做出反应。儿童可以让物品重复同样的动作。而人类的行为具有自发性，比物品更具变数，不会每次做出相同的回应。有时，人们为了吸引儿童注意力而表现出的行为过于刺激。他们可能会以很快的语速说话，充满各种情绪，让儿童一次加工过多的声音信息。他们也可能在互动时不停地做出动作，传达很多肢体语言，说话时伴随手势，并根据谈话的方式和语气快速改变面部表情。所有这些信息对于儿童来说有时太过刺激，因此他们可能会表现出烦躁或退缩。有关孤独症的这种解释在过去非常流行，但是研究表明，这并不能以最准确的方式解释儿童注意力下降的原因。

另一种解释是，患有孤独症的婴幼儿从一开始就对他人没有太大兴趣。这种思路开始于科学家的研究发现：通常儿童天性就喜欢观察他人并与之互动，这种偏好胜过所有其他活动。正如其他特质一样，与其他儿童相比，有些孩子就是少了这种天生的"偏好"。患有孤独症后，这种人类先天偏好似乎减少了。由于他人不再具有强烈的吸引力，物理世界就获得了 ASD 儿童更多的关注。值得注意的是，两种解释都认为与大多数孩子相比，ASD 儿童对与物品的互动更感兴趣，而对与人的互动兴趣较少。

为什么这是个问题？

如果孩子不太关注那些关爱他们的人，这些孩子将错过非常宝贵的学习机会。儿童需要关注他人的各种行为和活动（身体移动、肢体语言、面部表情和言语）才能不断学习。年幼的孩子之所以要学习交流、情绪、语言和社会交往，原因就在于他们能够通过观察和模仿人类行为并与之互动积累大量的个体经验。如果孩子不花大量的时间关注他人（面部表情、声音和行为），他们的学习进程就会减慢，尤其是在社会交往和玩耍互动方面。要提高他们

"作为父母，这是 ESDM 中最具激励性的做法。越早教会孩子更多地关注他人，孩子就越有机会通过观察学习生活中的各种事物，取得更大进步。而且，如果您的孩子目不转睛地看着您，目光充满了专注，这着实令人鼓舞。在我所学到的所有技巧中，这是我用得最多，也是效果最好的方法。"

学习的速度，就必须增强他们对他人的注意力。注意力就如同投射到他人身上的聚光灯，能够突出他人的行为、语言和情绪，这些社交学习极其重要。简言之，给他人更多的关注等于给自己更多的学习机会。

如何增强孩子对他人的注意力？

作为孩子的照顾者，您如何才能吸引孩子的注意力呢？您可以采取五个具体步骤增强孩子对您的注意力：

步骤 1：搞清楚孩子注意力焦点所在。

步骤 2：登"台"扮演您的角色。

步骤 3：排除干扰。

步骤 4：搞清楚孩子的社交舒适地带。

步骤 5：跟随孩子的引导以参与到活动中。

在以下内容中，我们将对每一步骤的实施进行介绍，我们会给您出主意，让您尝试各种活动，并对可能出现的问题提出解决建议。

步骤 1：搞清楚孩子注意力焦点所在

大多数 ASD 婴幼儿都对物品和玩具感兴趣，并会花大量的时间反复摆弄和玩耍。如果您的孩子也是如此，那您就可以轻松找到有趣的游戏素材了。婴幼儿通常会积极地索要和摆弄喜爱的物品，玩出花样，并在玩耍时寻求帮助。大多数孩子也喜欢父母设计的活泼的动作游戏——嬉闹、跟随音乐节拍舞动、跑步、跳跃和摇摆。通过引入孩子感兴趣和偏好的素材（无论是喜爱的玩具，如火车、卡通人物，还是偏爱的活动，如逗笑），您能够营造学习场景，让您的孩子更加关注您，愿意与您互动，如此就能够向您学习。另外，在孩子对特定物品的兴趣中建立社交互动，这也有助于增强孩子的社交技巧。如此，社会交往将与他们喜爱的活动联系在一起，这对孩子的帮助更大。

　　原理　极富吸引力的素材和游戏活动能够激励孩子与父母互动。受到激励的孩子是快乐的，他们会更加关注父母，更加乐于学习。强烈的动机促使孩子变成主动学习者，而非被动观察者，而主动学习者会显示出主动性和自发性——这两者是激励孤独症婴幼儿走出困境的重要特质。受到激励的孩子会兴致勃勃，希望继续参与活动，这样您作为父母就有机会将更多学习机会纳入游戏活动中。活动的持续时间越长，您可以创造的学习机会就越多。这就是必须搞清楚孩子真正喜欢哪些物品和活动的原因。以下活动将帮您明确孩子偏爱哪些活动和物品。

　　■ **活动：搞清楚您的孩子喜欢什么**

在接下来几天花时间仔细观察孩子在以下六种活动中的表现：

1. 玩具或其他物品游戏
2. 社交游戏
3. 吃饭
4. 照顾（洗澡 / 换尿片 / 穿衣 / 睡觉）
5. 看书
6. 家务

以下的建议可以帮助您了解孩子的兴趣和注意力所在：

　　1. 在上述六种活动中，注意观察孩子的兴趣和注意力所在。对于每一种活动，您都需要制作一份清单，把孩子似乎寻找和喜欢的物品、东西、玩具或动作游戏记录下来。（我们在本书第 87 页提供了一份表格，帮助您用来列出清单。）如果您的孩子不能找出物品或动作游戏，那就摆放几个东西或玩具，然后鼓励孩子去玩，看看孩子的反应如何。

2. 接下来，根据您观察到的孩子在上述每种活动中的表现回答这些问题：

- 我的孩子在寻找什么物品或活动？
- 我的孩子喜欢观察、抓取或握住什么物品？
- 在做什么活动时我的孩子需要向我或其他家庭成员寻求帮助，或要求我或其他家庭成员参与？
- 什么会让我的孩子高兴或大笑？
- 孩子在心烦的时候，是什么让他平静下来？在暴躁的时候，又是什么让他高兴起来？

3. 如果孩子对传统的玩具没有多大兴趣，那么就需要关注孩子对其他日常活动的反应。只有极少数的孩子对任何事物或人都不感兴趣，或只有通过引导才去接触任何物品。这种情况确实存在，但是极其罕见。当孩子能独立行走时，她朝什么物品行走或远离什么物品？孩子正在触摸或握住的是什么物品，正在观察的又是什么物品？您和孩子在玩闹时——逗乐、抚抱、握手、转圈等，不管是什么游戏——孩子有哪些反应？她看上去高兴吗？

4. 有时孩子喜爱的物品对于他们的年龄段来说并不常见，或者被以一种重复性的、有限性的方式玩耍。

　　例如，26个月龄的巴勃罗整天都握着电视遥控器。他让电视一直开着，然后站在电视前面或躺在沙发上不停切换频道。他醒着的大多数时间都花在电视机前，关掉电视或拿走遥控器会让他大发脾气。

　　3岁大的马提亚喜欢背靠沙发眺望窗外，一望就是几个小时。尽管家里还有他4岁的姐姐和宠物，并且到处都充斥着玩具和有趣的活动，但他对这一切都毫无兴趣。

5. 即使您孩子的兴趣与众不同，也仍属于兴趣，您可以将它们添加到清单中。只有极少数的婴幼儿不对任何物品或活动感兴趣。对于这些孩子，我们将教您如何创建更多社交游戏，也称作感觉社交常规（sensory social

"我犯的一个错误就是只要有能吸引儿子的玩具，就不断给他买，希望他学会玩这些玩具。实际上，更轻松和更有效的方法是以他正在玩的玩具为中心设计一个游戏。为了达到识别身体部位的目标，我们设计出简单的'用掸子挠痒痒'的游戏，相比恳求他按照指令指向身体部位，这种游戏方式更加有趣，而且更加有效。我儿子喜爱的游戏还有转圈圈（一边抱着他一边转圈），从婴儿床跳出跳进和四处开玩具车。所有这些都来源于日常活动，我们可以在其中融入越来越多的学习机会。"

routines）或其他类型的面对面日常活动，然后教您如何培养孩子玩玩具的兴趣。我们将在第五章介绍如何创建这些类型的活动。

◾ 步骤 1 小结

如果您已经遵循要求开展了上述活动，您将会了解您孩子的兴趣和偏好，也知道哪些物品和活动能够吸引他们的注意力。检验下您是否同意下面活动清单里的大部分陈述内容。如果答案为是，那么您已经掌握了关于孩子注意力的重要知识——这些知识将会在步骤 2 中用到。如果答案为否，那您就需要重新梳理，找出您孩子在上述每种活动中的兴趣所在。

巴勃罗怎么样了？ 如前所述，巴勃罗对物品的唯一兴趣就是手握遥控器。巴勃罗妈妈尝试用很多种玩具交换他的遥控器，但他似乎对其他物品都不感兴趣。因此，妈妈开始考虑怎样才能把巴勃罗的注意力吸引到她的身上。她曾注意到巴勃罗在姐姐挠他痒痒时露出过短暂的笑容，所以妈妈尝试着去挠他痒痒，结果，令她惊讶的是，巴勃罗竟然大笑起来。此刻妈妈并没有急于拿走巴勃罗手里的遥控器，相反，她举起手，晃动手指，然后说"挠你痒痒"。巴勃罗并没有逃跑，事实上他更加靠近了妈妈，希望玩挠痒痒的游戏。当巴勃罗在游戏中放松后，他紧握遥控器的手也随之放松，于是妈妈在挠他痒痒的同时，轻轻拿走了他手中的

活动清单：我的孩子喜欢做什么？

——我知道我的孩子喜欢玩的一些玩具或物品。

——我知道几种社交游戏（没有玩具的游戏，如挠痒痒或嬉闹）能让我的孩子高兴。

——我知道孩子喜欢的一些户外活动（荡秋千、散步等）。

——我知道一些能让孩子在情绪低落时高兴起来的物品和活动。

——我知道孩子喜欢听的一些歌曲或声音。

——我知道一些活动或玩具，在我给孩子喂饭或照顾他／她（洗澡／换尿片／穿衣／睡觉）时，我可以利用这些活动或玩具让孩子高兴或大笑。

——我知道我的孩子喜欢用书做什么。

遥控器，然后立刻藏到她身后。这样，遥控器离开巴勃罗的视线，就不会再让他从游戏中分心。

巴勃罗的妈妈也找到了其他将他逗乐的办法，比如在他的脖子和肚子上吹出声音。妈妈教会巴勃罗在玩肚子抓痒之前先掀起衣服，巴勃罗每次掀起衣服后，妈妈肯定会马上挠他痒痒。如果巴勃罗累了，妈妈就会给他其他物品让他抓着，并教他怎么玩，比如用木勺敲桌子或按玩具电话的按钮。看不到遥控器，巴勃罗更愿意去探索新事物。虽然巴勃罗仍然对遥控器情有独钟，但现在妈妈知道她能够让巴勃罗离开遥控器，参与更适合学习的活动。

马提亚怎么样了？ 马提亚是一个对物品不感兴趣的孩子。他的爱好就是一天到晚背靠沙发，眺望窗外。他爸爸想尽办法也无法让他对玩具提起兴趣，每次尝试后马提亚仍旧回到沙发。所以，马提亚的爸爸尝试了一种不同的互动方法。当马提亚再次走向沙发时，爸爸将他举起，然后丢到沙发上。他不断重复这一游戏，帮马提亚爬下沙发，然后将他举起，再丢到沙发上。逐渐地，马提亚开始明白这一游戏规则，因此在落到沙发上之后，他又走到爸爸旁边，等着爸爸再次将他举起和丢下。

在尝试弄清马提亚究竟喜欢什么的过程中，爸爸认识到马提亚喜欢的不仅仅是沙发。如果把他抛到空中，他就会发笑，然后会要求更多。所以，爸爸尝试了一些其他"运动"游戏。他发现马提亚喜欢被扛在肩膀上，然后在屋子里"飞翔"，喜欢在大健身球上被剧烈地反弹；喜欢爸爸把他抛到床上，然后用枕头轻轻推他胸口；也喜欢洗澡后用大毛巾几下擦干，以及其他一些活动。在这些活动中，马提亚更容易哈哈大笑、微笑、注视爸爸，然后拖着爸爸重复这种游戏。

马提亚的爸爸发现他还可以把布玩具动物加入床上的身体接触性游戏中。当他用布玩具熊和马提亚玩闹时，马提亚会把手伸向玩具熊，希望继续玩——这是马提亚第一次对布玩具动物感兴趣。洗完澡后，马提亚喜欢爸爸一边唱"头、肩膀、膝盖和脚趾"，一边用毛巾擦干这些身体部位。在公园里爸爸面对马提亚把他抛到空中，用力跑出，然后再将他搂在怀里，这会让马提亚乐不可支，他会兴致勃勃地看着爸爸，希望再来一次。经过一番努力和尝试后，爸爸发现了马提亚喜欢的多种活动。

步骤 2：登"台"扮演您的角色

原理　社会交往主要通过眼神、面部表情和肢体语言实现。在交谈时，我们希望孩子能看着我们，不断有眼神的交流，能清楚看到我们的脸、表情、注视对方的方式以及说话的嘴型。通常，在和孩子玩耍时，要让他们坐下，这样有助于我们进入他们的注意力中心区或焦点区。坐下能促使孩子集中注意力，因为椅子提供支撑，孩子不会轻易跑开。坐到孩子面前读书或者玩玩具，这看上去似乎有点古怪，但效果却很好。因为，只把孩子抱在膝盖上读书，会失去与孩子面对面的互动机会，限制沟通。一旦您适应了坐在孩子面前读书和玩玩具，它将成为一种习惯，您也无须再想太多。如果您用豆袋椅或其他有扶手的椅子，您的孩子更有可能将注意力集中到互动活动上。

▣ 活动：调整自己的位置，抓住孩子的注意力

在与孩子玩耍或照顾孩子时，调整自己的位置，让孩子完全看清您的脸和眼睛。靠得越近越好。保持同样的高度，以便与孩子进行面对面沟通。位置

"把自己当成幼儿园教师，而不是外婆。这时，您需要抓住孩子的注意力，而不是抱着他。"

的重要性无论如何强调都不过分，它能够提高孩子对他人的注意力，增加学习机会。

以下列举了一些布置您和孩子互动位置的建议，来让学习更加轻松：

1. 让孩子面部朝上躺着，您坐下俯身朝向孩子。这种位置非常适合社交游戏、手指游戏、儿歌和日常活动。无论是在桌子上还是在地板上换尿片，这都是和孩子面对面沟通的绝佳机会，在换尿片时要和他说说话，唱唱儿歌，或玩玩手指游戏。

2. 坐在地板上，两腿伸展，让孩子躺在您的腿上或者两腿中间，这也是一种非常好的位置，很适合玩肚子抓痒或爬行手指游戏，也很适合玩社交游戏，比如"可爱小猪猪"、躲猫猫、唱儿歌、"围着花园转啊转"和"大拇指在哪儿"。

3. 在床上或者沙发上玩身体接触性游戏，这也是面对面沟通的绝佳位置，无论孩子是躺着还是站着。

4. 让孩子面对您，坐到您的腿上，或小椅子、豆袋椅、高脚椅上，或起居室的椅子或沙发角上，然后您面对他坐在地板上。这是一种绝佳的位置，适合唱歌、玩手指、玩玩具和读书，也可以进行日常的穿衣活动（上衣、裤子、袜子和鞋子）。利用支撑物，保持面对面的位置比较容易，比如能够让孩子倚靠或者坐着的豆袋椅或枕头，让孩子斜靠的沙发、椅子或膝盖，让孩子坐着或站着玩耍的桌子或椅子。社交游戏和看书活动也可以面对面进行，把书举在孩子面前，您用手指着图片，您的眼睛和脸要靠近孩子的脸，随时进行目光接触，让孩子随时能够看到您的面部表情，听清您的言语，并感受声音的效果。

5. 让孩子坐下时，要确保孩子的背部和脚部都得到很好的支撑，这样孩子会比较舒服，能够将注意力集中到您身上。她的背部应靠在椅背上，脚平放在地板上。您还需要考虑正确的角度。适合孩子的椅子应让她的小屁股、膝盖和脚踝呈 90 度角。脚不应该悬在"空中"。对于蹒跚学步的孩子，小脚凳的高度通常正好合适，而且如果靠墙放着，也正好有了靠背。如果椅子适合，孩子（大人也一样）就会感觉舒服，也更愿意长时间坐着。

6. 豆袋椅非常有用。我们推荐所有家庭都使用豆袋椅，因为豆袋椅支撑力好，可以让孩子舒适地坐在您面前。孩子也喜欢躺在豆袋椅里，这种位置适合您和孩子玩各种社交游戏。

7. 一些孩子好动，不愿意坐太长时间。不过，站着也适合面对面沟通，站在咖啡桌或儿童桌旁再好不过了。很多儿童都喜欢站在桌子旁玩玩具，所以您可以去桌子另一边，和孩子面对面，轻松加入他的游戏。桌子要重一些，这样孩子靠上去就不会滑来滑去，而且桌子要够低，能让孩子腰部靠住，双手自由玩物品，也可以够得着您。您的位置可以在桌子的另一边或桌角，这样你们就可以面对面了。不要和孩子并排玩，不然孩子难以看到您的脸。

▣ 活动：利用吃饭时间

让孩子坐在餐桌旁的高脚椅或婴儿椅中用餐，这是面对面互动的好位置，尤其是在社交时间。父母准备好食物，然后让孩子自己动手进食更有意思，而不是简单的社交餐。不管怎样，对于孤独症孩子而言，在桌旁的吃饭时间和点心时间是培养孩子社交注意力和互动能力的大好时机。

以下的建议可以帮助孩子在吃饭时间增加对您的注意：

1. 不要只把小点心放到孩子的餐盘里，而应把孩子的高脚椅放到餐桌一头，然后调整您的座椅，让您面对高脚椅的餐盘，这样您就可以轻松面对孩子，与他共享食物或点心。把孩子的食物放在餐桌上，然后给他的餐盘里放少许食物，再给自己的餐盘里放少许，然后赞美食物。

2. 孩子吃完给她的那份后，应该给她更多食物。但是不要着急，等她发出还想要的信号时再给她的盘子里加食物。这种信号可能是一些小细节，如瞥您一眼，想抓食物，指一下或者发出声音，但是要等您的孩子发出信号，让她尝试跟您沟通。一旦听到或看到她的信号，您应赶快把食物给她，同时说一些"还想要？当然可以"这样的话。

3. 给您的孩子喂一口食物，然后身体前倾，张开您的嘴巴，鼓励孩子给您也喂一口。

4. 把孩子的杯子放到餐桌上她够不着却看得到的地方，在她面前端起杯子，在递给她之前问她是不是想要。杯子里先倒少许饮料，这样她会很快喝完，接着想要更多。等她喝完还想要的时候，再给她倒一些，但是要等她发出请求信号后再给她。

5. 用餐快结束之前，伴随手指游戏唱一两首儿歌，引导孩子跟着歌曲的旋律，一边摆动身体，一边移动双手。歌曲是理想的语言构建器。在餐桌旁面对面坐着，这是极佳的互动位置，此外，妥善安排孩子的食物，也可以让您深深吸引孩子的注意。

◪ 步骤 2 小结

如果您已经遵循要求开展了上述活动，您将会发现吸引和抓住孩子注意力的方法。检验下您是否同意下面活动清单里大部分陈述内容。如果答案为是，那么您已经掌握了吸引孩子注意力的重要方法和技巧。这些方法和技巧将应用于步骤 3。如果答案为否，那您就需要重新对每个过程进行梳理，直到找出正确的方法和技巧。

巴勃罗怎么样了？ 完成步骤 2 的活动清单后，巴勃罗的妈妈意识到她的很多时间都花在了跟随巴勃罗上，而不是为他创造舒适的游戏社交地带。妈妈有个习惯，当巴勃罗走开或者不看她时，她就会拿物品哄巴勃罗。后来，她决定尝试新办法让巴勃罗改善学习。妈妈重新布置了游戏区域，让它更适合巴勃罗玩耍，适合巴勃罗集中注意力。她把咖啡桌推到沙发旁边，这样巴勃罗站在桌子旁的时候身体更容易倚靠沙发。这种办法也可以轻松"哄骗"他坐到椅子里，而在这之前，如果不是吃饭时间，想让巴勃罗坐到椅子里实在不是一件容易的事。巴勃罗也喜欢枕头，

活动清单：和孩子一起活动时，我吸引他/她的注意力了吗？

——在互动时，孩子很容易看到我的眼睛、脸、身体动作和移动情况。

——一起活动时，我的孩子时常会注视着我。

——在和孩子面对面互动时，我会保持和孩子一样的高度（不是高他/她一头）。

——在和孩子玩游戏或者照顾他/她时，我有一些心得，通过细微的调整能使我们有更多面对面的机会。

——我的孩子在我面前舒适地坐着或站着——坐在地板上或舒适的椅子里，或站在高度适合玩耍的桌子旁。

所以妈妈从卧室里拿了几个枕头靠墙放着，营造出柔软、舒适的座位区，不需要再买豆袋椅。

为了白天在家里更好地抓住巴勃罗的注意力，妈妈后来又想出了其他办法。在吃饭时间，妈妈很难让自己一直坐着，因为其他孩子总是要这要那，让她忙个不停。但是在点心时间，她可以和巴勃罗独处，也更容易让他安静地坐着。妈妈决定在早上喝咖啡的时候，让巴勃罗面对她坐着，与他互动、沟通。

妈妈也发现，巴勃罗累了的时候喜欢被人拥在怀里。她决定抱着他，让他的脸正对着她，而不是让他背朝妈妈坐着，这样，再加上几段他喜欢的儿歌，就能最大限度地延长与他面对面的时间。

马提亚怎么样了？ 完成步骤2的活动清单后，爸爸想出了更多吸引马提亚注意力的办法。既然马提亚喜欢躺在沙发上，在玩欢快的游戏时，爸爸就会俯下身子和马提亚面对面接触。爸爸又设计了在沙发上玩的其他游戏，比如在沙发上弹跳、举起来像飞船一样"发射升空"以及假摔让爸爸接住，这些游戏玩的时候需要马提亚坐直。

通过这些游戏，马提亚坚持坐立的时间变长了，接着爸爸给他介绍了一些图书，并鼓励他一起坐在沙发上阅读。爸爸不断通过古怪有趣的声音和夸张的动作让马提亚开心。爸爸买了一套儿童桌椅，放在休息室里，然后陆续在桌子上摆放他认为马提亚会喜欢的图书和玩具。这些图书和玩具逐渐吸引了马提亚的注意力，让他在从步入休息室到坐在沙发上之前先来桌子这边玩一会。几个星期后，爸爸和马提亚在儿童桌旁一起互动的时间延长了。

当马提亚需要得到与物品有关的帮助时（比如从包装盒里拿东西，打开零食袋），爸爸就会带他到休息室或者餐桌旁，为他提供帮助之前先让他坐下。于是马提亚开始明白：好玩有趣的事情不一定只发生在沙发上，房子里的其他地方也会发生。

步骤3：排除干扰

原理 物理环境能够对孩子的注意力产生很大影响。观察您的孩子，您就会知道在特定环境中，哪些事物会夺走孩子的注意力。当父母试图抓住孩子的注意力时，录像或电脑图片、机械玩具以及移动的物品都会成为父母强有力的竞争对手，夺走孩子的注意力。所以您需要对环境进行控制和调整，尽量排除让孩子分心的因素。

■ 活动：留意并控制分散孩子注意力的因素

当您与孩子面对面玩游戏或照顾他时，注意观察孩子的注意力，搞清楚环境中的哪些物品会夺走了孩子对您的注意力。找到一个就解决一个，想办法把干扰降到最低。

以下的建议可以帮助您控制分散孩子注意力的因素：

1. 玩玩具时，收走散乱的玩具，这样那些不使用的玩具就不会分散孩子的注意力。可以把玩具放到有门的柜子里、玩具盒里或布帘遮挡的架子上。

2. 如果其他人不想看电视，就把电视关掉。电视节目对于孤独症孩子来说，非常具有吸引力。

3. 玩游戏时，尽量关掉电脑和电视屏幕。

4. 玩社交游戏时，如果环境比较纷乱，容易让孩子分心，就让孩子去别的房间玩。大床通常是玩社交游戏的好地方。

5. 给孤独症孩子洗澡时，不要有其他人在场（如果有可能），这样您就可以与他产生更多互动。

6. 用餐时，如果好几个孩子同时用餐，看看能否让 ASD 孩子帮忙做一些餐桌上的日常小事，让她在吃饭时间有机会与餐桌上的其他孩子或大人沟通。但是，您不必给您的孩子单独喂饭。只要您的孩子注意到其他人，也注意到食物，那么对她来说，家庭餐桌上的社交互动就是非常重要的经历。

"我发现，将玩具放在箱子里能带来多种效果。这不仅拿走了分散孩子注意力的东西，也让我有机会教孩子清理物品的技巧，让他们掌握更多有关箱子和玩具的词语。用不同颜色的箱子装玩具，这可以让孩子学会辨别颜色，而空箱子则让孩子产生把玩具装进去的念头。我儿子以前不愿意主动索要东西，但当他看到箱子里放着心爱的玩具汽车时，他终于开口了（这种游戏不仅让孩子学习指向物品的技巧，也让我们有机会教会他越来越多的复杂短语）。"

◘ 其他人应怎么做？

ASD 儿童刚开始学习如何与人互动，以及如何把注意力集中到他人身上时，如果几个人同时与他互动，就会让他分心。虽然几名家庭成员一起玩游戏非常有趣，然而关键要考虑孩子的注意力焦点。非 ASD 儿童可以非常熟练地在不同人和不同活动之间转换注意力，然而，ASD 儿童即便让他把注意力集中到一个人身上，都很困难，因此这样做太过急于求成。社交互动是最重要的教学工具，您需要在孩子与父母、兄弟姐妹和其他重要的人互动时，维持和提高他的注意力。刚开始时，让孩子的注意力一次只集中到一个人身上比较好。如果在您和孩子互动时其他人也想加入进来，那孩子的注意力将离开您。如果孩子无法将注意力集中到任何人身上，那他就无法学习。所以要尝试鼓励大家逐个去和孩子互动，不要干扰孩子的注意力，也不要打断孩子和其他人的互动。等孩子提高对他人的注意力之后，您可以尝试让他把注意力从一个人转移到另一个人，同时和两个人互动。这点非常重要，也是全家作为一个小团体互动的方式。

以下是处理多人互动的一些建议：

1. 让家庭成员意识到孩子注意力方面的缺陷，了解将孩子的注意力集中到一个人身上，以增加学习机会的重要性。

2. 让其他人依次等待，而非打断孩子和您的互动。（这也是一种礼貌的行为，就好比两个人在谈话，要么在他们停顿时加入话题，要么应邀加入。）

3. 这种方法也适用于其他想参与互动的儿童，只要这些儿童到了懂得不应贸然打断别人的年龄。

4. "轮流坐庄才公平"：当另一个人正和您的孩子互动时，记住不要打断他们，也不要夺走孩子的注意力。如果您打断他们，告诉他们应该"如何做"，那您有可能会打击他们的积极性。每个和孩子互动的人都有一套自己的互动办法，他们如果需要就会向您求助。

◨ 步骤 3 小结

如果您已经遵循要求开展了上述活动，您将会发现一些方法，以排除干扰因素，提高孩子对您及您分享的活动的注意力。检验下您是否同意下面活动清单里的大部分陈述内容。如果答案为是，那么您已经掌握了吸引孩子注意力的重要方法和技巧。这些方法和技巧将应用于步骤 4。如果答案为否，您需要在游戏和照顾孩子的过程中继续尝试，直到找出正确的方法和技巧为止。

活动清单：我已经找到分散孩子注意力的因素，并把这些干扰因素的影响降到最低了吗？

——在玩游戏和照顾他/她的过程中，我的孩子始终把注意力集中在我身上和我们的共同活动中。

——我已经注意到了分散孩子注意力的东西，也找到办法把这些东西拿走、遮住或藏到其他房间。

——为了避开分散注意力的因素，我成功地让我和孩子处于不同的位置。

——我和孩子互动或者我在照顾他/她时，电视和电脑都关着。

——其他人想加入和孩子互动时，我说服他们等一下，让他们依次加入，而不是打断或者转移孩子的注意力。

巴勃罗怎么样了？ 对于巴勃罗的父母来说，遥控器和电视机就是分散注意力的因素。尽管他们想尽办法让巴勃罗对玩具和运动类活动产生兴趣，但是巴勃罗对电视的痴迷让他们难以抓住孩子的注意力。然而，他们发现巴勃罗在洗澡时喜欢挤压他的浴室玩具，到处射水。他也喜欢父母把洗发水泡泡放到他的手上和肚皮上。所以，父母又给他添加了几件儿童浴室玩具，这些玩具上好发条后可以在水里游动。结果，他们发现巴勃罗很喜欢这些玩具，当玩具停止游动后，他会将玩具交回到父母手里，让他们再上发条。他们尝试在洗澡的时候给巴勃罗吹泡泡，发现他也很喜欢，他兴奋地到处打泡泡，笑容满面地看着他的父母，等着他们吹更多泡泡。

父母还发现，巴勃罗喜欢洗澡后，坐在桌台上晾干身体。接着他们开始用毛巾简单擦拭他的身体，然后用毛巾玩躲猫猫，还在晾干玩具时玩其他游戏，比如"可爱小猪猪"。妈妈把巴勃罗领到镜子前面，在他观察镜子时，妈妈把脸贴近他的脸，开始做鬼脸，发出好玩的声音。他喜欢这样，不断拍打镜子，然后又拍打妈妈的脸。

所有这些让巴勃罗的父母意识到，他确实喜欢与玩具和人一起玩游戏，所以他们决定对遥控器和电视控制得再严格一些。他们约好在吃饭、洗澡时间和大清早都不开电视。他们也开始在他和他哥哥共同居住的卧室床上给他穿换衣服（而不是在电视机前），这是早上起床后的第一件事，也是洗澡前要做的事，而且他们利用这些时间在床上和他玩游戏。另外，吃早餐时爸爸和他坐在一起，妈妈坐旁边。他们增加了对他饮食的控制，每次给他少许食物，让他不停要求多添一些。他们也在进餐过程中花时间进行社交互动——让他帮忙递东西，让他给他们一点食物，也让他帮忙把高脚椅的餐盘收拾干净。

在活动期间关掉电视减少了巴勃罗对电视的关注时间，提高了对父母的注意力。然而，巴勃罗还是会在电视机前花几个小时。最终，几个星期努力之后，巴勃罗的父母取得了巨大进步。一天晚上，他们趁巴勃罗睡觉时把遥控器放在了高处的柜子里。他们对电视机进行了更加严格的控制，早上开一个小时，正餐前开一个小时，然后晚上洗澡前开一个小时。他们用厨房定时器定好这些时间。定时器一响，他们就插上插头把电视打开，然后再设定一个小时。定时器再次响起的时候，他们就关掉电视，拔掉插头。

第一天早上，巴勃罗不停寻找遥控器。发现找不到后就变得非常烦躁。他的妈妈在早餐后开一个小时电视，同时梳洗收拾，做好白天的其他准备工作。定时器再次响起时，她已经为巴勃罗准备好了婴儿车和外衣。她立即关掉电视，给巴勃罗穿上外衣，然后朝公园走去。电视关掉后，巴勃罗大哭起来，但随后公园之旅分散了他的注意力，因为在公园荡秋千也会让他非常开心。回到家后，妈妈在床上给他换衣服，然后把他放到餐桌旁的椅子里吃点心，同时妈妈也坐下来喝杯咖啡。巴勃罗吃点心时，妈妈在餐桌上放了一些玩具——一个智力拼图和一本书，妈妈设法用这些东西吸引巴勃罗的注意力，结果她的希望落后了。巴勃罗哭闹着要看电视，妈妈没理会。吃完点心后，他们走进巴勃罗的卧室，在床上嬉闹，然后在地毯上玩玩具。

这是新的家庭日常活动。几天后，巴勃罗停止了寻找遥控器，开始对与父母玩玩具、桌旁互动以及浴室嬉闹表现出浓厚的兴趣。爸爸妈妈想尽办法与遥控器和电视机争抢巴勃罗的注意力，但是他们很快就意识到自己根本不是遥控器和电视机的对手。唯一能做的就是把分散孩子注意力的因素一股脑儿弄走。他们也不得不忍受巴勃罗的大哭大叫，他们知道起初的几天肯定会这样。但是通过其他巴勃罗喜欢的游戏和频繁的室外活动，他们终于挺过了最艰难的日子。现在，一天天过去了，巴勃罗已经习惯了新的日常活动。

> "我儿子从来不对电视感兴趣，但是在他3岁时，我发现电视在某些方面也很有用。我经常拿着画着物品、人物、面部表情的图画书和其他一些东西教他指向物品的能力。和孩子观看一些精挑细选的电视节目似乎是非常自然的补充教材，您可以和他谈论人物的心情，问孩子'她幸福吗'，'谁比较悲伤'，后来再问'她为什么悲伤'。当然，只有在观看他喜欢的节目时，才能出现这种互动和交谈效果！"

步骤 4：搞清楚孩子的社交舒适地带

原理 包括儿童在内，所有人对与他人之间的身体距离有着不同的反应。一些人需要更远的社交距离，而其他人喜欢较近的社交距离。要把孩子的注意力吸引到您的面部和身上，您需要清楚他的社交舒适距离，这点很重要。

▣ 活动：了解孩子的信号，搞清楚他的社交舒适地带

您需要做一些小试验：了解他在什么位置看着您或享受您的陪伴会最舒适，这一距离就是孩子的社交舒适地带。如果孩子很舒适地看着您，那就保持这一距离，让他更好地学习。当然，过段时间后，当您和您的孩子已经发展出一些愉快的日常活动时，他可能喜欢跟您挨得更近一些。实际上，您和孩子距离的远近并不重要，重要的是吸引孩子对您的注意力。如果距离足够近，您可以接触孩子的玩具和身体，就与他玩耍互动。

以下的建议可以帮助您发现和回应孩子发出的各种信号，了解他的社交舒适距离：

1. 在进行步骤 2 中的面对面活动时，注意您和孩子之间的距离，留心她对不同距离的反应。大多数父母在与孩子玩游戏时，会和孩子的脸保持一臂以内的距离，这样能够用手摸到孩子的脸。这是与孩子交谈以及互动的自然距离。大多数 ASD 孩子可以舒适地处理这种距离内的互动。当然，如果这与您平时和孩子的互动方式不太一样，那您的孩子可能需要一点时间习惯这种更近的互动距离。

2. 如果您的孩子明显地转头，而且目光离开您即眼神回避（gaze aversion），那您应该后退一些，然后观察孩子的反应！在这种情况下，后退并不是大多数人的本能反应，自然倾向是更加挨近孩子或摸摸孩子的脸，或想办法吸引他的注意力。然而，有些孩子就是需要更远的距离才能舒适地面对面互动。如果当您挨近时发现孩子将目光移开，那么您应该后退到他目光移开前的位置。看看您能不能不故意吸引他的眼神就能让他继续和您互动。如果不能，就再后退一点试试。

3. 一些孩子更加易变，可能会在活动过程中快速转变他们的反应。他们前一分钟可能喜欢您和他保持近距离，但后一分钟立马变得情绪低落，甚至在活动和互动方式保持不变的情况下也是如此。如果孩子的情绪很快从高兴变成不高兴，或从不高兴变成高兴，再或者孩子需要更长时间的"热身"活动，那您可能需要多尝试不同的距离。想想孩子最喜欢活动中的什么动作或效果，然后从稍远一点的距离向他展示这些动作和效果。

▣ 步骤 4 小结

如果您已经遵循要求开展了上述活动，您将会发现孩子在几种不同活动中的社交舒适地带，这可以用来帮助您吸引孩子的注意力并与他互动。检验下您是否同意下面活动清单里的大部分陈述内容。如果答案为是，那么您已经掌握了重要的技巧，可以通过调整您的位置，让您的孩子感到最舒适，达到最佳的注意力效果，为步骤 5 做好准备。如果答案为否，那就需要从头开始步骤 4，继续观察，继续尝试。您可以向那些非常了解您孩子的人寻求建议。

活动清单：我和孩子的距离是最舒适的社交距离吗？

——我的孩子没有主动把目光从我身上移开或往后仰。

——我的孩子有时抬头看着我，观察我的动作。

——我在孩子的面前，距离近得可以摸到他 / 她，也可以碰到放在我们中间的玩具。

——我的孩子看上去很舒适——他 / 她正在玩东西，有时笑，有时专注，看上去平静、兴致勃勃、幸福或兴奋。

马提亚怎么样了？ 我们第一次和马提亚见面时，他的兴趣就是背靠沙发眺望窗外。爸爸开发了几种活跃的动作游戏和马提亚互动，但是爸爸要花很多精力才能让游戏一直持续。虽然马提亚在被丢到沙发上或者在房间里"飞翔"时会高兴和大笑，但他并不会一直坚持玩，也不会主动要求爸爸继续游戏。爸爸觉得马提亚有时愿意玩，有时又不愿意玩。所以爸爸面临的问题是怎样才能让马提亚更加开心。

为了找到解决的方法，爸爸开始尝试了解马提亚的社交舒适地带，看看自己位置的细微变化会对马提亚产生怎样的影响。在沙发上玩弹跳和在房间里玩"飞翔"时，爸爸有意一会把脸挨近一会又把脸拉远，观察马提亚的反应。当爸爸把脸挨近时，马提亚有时会把爸爸的脸推开，而当爸爸让马提亚坐下，然后自己往后倾斜或往后坐的时候，马提亚的眼神更容易跟随在爸爸身上。尤其是当爸爸往后退几步，面对沙发坐在地板上时，马提亚注意力方面的变化尤为明显。马提亚会从沙发上下来，然后跑过去让爸爸把他举起来。通过不断尝试了解他和马提亚之间的互动距离，爸爸意识到，在玩动作游戏时，他们之间的距离越大效果就越好。看上去这种距离会激发马提亚更多的热情去寻找爸爸，然后继续游戏。在房间里玩飞翔游戏或者玩转圈圈游戏时，这种方法也同样奏效。爸爸停下来让马提亚坐到地板上，然后自己后退几步，这时马提亚更有可能看着他，或者张开双臂回应爸爸的张臂动作。而如果爸爸只是弯下腰问马提亚想不想玩，就达不到这么好的效果。当马提亚玩累了一种游戏的时候，情况也是如此。爸爸发现增加一点距离可以让他了解马提亚什么时候确实不想继续玩了，因为这时马提亚的目光不再继续追着爸爸，而是转向房间里其他地方。这时爸爸就知道马提亚确实想结束这个活动，然后顺着马提亚的目光就可以知道下一个他想玩的游戏了。现在，爸爸觉得他能够更成功地了解儿子在沟通和游戏互动方面的意图了。

步骤 5：跟随孩子的引导以参与到活动中

一种很常见的现象是，孩子正在玩自己的游戏，而父母打断她的注意力，想让她玩新游戏或加入新活动。孤独症儿童可能会专注于反复开门和关门，或把玩具车滚来滚去，当妈妈或爸爸打断他们，想让他们加入其他活动时，孩子可能会不理睬父母，甚至变得愤怒和烦躁。看着孩子对新活动毫不在意或毫无兴趣时，父母会有一种失败感，或者至少是一种挫败感。在此步骤中，您不要试图主导孩子的注意力，而应尝试跟随他的注意力。

原理　把遵循孩子的注意力作为一种教育方法，听上去似乎有点"反常"或"落伍"。我们已经完全习惯以指令和指导的方式教育我们的孩子。然而，许多学术研究让我们明白了另一个道理：对于儿童，尤其是正在学习说话的儿童，如果父母和其他人能够跟随孩子的注意力，谈论孩子们正在关注的东西，他们能够更轻松地学习语言。转移他们的注意力会破坏他们专注力，结果可能会是鸡飞蛋打，一无所得。以下活动采用了 ESDM 中的四种主要技术，用来跟随孩子的注意力。按照本章的指导，您需要反复应用这些主要教学技巧，不断实践直到融会贯通为止。

步骤 5 的口号是："您指到哪里，我就跟到哪里。"不要试图改变孩子的活动或注意力，而是要尝试跟随她的注意力进入她当前的活动，并一起游戏。您可以利用孩子正在关注的物品、玩具或活动想办法进行互动。

■ 活动：学会积极倾听

学会积极倾听是一个伟大的起点。或许您在其他文章中看到过这个短语，它的意思是认真聆听其他人说话，并想方设法明白他的意思。和成年人一起交谈时，我们会通过聆听、提问、复述和评论等方法想办法理解他说的话。当我们作为积极倾听者，面对的是一个正在玩耍的幼童时，我们需要把自己的位置调整到孩子的面前，这样方便对视，通过观察他的活动，了解他的目的，描述他的动作，说些赞美之词，以及增加一些声音效果（如鼓掌、欢呼）。我们可以帮助孩子——捡起他掉落的玩具，把他想要的东西推近一些。我们也可以用另一个物品模仿孩子的动作。

在很多场合下，您都可以对您的孩子采用这种积极倾听和评论的方法。这样会营造一种氛围，让您和您的孩子分享对同一个东西的注意力，而且分享注意力是一种有利于孩子学习的好方法。这样做会让语言变得更有意义，而且通过与孩子一起玩游戏和互动（但不能打断或者转移孩子的注意力），您可以让自己进入孩子的注意力焦点。积极倾听也可以帮助孩子保持对活动的注意力，这样您就可以给他提供更多的学习机会。对于蹒跚学步的孩子，这些话比较有用："我在这里，我对你很感兴趣，我看见你正在做什么，我也在玩这个。"当您加入了他的游戏，跟着他玩，而且表现得很积极（如积极评论、认同、声音效果和模仿他的动作）时，您的孩子将会更加注意您。

◨ **活动：解说**

在加入孩子的活动之前，您需要通过观看、微笑、点头和做手势（积极倾听）分享您对活动的兴趣。如果在开始时您能够用积极、赞赏的态度观察她的行为，并充当她的解说员，您将更容易加入她的活动。您在积极观看的时候，需要说一些简单的词语或短语，描述她正在做的事情。（之所以使用简单的词语，是因为这样可以帮助孩子听懂单个词语，让孩子把这些词语与物品和活动联系起来。如果您的语言太复杂，您的孩子可能无法明白哪个词语或短语用来描述您手上的物品或您正在演示的动作。）例如，如果孩子正在捡起地板上的玩具火车，您可以说"这是火车"。如果推着火车玩，您可以说"咣当咣当"，同时帮孩子推火车。如果孩子在拨弄火车轮子，您可以说"那是轮子"。本章末尾表格提供了解说其他活动的一些建议。

有益的建议

如果您觉得讲解起来不自然，那就假装您是一位体育解说员，在观看孩子玩耍时进行现场解说。对您和孩子正在使用的物品和动作进行解说。记得用简单的短语！祝您玩得愉快！

在不打断或改变孩子注意力的情况下对孩子的活动进行解说，能够帮助孩子集中对您和活动的注意力，而这时也可以增加他的学习机会。记住您的位置要在孩子的前面，而且距离要能够让孩子很清楚地看到您的脸。这样做可以帮助孩子更好地感知您的注意力和语言。

◘ **活动：提供帮助**

除了积极观看和解说，另一种提高孩子注意力和互动能力的方法是提供帮助。在孩子玩游戏或洗澡时，如果他对玩具表现出兴趣，您可以将玩具递给他，而不是简单把玩具放在他身旁。在递给他玩具的时候要说出玩具的名称。吃饭时，每次给他少许食物，而不是一股脑儿把食物都放在他的餐盘上，同时您要坐在他前面，不断给他解说。如果孩子想拿到一个他几乎够不着的东西，您可以说"你想要香蕉？给你香蕉"，然后把它递给孩子。您可以将物品分成几份（如将一块饼干分成几份或每次递一块积木）。这样多来几次意味着您的孩子获得了更多的学习机会，与您交流，听进您说的话，了解您的动作。如果孩子苦于不知道如何完成他的游戏目标（如堆积木），您可以帮助他，但是要让孩子清楚看到您的帮助。通过递给他需要的物品以及提供他所需的帮助，您会成为活动的一部分，会让孩子注意到您和您说的话。把孩子想要的物品准备好，能一眼看到，然后殷勤地递给他，确保您在加入活动时孩子注意到您。

"我的孩子从来就不需要帮助！"有些孩子非常独立，他们看上去从来都不需要任何帮助。如果您的孩子是这种情况，您可以创造出一些让他需要帮助的情境。您可以把他喜爱的玩具或食物放进透明的塑料袋里或有盖的罐子里，让他看得到却拿不着。接着您伸出手，问他是否需要帮助，然后打开袋子或罐子，给他想要的东西。当您的孩子发现他想要的东西在袋子或罐子里时，他可能会表现出想要的兴趣，然后来回看着您和袋子或罐子，或者发出声音，或者用手拍袋子，再或者干脆把袋子或罐子拿给您。即使您不确定您的孩子是否想要袋子或罐子里的东西，您还是可以打开它们，把里面的东西拿给他。如果您用不同的东西这样反复玩，过一段时间就会发展成一种游戏。

您也可以给他提供诱人的玩具，而这种玩具的特殊效果只有通过您的帮助才能展示出来，比如需要上发条才能旋转的玩具。

◨ 活动：模仿孩子的动作

另一种提高孩子对您注意力和增加互动的方法是模仿或重复孩子的动作。在面对孩子时，您可以玩同样的玩具或物品，但是要等她玩完了再轮到您，或者用第二个同样的玩具或物品来模仿她的动作，这样您就不会把她的玩具拿走了。比如，您的孩子正在来回滚动玩具汽车，这时您也可以来回滚动另一辆玩具汽车，模仿她滚动的速度。模仿的范围也可以扩大到模仿孩子发出的声音或语句。在孩子的面前模仿她的动作往往能够吸引她的注意力。如果孩子正在往盒子里装积木，您可以把积木一块一块递给她（帮助），您也可以自己放一些进去（模仿）。如果您的孩子正拿着勺子在高脚椅的餐盘上敲打，您也可以拿上另一个勺子在她面前有节奏地敲打，然后说"砰，砰，砰"（解说）。您很有可能看到孩子的注意力被您吸引了过来。这种模仿策略有助于吸引孩子的注意力，增强您作为社交伙伴的存在感。加入孩子正在做的活动，而且不断解说，您会把孩子一个人的独奏变成你们俩的二重奏。

有益的建议

回顾一下您观察孩子玩游戏时记录下来的各种动作、声音和动作情况。等轮到您之后，建议用他之前玩的玩具，或直接用第二个或类似的玩具模仿他的动作。记着要对您使用的物品或动作进行解说，让语言尽可能简短。如果您的孩子看到之后不反过来模仿您，那就检查一下您的清单，尝试下一个动作。

有益的建议

当您第一次加入游戏，玩孩子的玩具时，有的孩子可能会变得不安。他们已经习惯自己玩游戏的模式，可能会抗拒另一个人加入游戏带来的变化。如果孩子不欢迎您加入，您也不用灰心！您的孩子只是需要习惯。重新梳理孩子的社交舒适地带，然后持续几天，只采用积极倾听和解说技巧。继续保持这些技巧直到您的孩子看上去相当舒适。然后开始引入另一个技巧——提供帮助。在他的几个活动中都采用提供帮助的技巧，然后偶尔模仿。

◘ 终极活动：综合运用倾听、解说、帮助和模仿

我们已经介绍了四种跟随孩子兴趣和活动的技巧：积极倾听、解说、提供帮助和模仿。在和年幼的孩子玩时，这四种方法通常会一起出现。尽管您在实践过程中可能主要练习其中一种技巧，但您会发现您用到的技巧实际上不止这一种。现在，您已在和孩子游戏、照顾她的过程中实践了每一种技巧，不过还需要花时间在更多活动中跟随您孩子的引导。接下来几天尽可能在步骤 1（第 61 页）列出的六种活动中继续实践这几种技巧——玩具或其他物品游戏、社交游戏、吃饭、照顾（洗澡 / 换尿片 / 穿衣 / 睡觉）、看书及做家务。

您可能还需要在活动过程中有意识地实践这些技巧（虽然在实践过程中，随着您的练习和看到的结果，您可能会觉得对这些技巧的运用越来越自然）。您可以另外开始一个游戏活动或直接加入孩子在玩的活动，在调整好自己的位置后，就可以有意识地跟随您的孩子。在活动中花大约 5 分钟时间，在结束时再花几分钟想想在什么时候倾听，什么时候解说，什么时候提供帮助，以及什么时候模仿。尝试做一些笔记，可以使用下页的表格。我们在表格中做了示例，或许对您有用。这个例子来自 18 个月大的兰德勒，当时他和妈妈正在客厅的地板上玩球。表格说明了他妈妈如何顺应孩子玩球的兴趣，以及如何加入他的游戏，而不是去改变孩子。仔细阅读下页表格中的示例，想象一下孩子喜欢经常玩的游戏。想想如何在游戏中使用解说、帮助和模仿技巧。然后再仔细想想如何在照顾活动中使用这些策略，比如洗澡。

在活动中综合运用四种技巧

例子	倾听	解说	帮助	模仿（您可能需要两个物品，每人一个）
玩具或其他物品游戏 玩球	看着球 抛球 捡起球，然后扔出去 观看的同时把球滚给他 在我给他球的时候让他举起手臂接住 手臂放下 抓住我扔到膝盖高度的球 不小心把球扔到地上 球滚到他后面去了 他做手势让我把球抛给他	"球" "弹跳" "扔" "滚" "抬起手臂" "放下手臂" "抓得好" "哎呀" "哦，不" "球来啦"	把兰德勒够不到的球递给他 把球滚向兰德勒开始游戏 把球滚回至兰德勒 把球扔到兰德勒的手臂里 握着兰德勒的手帮他踢球 把球放好让兰德勒踢 从沙发下面取回球交给兰德勒	兰德勒玩球的动作：滚、踢或扔 兰德勒发出声音或尖叫 兰德勒做手势
玩具或其他物品游戏				
社交游戏				
吃饭				
照顾（洗澡/换尿片/穿衣/睡觉）				
看书				
做家务				

From *An Early Start for Your Child with Autism.* Copyright 2012 by The Guilford Press.

◘ **步骤 5 小结**

如果您已经遵循要求开展了上述活动，您将会发现一些方法去跟随孩子的活动兴趣，加入孩子的游戏，而不是把孩子的注意力转移到不同的活动上。在实践完其中一种活动后，看看以下清单，检验下您是否同意大部分陈述内容。如果答案为是，那您已经掌握了重要的技巧来提高和保持孩子对您的注意力——这些技巧将会在本书其他章节中用到。如果答案为否，那您需要从头梳理这一章节，在接下来的几周内练习如何跟随孩子的注意力，并多尝试几次新活动。您需要花时间去掌握这些技巧。不用着急！如果您能够把这些技巧轻松用在你们的游戏活动中，那您和孩子将更加享受你们之间的这种互动。

活动清单：我跟随孩子的引导了吗？

——我会在几分钟内一直跟随孩子的兴趣，没有把他 / 她的注意力转移到其他活动上。

——我和孩子面对面一起玩，他 / 她的位置能很好注意到我。

——我观看孩子的动作，同时解说他在做什么，或者我在接触他 / 她的玩具前先观看一小会。

——我通过模仿孩子正在做的动作加入孩子的游戏，包括声音。

——我会给我的孩子提供帮助，通过重复他 / 她的活动，或者递给他 / 她想要的物品，让他 / 她更容易达到他 / 她的目标。

——我的孩子会时不时地看看我。

以下是一个综合运用这些技巧的例子。

2 岁大的多米尼克和她爸爸詹姆斯正在地板上玩玩具。他们面前摆着一袋积木，詹姆斯看着多米尼克把手伸进袋子，每只手拿出一块积木（积极倾听）。爸爸说："哦，你喜欢这些积木。"（解说）然后拿出另一块积木，递给她时说："给你。"爸爸伸出手，说："在这里，多米，能让爸爸拿一块积木吗？"多米尼克拿起爸爸给她的积木，然后又给爸爸手里放了一块。爸爸拿了两块积木，放到了多米尼克面前（帮助），他把两块积木堆起来，然后又加了几块。多米尼克看着堆起来的积木，开始发出声响（口哨声），然后动手想做个更大更棒的。爸爸看着她，对她的口哨声露出赞许的微笑，然后递给她另一块积木（帮助），多米尼克把她手里的一块积木放在了积木堆上，然后接过爸爸递给她的那块。爸爸自己也立即往积木堆上放了一块（模仿）。詹姆斯和多米尼克一起堆积木，爸爸同时说："再加一块，再加一块，再加一块。"直到积木堆倒塌。这时，爸爸大声说："啊，塌啦！"（解说）然后他们就会分享对视、微笑和大笑。多米尼克又开始建积木塔，爸爸又跟着玩，不停解说、帮助和模仿。

在这个例子中，詹姆斯使用了积极倾听、解说、帮助和模仿的策略来跟随多米尼克对积木的兴趣。他并没有试图改变活动或把她的注意力引到别的地方。他一直守在积木旁边，跟随多米尼克的兴趣，逐一尝试游戏动作，观察多米尼克的反应。他是一个很好的玩伴！他们一起创造了一个有趣的游戏，当他坐在多米尼克面前，帮助多米尼克用积木玩游戏时，多米尼克的注意力被完全吸引了过来。多米尼克的注意力持续了很长时间，他们在玩积木的过程中产生了很多互动，而每一次互动都是一次学习的机会。多米尼克以前并没有堆过积木，看看她学得多快！

本章总结

我们已经讨论了提高孩子对您的注意力，以及增强你们面对面互动的方法。观察您的孩子，发现他正在关注的事物，您就会知道他的注意力焦点落在了什么地方，这样您就可以登上"舞台"和孩子一起互动，抓住他的注意力。注意调整您的位置，这样您和孩子面对面互动时，你们之间不会有太大的距离，让孩子能够清晰地看到您的眼睛、脸和表情，了解您面部表达出的所有社交信息。尽管刚开始的时候这样做有点难，但是随着实践的增加，您会觉得越来越容易。这种面对面的互动是和孩子玩游戏的最好方法，而且可以帮助孩子从日常活动中获得更多学习机会。记住步骤 5 中描述的六种主要活动（玩具游戏、社交游戏、吃饭、照顾、看书和做家务），逐一在这些活动中尝试学到的技巧。

我们也介绍了一些在活动中提高孩子对您注意力的方法。这些方法中最主要的是"四大方法"。前两种是：（1）在和孩子互动时积极倾听，观察她的动作，并不断给出评论；（2）在加入孩子的活动，跟随她的兴趣时（而不是试图转移或打断孩子的注意力），要用简短的短语和单个词语解说她的活动。我们也介绍了另外两种让您加入孩子的活动，并提高孩子对您注意力的方法——（3）提供帮助和（4）模仿。我们知道，在照顾和游戏常规中，父母比其他人能够更自然地与孩子进行交谈和互动。但是对于孤独症婴幼儿，延长他们对他人注意力的时间，对他们的成长非常关键。您将会加入孩子喜欢做的一些活动中，而且对大多数父母来说，和开心的孩子一起互动是一件非常有趣的事情。祝你们玩得愉快！

孩子喜欢的游戏、活动及物品

活动	物品	动作游戏 / 社交互动	感觉游戏
玩具或其他物品游戏			
社交游戏			
吃饭			
照顾（洗澡 / 换尿片 / 穿衣 / 睡觉）			
看书			
做家务			

From *An Early Start for Your Child with Autism*. Copyright 2012 by The Guilford Press.

重要提示

目标：提高孩子对您的注意力。

步骤：

✓ 搞清楚孩子关注的焦点所在。

✓ 找到您在孩子注意力焦点中的位置，和孩子面对面。

✓ 排除对孩子注意力的干扰。

✓ 找到孩子的社交舒适地带，并停留在这一地带。

✓ 跟随孩子的引导：采用积极倾听、解说、提供帮助和模仿策略。

第五章

找到笑容

感觉社交常规的乐趣

本章目标：帮助你在面对面的社交游戏、唱歌以及社交活动中给孩子带来更多的快乐和欢笑。孩子玩得越开心，他参与并与你互动的时间就越长，你就能为他提供更多的学习机会。

在进入本章前，你应该可以熟练且成功地使用第四章中的技巧。如果在玩耍和日常活动中，你已经开始花更多时间与孩子互动，开始获得更多诸如目光接触、肢体动作，甚至笑容等回馈，并且你通过时常回顾重要提示和活动清单来记住这些策略，那就表明你已经准备好学习更多内容了。在本章及后面的每一章中，你将在之前所学技巧的基础上获得新的理念和策略，并在实践中不断练习这些技巧。

有益的建议

如果你对第四章所讲的技巧还没有完全把握，那么请在进入本章前多花点时间练习这些技巧。试着在和孩子玩耍或照顾孩子之后马上对照活动清单。做得好的方面可以多鼓励自己，尚未熟练掌握的部分则可以在接下来的几天里多加练习。我们将提供一些我们自己也在使用的工具。在孤独症孩子的干预过程中，每一阶段的干预结束后我们会使用清单为自己打分，并特别留意那些没达到预期效果的技巧或行为，这样我们就能在之后与孩子的互动中加强对这些技巧或行为的学习。

为什么共同拥有快乐如此重要?

本章主要讨论如何提升你与孩子在活动中的快乐指数。许多原因均能说明快乐对帮助孩子学习的重要性,特别是以下六个原因:

1. **快乐越多 = 学得更快**。所有年龄段的人都想持续他们喜欢的活动。这个道理看起来很简单。快乐可以使你和孩子持续进行一项活动,并且对孩子而言,更多的实践意味着更快地学习。

2. **快乐越多 = 越多的学习机会**。你与孩子互动的时间越长,你给孩子提供的学习机会就越多。

3. **在学习活动中增加快乐元素有助于孩子的学习和记忆**。比起开展没有任何情感意义的活动,令人愉快的活动将为孩子带来更加快速且持久的学习。

4. **孩子给出她想要继续一项有趣活动的线索是她学习沟通的基础**。观看和期待、微笑、试图触摸或兴奋地弹跳都能发展成清晰的肢体动作、词语,并且最终形成完整的句子!这是你作为照顾者最强有力的沟通教学机会之一。

5. **参与最喜欢的活动,这本身便是最好的奖励**!当孩子表达想要更多活动的愿望时,重复一项孩子喜爱的活动即是对孩子的沟通表现很好的奖励。在玩乐中教学就是建立在这个自然奖励机制上的。

6. **经常给孩子带来快乐能增强孩子对你的注意力**。当孩子发现可以和你一起进行各种有趣的活动时,孩子会寻找更多与你一起玩的机会,这也意味着孩子将有更多的参与、沟通和学习机会。

在孤独症孩子身上到底发生了什么?

孤独症孩子在社交互动中得到的自然奖励似乎比其他孩子少。基于本书作者之一(G. D.)[①]的研究,我们认为,引起孤独症的潜在基本生物学差异之一即是对社交互动和参与的内在回应不足。但好在孩子的生物系统是可塑的,

---

① 原注:Dawson, G., et al. Brief report. Recognition memory and stimulus-reward associations: Indirect support for the role of ventromedial prefrontal dysfunction in autism. *Journal of Autism and Developmental Disorders*, 3(31) 337-341, 2001.

且会根据生活经历做出反应。经过愉快的游戏，你能使孩子在社交互动中得到更多的愉快体验，并且增强他寻求和享受社交活动的内在动机。这将为更多的互动和学习机会铺平道路。

为何这是一个问题？

和大多数孩子不同，孤独症儿童不觉得社交互动是值得做的事情，这意味着孤独症孩子不会像别的孩子那样，会尽可能地寻找与他人互动的机会。这正是问题所在，因为人类有太多的东西都是从社交互动中学到的。精神和情感生活的所有方面，包括沟通交流、语言、物品使用、模仿、玩乐、友谊、假装、情感亲密等，都是我们从家庭生活的日常中而不是学校或者其他有组织的教育活动中习得的。我们认为正是不断减少的学习机会，加剧了孤独症孩子的社交延迟。让我们一起参考下面这个孤独症男孩的例子：

> 我（S.J.R.）在安德烈的家里见到了 17 个月大的安德烈，还有他刚出生的妹妹、4 岁的哥哥和父母。最近，他的父母刚刚意识到安德烈的 ASD 症状，并在那一周得到了确诊。我到他们家时，除了安德烈，所有的家庭成员都在客厅里，只有他独自待在父母幽暗的房间里，玩着《玩具总动员》里的三个玩具公仔。他的父母告诉我，可以的话，他会待在那里或者衣柜里一个人玩下去，因此他们不得不关上所有房间的门，以保证他只在那里玩耍。他把公仔拿在手里，然后把它们全部丢在地毯上，再围着它们绕圈，注视它们，然后捡起公仔们拿在手里，再把它们丢到地上，围着它们绕圈。安德烈发现了我的存在，但是并未真正地看我，他俊俏的小脸蛋看起来十分严肃。这样的状态一直持续到他的父亲牵着他，把他带出房间。
>
> 我让安德烈的父母为我展示安德烈常玩的游戏。他的父亲进行了一项生动的打闹游戏：他将安德烈翻转到他的肩膀上，做着飞机式的样子在房子里"飞来飞去"，还让他翻着筋斗着地。在整个游戏中，安德烈笑得极其开心，游戏结束时，他躺在地板上，睁着他那大大的棕色眼睛微

笑着看着他的父亲。他的父亲再次把他从地板上捞起来，重复着这个游戏。安德烈的母亲同样与他玩一些他喜欢的常规游戏。当安德烈躺在地上的时候，他的母亲对他唱迪士尼歌曲《小蜘蛛》，在唱到"在喷水嘴上面"这句歌词时，母亲会运用一些手部动作，让手指爬上他的胸膛。安德烈开心地笑着，直视他的母亲，并且急切地等待着她再唱一遍。

这就是所谓的快乐指数（FQ）。父母可以运用一些绝佳的方式来增加这一指数。他们本能地了解这些游戏的力量。安德烈在游戏过程中从没有试图离开去玩玩具，而是不断地参与到这些游戏中，直到他的父母开始和我讲话而停止了游戏之后，他才拿起玩具又回到卧室。安德烈的父母和我谈论如何逐日增加他们与安德烈玩社交游戏的频率。

一个星期后，当我走进房间时，我被里面的变化惊呆了。那些公仔被束之高阁。安德烈和他的父亲在地板上一起玩拼图。他的父母告诉我，他们这些天尝试让安德烈频繁参与活动，父母尝试得越多，他反馈得就越多。我注意到他们轮流和安德烈玩耍时，安德烈玩得很开心，当他们停下来时，安德烈会用他的眼睛、手和声音来继续游戏。另外，当他们停下来进行谈话时，安德烈会直接走近爸爸或妈妈，开始另一个游戏。他一遍又一遍地主动进行社交互动。他神色活泼，整整一小时都十分主动地进行互动。

几星期后，安德烈有了许多歌曲和社交游戏。他会用声音和眼神来与他人接触和沟通，也会模仿妈妈唱歌时的一些动作。当我敲门进去的时候，他和他妈妈来开门，笑着看着我。我问他妈妈他是否还是离不开玩具，他妈妈说他已经对它们不感兴趣了。她已经有一段时间没有看到玩具了，安德烈也没有花任何时间待在卧室和衣柜里；他现在总爱待在地板上，等着和父母一起玩。

本章讨论的都是双人社交游戏，这些游戏能促进你和孩子之间的相互触摸和注视，增加趣味和刺激！我们把这些有趣、吸引人并令人愉快的早教游戏称为感觉社交常规——称为"感觉"是因为它们往往涉及刺激性的感觉体验；"社交"是因为游戏主要关注他人的社会体验，而非物品玩耍或认知教学或其他自助技能（虽然游戏有时会附带这些功能）；"常规"是因为孩子对这些游戏会越来越熟悉，这样易于孩子学习，让孩子可以快速开始并要求进行这些游戏。

怎样提高快乐指数？

在和孩子进行感觉社交常规时，三个简单直接的步骤可以帮助你找到笑容来促进孩子的学习。

步骤 1 找到感觉社交常规的节奏。
步骤 2 构建活动库并优化常规。
步骤 3 优化孩子学习的能量水平。

接下来我们会描述如何执行这些步骤，给你提供一些可尝试的活动，以及就如何解决可能发生的问题提出建议。

步骤 1：找到感觉社交常规的节奏

感觉社交常规即你和孩子愉快地面对面进行的、高度社会化的活动。这些活动的标志是平等互动。也就是说，你和孩子轮流进行游戏，并通过语言、肢体语言或面部表情的沟通，使游戏得以继续。你和孩子都没有控制对方（虽然经常需要由你来开始游戏），双方都须引领，也须跟随。当你暂停或结束一轮游戏时，就轮到孩子了，由孩子来引领；孩子会做一些事情，让游戏继续下去。最后，感觉社交常规通常不涉及操作物品（虽然也有例外的时候）。这不是物品游戏，而是人与人之间的玩耍。在感觉社交常规中，每个参与者都专注于对方，并来回给对方提示。在感觉社交常规中有清晰的节奏，即一种平衡的互动，双方都积极参与，来回互动。你开始，停顿，孩子给你提示，你继续，停顿，孩子再次提示，以此类推。

原理　感觉社交常规教会孩子其他人的身体和面部会"说话"——肢体

语言和面部表情是重要的沟通来源，人们能面对面接收和传递感情。在感觉社交常规中，你分享微笑，做鬼脸，在各种游戏中加入音效和表情来吸引孩子注意你的脸。好玩的常规能促使孩子表达他想要继续活动的愿望，这是表达其他意思的基础，如"别再这么做"或"我肯定这件事一定是这样的"。这些常规也能帮助控制孩子的情感、能量和活跃程度，这样孩子能尽可能地集中注意力从你身上学习。

◙ 活动：选一个感觉社交常规并找到笑容！

首先，选一个活动——身体活动，例如挠痒痒、弹跳、在空中飞，或旋转；玩"这只小猪"，手指游戏或唱歌；玩面对面的游戏，如捉迷藏或小馅饼——任何能激发孩子兴趣，抓住孩子注意力，从而制造笑容的游戏。尝试找到不使用玩具或其他物品的活动。在这一步的末尾，我们列了一个可供参考的感觉社交游戏清单。

"最开始，我很难想出好的、可以作为感觉社交常规的事情。我很喜欢把社交互动本身作为奖励这个理念，但无法找到一个真正起作用的活动。仅仅尝试我看见的那些是不够的；我儿子并不总是对那些我认为很好玩的游戏感兴趣！所以我采用了第四章介绍的方法，让孩子来引领我。我们通过扩展任何似乎很有意思的活动，发展出了旋转游戏、弹跳游戏、挠痒痒游戏，及其他游戏。上下婴儿床听起来是很平常的一件事，但有一次我碰巧在把儿子放上床的时候弹了一下，他非常喜欢这样。一个游戏就这样诞生了；我把他放上床时弹一下，然后飞一样地把他抱出来，在这个过程中他学会了很多表达他想要什么的词。最开始，想出这样的常规似乎让人望而生畏，但尝试几次后就会变得简单而自然。"

以下是关于找到笑容的一些建议：

1. 做些吸引人的事情让孩子注意你。在孩子没有做任何事时接近孩子。

如果她坐着，和她一起在地板或沙发上坐下；如果她在走路或站在什么地方，跟她打招呼，触摸她，或把她抱起来挤挤她，旋转她，或做任何好玩的事。

2．当孩子正注意你，并且你们两个正面对面且距离很近时，和孩子做一个简短的游戏。如果这是个很短的游戏，比如旋转游戏，就重复两三次，然后停下来等等，很期待地看着孩子并做好再玩一次的姿势。如果你选了一个较长的游戏，比如一首歌或者手指游戏，从第一句歌词或手指的第一个动作开始。做 1 ~ 2 次，然后停下来，期待地看着孩子，看孩子是否希望你继续。

3．在重头戏前停顿。重头戏是指游戏最重要的部分。如果你们在玩追逐游戏，重头戏就是你们摆好姿势准备开始追的时刻。如果你们在玩挠痒痒游戏，重头戏就是手指即将下降开始挠的时刻。如果你们在用被子玩躲猫猫，重头戏就是你把自己或孩子头上的被子掀开前的瞬间。在重头戏前停顿，并期待地看着孩子。吸引孩子的注意力，然后开始进行重头戏！在重头戏之后，一定记得停顿，笑，大笑，来突出重头戏的精彩之处。

4．在重头戏的结尾，停下来，兴奋地看着孩子，摆好手和身体的姿势，就像你还要玩一次一样，然后等待。等你的孩子做出动作或发出声音让你再来一次。任何细微的暗示——一次扭动，一个短暂的眼神，一个很小的声音——就足够了。等你的孩子发出信号，告诉你他想要继续游戏。（孩子脸上期待的表情或等待都是在提示你继续。）孩子一发出信号，你就做完游戏，停顿，等待另一个信号。一直进行下去，直到你开始累了，或孩子的注意力开始分散。等待孩子的提示可以让你的孩子参与到游戏中，并平衡了互动。现在这是一个双人游戏了，有两个活跃的参与者，而不是一个演员和一个观众。

5．一旦你或者孩子开始对游戏失去兴趣了，就说："（飞机或其他你们在玩的）游戏结束了。"给孩子一个拥抱然后结束。

6．在进行常规活动的过程中你应该说什么呢？对唱歌游戏来说这很简单——你可以边唱歌，边做动作！

有益的建议

不要忽视孩子脸上期许和等待的表情，这些也是孩子希望游戏继续的信号。只要孩子在注意你，即使是细微的非口语沟通也是沟通。

有益的建议

这里最关键的是重复。孩子对一个游戏越熟悉，这个游戏就越能成为一个"常规"，孩子也越能参与进去（就像德文最后做的那样，他妈妈停下来之后，他告诉妈妈自己知道接下来会发生什么），孩子学到的也更多。

如果你不知道应该做什么动作，试着自己发明一些。对于摇摆、挠痒痒、追逐之类的游戏，发明一个像这样的简单的解说——对于追逐游戏，可以说："我要抓住你了！"对于躲猫猫，可以先说："（孩子的名字）在哪里？"然后说："哦！"对于旋转游戏，可以说："一，二，三，转！"每天说同样的话。这些话能帮助孩子学会这个游戏和语言。通常孩子会在游戏的过程中说出他们人生的第一句话。

南希和2岁的德文开始了感觉社交常规活动。德文趴在沙发上。南希开始唱"小蜘蛛"这首歌，并做出与歌词相应的动作。当南希唱到"小蜘蛛爬上了水管"时，她的手指爬上德文的胸口。她停了下来，他满足地看着她。唱到下一句"雨点落下来，冲走了蜘蛛"时，她的手反复地从他胸口滑下，手指滑过他的胸口。她停下来，充满期待地对他微笑，与他对视。然后她把手举起来包着脸唱道："太阳出来了，晒干了雨水。"（同时她向下移动她的手，就像下落的雨水一样。）最后，她做好要用手指爬上他胸口的姿势，唱出最后一句歌词："然后小蜘蛛——"她停下来，保持之前的姿势等待。当他看着她，笑了，并试图去抓她的手时，她唱完了这首歌："又一次爬上了水管。"（她的手指同时爬上他的胸口。）

这是一个很好的感觉社交常规，很多家长都可以和孩子玩这个游戏，并且似乎大多数孩子都很喜欢。德文笑了，进行了很多目光接触，并在他妈妈停顿的时候伸出手，提示妈妈继续。他为什么不呢？这是一个对双方来说都很有趣的对话——每个人都轮流停顿：一次平衡的互动；双方都在做同一件事；每个人都很享受对方做的事，并通过微笑、动作、目光接触和开心的动作、声音表现出来。他们之间的感受是真诚而积极的，他们都在表达相同的感受："一起玩很开心。"

7. 当你引入一个新的感觉社交常规的时候，你的孩子可能会充满怀疑。用简短的片段展示这个活动，多次开始和结束这个活动，这样孩子学会了活动进行的规律，并知道应该期待什么。孩子并不总是马上对一个新的活动表现出愉快之情。他们也许看起来对这个活动根本没有兴趣。你可以坚持很快地重复这个活动三次来引入这个活动，即使你的孩子看起来似乎并不怎么喜欢这个活动。但是，如果孩子表现警觉，那下次重复的时候温柔些——更轻柔、更缓慢一些——这样孩子能知道接下来会发生什么，就不会开始回避这个活动了。几次重复之后，游戏可能会变得越来越有趣。但是，如果孩子明显地表现出不舒服（后退，静止不动，表情严肃，避免目光接触，或有反抗行为），那就终止这个活动，换成一个孩子熟悉且令孩子快乐的活动。

如果你的孩子没有特别喜欢的常规，你需要开始创造，积累。以下是一些可供参考的建议：

1. 洗澡的时候：把浴缸里的泡泡放在孩子的手臂上，然后用水把泡泡冲走；重复这个过程。把孩子擦干，多擦几下肚子。当孩子还在浴缸里的时候，用杯子向孩子的手里倒水。

2. 换衣服或穿衣服的时候：用尿片或衣服玩躲猫猫。在穿上、脱下袜子前或在浴缸里洗脚时，试试脚趾游戏或者"这只小猪"①。

3. 试着给你孩子的手臂上擦点身体乳。你的孩子感觉好吗？

4. 当孩子坐在豆袋椅上时，挤一挤他；让孩子在你的床上弹跳；当你们在床上玩时，在孩子的肚子上放个枕头。

---

① 译注：一首唱给孩子的歌谣，辅以手指游戏，通常一边唱一边轻轻挠孩子的脚趾，唱一句挠一根脚趾。

可供借鉴的感觉社交游戏 ①

不使用物品的游戏和歌曲	鬼脸和音效
"小馅饼"（用手和脚）	用手指弹脸
躲猫猫	嘴唇发出噗声
"高贵的约克公爵"	想要一个吻的表情和声音
"拇指套在哪里" ②	"鱼脸"，即像鱼一样噘起嘴吐舌头
"这只小猪"	对着孩子的手、脚或是肚子噘嘴发出噗声
"在花园里转转" ③	在躲猫猫时藏起你的脸
追逐游戏 / "我要抓到你啦"	用真假音交替着唱歌
摇晃你的脚	吹口哨
飞机	伸出舌头摆动它
"好大呀"	拉耳朵并发出汽车喇叭声
奇怪的手指	舌头机器：拉起你的耳朵同时伸出舌头，之
"小蜘蛛"	后按你的鼻子，收回舌头，同时辅以音效
"张开手再握成拳" ④	
"伦敦大桥垮下来" ⑤	
"一闪一闪亮晶晶"	
"绕着玫瑰转圈" ⑥	
"汽车轮胎" ⑦	
"如果感到幸福你就拍拍手"	
"高高地在天上" ⑧	
随着音乐跳舞	

---

① 译注：此处提供的歌谣基本是英文的，多数都是一边唱一边伴有动作，包括与孩子之间互动的肢体动作，如挠脚趾、跟随歌曲节奏将孩子抱起或放下、张开手指等。

② 译注：一首儿童歌曲，旋律为"两只老虎"，歌词包含日常问候，如"你好吗"、"我很好"等。

③ 译注：一首儿童歌曲，可伴随手指游戏和挠痒痒。

④ 译注：一首儿童歌曲，唱时伴有与歌词对应的手势，如张开手，握成拳，拍手等。

⑤ 译注：一首儿童歌曲，两人拉手做成桥状，孩子从中间穿过，随着歌词手的高度不断降低。

⑥ 译注：一种儿童游戏，几人拉手转圈，同时唱童谣，唱到某处一起蹲下。

⑦ 译注：一首儿童歌曲，唱时伴有与歌词对应的手势。

⑧ 译注：一首儿童歌曲，唱时伴有与歌词对应的手势。

◘ 步骤 1 总结

如果你遵照并实施之前所建议的活动，你就能大概知道孩子喜欢什么样的感觉社交常规，并在以后进一步扩展这些活动。有些孩子更享受身体上的活动或打闹的游戏，如被追赶抓住，在空中翻筋斗，摇摆或旋转。另一些孩子可能偏爱触觉游戏，如"花园里转转"，玩转手指，挠痒痒，在浴缸里用泡泡盖住肚子，或让树莓在肚子上爆炸，又或类似"这只小猪"的脚趾游戏。当然也包括孩子喜欢听你唱的歌，和你玩的手指游戏，或做搞怪的表情发出奇怪的声音。你可能已经体验了这些活动的节奏——来回地开始、暂停、提示和继续，这些让游戏充满互动。逐渐建立孩子的感觉社交常规库，从 5 个活动增加到 10 个，再到 20 个。

看看你是否同意以下清单中的大部分说法。如果是，那么你已经学会了如何与孩子创建感觉社交游戏，并准备好学习更多与这些游戏有关的技巧了。如果你并不同意清单中的大部分说法，继续尝试不同的常规；你的孩子可能需要更多的尝试来学会这些游戏的模式以及应该对游戏产生什么样的期待。

活动清单：我找到了感觉社交常规的规律了吗？

——我知道一些能带给孩子笑容和激动的感觉社交常规。
——我知道如何在活动进行时与孩子面对面。
——当我开始一个喜欢的活动时，我的孩子经常和我进行目光接触并对我微笑。
——当我在孩子喜爱的常规的重头戏之前停顿时，孩子总是等着我继续。
——当我停下来时，我的孩子积极地通过以下方式传达他 / 她想继续的愿望：看着我，发出声音，试图碰我，或做出一些其他的行为。
——通过与孩子几天的练习，我已经帮助孩子培养了对一些新常规的兴趣。

步骤 2：构建活动库并优化常规

一旦你找到了至少几样孩子喜欢的、能给他带来欢笑的感觉社交常规，你就可以开始进一步发展这些技巧。

原理 有许多重复性活动，孩子一旦学会之后就会对其失去兴趣。孩子对某项感觉社交常规失去兴趣的早期征兆包括：在你停顿时回应得越来越少，在轮到你进行活动的时候东张西望，以及肢体语言的改变（从主动到被动，或从被动到过度活跃）。为了确保不完全丧失感觉社交常规的益处，你应时刻注意发展活动库的需求，提高孩子的参与度，充分地丰富常规的内容以使之更有趣，选择最佳时段与背景，在可能有效的情况下明智而谨慎地选择辅助物品。

■ **活动：有创造性地建立并丰富你的感觉社交常规库**

以下是一些建议：

1. 轮到你的时候尽量缩短你活动的时间，这样孩子就会有更多机会进行回应。理想的情况是，你的孩子每隔 5 ～ 10 秒就应该有一个回应的机会。如果你做的太多，你们之间的互动就会不平衡。孩子将无法充分地参与进来，并感到无聊，或者至少无法充分地进行沟通，在最大限度上从活动中获益。

2. **警告！** 要避免仅仅是通过取悦孩子来让他开心的情况，你的孩子虽然玩得开心，但只是在被动地观察，享受观看你所做的一切！相反，在整个活动中，你和孩子应通过移动、手势、目光接触、声音、语言或其他动作来保持平衡的、一来一往的沟通。这么做的目的是让孩子能够积极地参与，并通过某种方式与你沟通，即便只是凝视你，从而发起、回应或是继续感觉社交常规活动。你需要开始、停顿和常常等待，来给孩子提供沟通的机会。在停顿时要耐心等待孩子的回应。

3. 当孩子开始喜欢和参与并认可一个熟悉的常规时，你可以继续这项活动并加入一些新的内容。发展带有简单手势的歌曲十分重要，原因有许多：重复的语言让孩子更容易预料；对于你和孩子来说，这样的游戏具有共同的社交意义；其中的手势最终将培养孩子模仿手势的能力。最好能建立一个有 10 ～ 20 个不同的感觉社交常规的活动库，里面包含孩子喜欢的、可与多人一起进行的活动。

4. 尝试在一天中的多个不同时段进行感觉社交常规活动。可以将这些活动分成六种形式。除了上文提到的洗澡和换衣服，换尿片也是玩肚子游戏、脚趾游戏、拍手游戏、躲猫猫和手指游戏的绝佳机会。尝试让感觉社交常规成为日常换尿片和上厕所的一部分。如果你有时间坐下来和孩子吃饭或吃零食，吃饭时间也是借助食物和饮料来做鬼脸、发出声音的好机会。如果可行，试着和孩子一起坐在桌前，移动你和孩子的凳子，以尽可能面对面地接近孩子。你们要吃一样的食物，喝一样的饮料。孩子吃食物或是喝饮料的时候，模仿孩子的动作并加入音效：喝水的声音、吃东西的声音、"嗯，好吃"、"太好吃了"。看看孩子是否喜欢你的表演。如果孩子喜欢，那就再做一遍。更夸张一点！让孩子咬一口你的食物，也试着让孩子喂你吃一口他的食物。当孩子照做后，发出一些有趣的声音或做出其他回应。一些孩子觉得父母拿起他们的瓶子，假装喝瓶子里的水会十分有趣——只要父母马上把瓶子还给他们。一定记得重复几次这样的常规，这样孩子才能看到活动中的模式，并知道应期待什么。把你的动作、声音和搞怪都夸张化——这是吸引孤独症孩子（和非孤独症孩子）注意你和游戏，并学会其中的模式，理解其中的幽默的方法。

5. 如果你觉得游戏重复了太多遍，就增加一些变化！加入新的句子、新的音效、新的步骤，你甚至可以加入新的道具或新的游戏成员来给孩子带来惊喜。变化能让游戏持续更久——这意味着孩子将有更多学习的机会。

亚丽克西斯和她的爸爸正在地板上玩"绕着玫瑰转圈"。她起初喜欢的是蹲下的部分，要和爸爸玩上几回，先自己蹲下（沟通），然后笑着看爸爸蹲下来（分享快乐），之后再站起来，去抓爸爸的手（再次开始沟通）。但是在几轮之后，她不再蹲下了，也不再抓爸爸的手了。爸爸觉得她是觉得烦了，但他没有结束游戏，而是说"去找你的姐姐"，8 岁的塔莎翻了个白眼，但爸爸把亚丽克西斯拉到了塔莎面前（她正坐在沙发上看书），拉住塔莎的手让她一起加入到游戏中来。爸爸帮亚丽克西斯拉住塔莎的手，三个人又一起玩了几轮。这让亚丽克西斯感到很兴奋，当爸爸和塔莎一起蹲下的时候，她专注地看着塔莎，拉着塔莎的手又重新开始。塔莎说"去找爸爸"，并向爸爸的方向示意。亚丽克西斯看着爸爸，向爸爸伸出手,他们三个又重新开始玩这个游戏。

多一个人一起游戏——这样的变化足以增加亚丽克西斯继续游戏的兴趣和动力,这也给她带来了更多的学习机会。爸爸也可以把一个大毛绒玩具作为游戏中的新成员,或者把一个小东西(比如毛绒玩具或是枕头)放在地上,他们绕着它旋转。这种变化可以增加孩子和你的兴趣,因为你也在努力想出有用的变化。

6. 知道什么时候应该结束游戏。如果您的孩子反应渐渐变得不再活跃,而你也不能通过变化让他有所回应的时候,你就应该结束游戏并尝试不同的活动。如果你也感到无聊,那就是时候改变了。如果你的孩子还在不断回应,但变得毫无组织并且过度活跃,那么你也该让气氛冷下来。把游戏的节奏放慢,把声音降低或是降低强度。如果这都不能让您的孩子在游戏中平静下来,那也是时候结束游戏,告诉孩子你不想玩了,并帮助他逐渐进入像玩玩具一类比较安静的游戏中。

◪ 活动:在合适的时机向感觉社交常规中加入物品

感觉社交常规往往不需要任何物品辅助。在唱歌、手指游戏、社交游戏和身体游戏中,你与孩子面对面互动的能力至关重要,这能吸引孩子注意你和由你引领的沟通。

你也可以将某些物品融入感觉社交常规中。所选的物品必须辅助感觉社交常规的目标——将孩子的注意力全部集中在你的脸和身体上——那样的话就会有更多的笑容和愉悦的表达,孩子也会重复沟通使游戏继续。如果你用一件物品进行感觉社交常规活动,这个物品必须使孩子的注意力集中到你这儿,而不是使孩子不注意你而去注意该物品。因此,若在感觉社交常规中使用物品,那物品必须只能由你来掌控。孩子不能掌控和操作物品(因为这会转移孩子的注意力)。

> **有益的建议**
>
> 选择一些孩子不知道如何单独使用的物品。这样你就能掌握这一物品,因为孩子必须在你的帮助下才能开始并继续游戏。

像泡泡、气球（千万别让孩子控制气球，它可能导致窒息）、纸风车、汽笛、陀螺、长笛、玩具机关枪等都能被用于感觉社交常规。其他例子还包括发条玩具、派对用的哨子①、弹簧玩具、火箭筒、装有水的喷雾瓶、身体乳和围巾。

以下是关于如何在感觉社交常规中使用物品的参考意见：

1．当你在感觉社交常规中使用物品时，不要和孩子轮流操作物品。你是唯一控制物品的人。用物品制造引人注意的效果来开始常规活动。观察孩子的表情：你想要看到笑容，愉悦的神情和想要靠近你或者物品的趋势。如果你的孩子一动不动，面色慌张，后退，回避，你就停下来等等。试着更温柔地重复那个动作，且让动作方向远离孩子的脸和身体。注意观察孩子的反应。如果孩子还是表现出焦虑，一动不动或回避，把物品收起来，做点其他事情。

2．如果孩子微笑，靠近，看起来很有兴趣或很兴奋，再次操作物品，然后停顿，直到孩子以某种方式告诉你，她希望你重复刚才的游戏。当你接收孩子向你发出的信号时（可能是眼神、笑容、手势、试图接近、声音或语言等），你可以说"再来一次？你想要更多泡泡吗"诸如此类的话，然后再次操作物品。如果孩子兴趣盎然，就多次重复这个游戏。这也是一种轮流，即沟通上的轮流。你做某件事，孩子向你示意，然后你做出回应。

3．理想情况是，你的孩子会直接走向你，摸一下玩具，期盼再玩一次，碰你的脸或手，或者显得很兴奋。如果孩子没有上述表现，把玩具递给孩子以"诱使"她靠得更近一些。这个亲密的活动对你和孩子都会很有趣！这对孩子来说也是一个有力的沟通框架，在随后的章节中我们会进一步介绍如何帮助孩子在感觉社交常规中学会更多沟通方式。

4．你应该说什么呢？就像之前一样，在活动中加入简单的解说。几个字或一点声音都对活动至关重要。对于泡泡常规，典型的解说可以是："想要更多泡泡吗？想要我吹泡泡吗？呼！（然后就吹）有泡泡了。砰，砰。看到泡泡了吗？接住它——砰。"根据孩子做出的动作加以解说。对同一个游戏使用相似的描述。强调事物的名称，你的动作声音和口令，如"一，二，三"或"预

---

① 译注：一种玩具，吹时会发出响声，前端有一卷纸，吹时会展开。

备，开始"。添加一些声音、动作、面部表情，及任何使活动有趣好玩的东西。要足够引人注目，尽量做得夸张！根据孩子的反应判断什么让孩子充满能量、感到快乐而激动，但注意不要过度刺激……之后我们会再讨论这个话题。

有益的建议

我们必须反复强调"由你来掌控物品"的重要性。如果孩子要求拿着物品，把孩子的要求视为想要让你操作物品，而不是直接递给孩子。不要弄成你和孩子争抢物品的局面。与其让孩子由于争抢而不开心，不如把物品收起来，或者让孩子拿着物品。之后总有机会再进行这个活动的。

涉及物品的游戏和歌曲

吹泡泡

气球——吹一个气球，数"一，二，三"，然后放开它，让它在房间里飞（再次申明，要小心，因为小孩子容易在玩气球的时候窒息）

纸风车——向纸风车吹气，使它旋转起来

绒球——摇晃它，把它放到你的头上，投掷，等等

给对方穿衣服——串珠挂饰、眼镜、帽子、手链或手表

身体乳——涂一点身体乳到孩子的身上，搓揉按摩

轻薄的围巾——抛起来，藏在围巾下面，绕着它跳跃

毯子或垫子——把你的孩子像做热狗一样卷起来

用小道具玩躲猫猫

用豆袋椅玩挤压和扭动游戏

托着孩子的臀部让孩子在蹦床或床上跳动

腹部靠在健身球上，来回弹跳滚动

使孩子在你的两腿间荡来荡去

坐摇摇马（从前面摇晃摇摇马，这样你能和孩子面对面）

摇晃椅子——快慢交替

在秋千上旋转

洗澡时玩泼水游戏

洗澡时用吸管吹泡泡

制造声音的物品——派对用的哨子、长笛、手鼓等，诸如此类的东西

弹簧玩具

荡秋千时从前面推孩子，当孩子荡到你面前时接住他，然后等待。

▣ 活动：交替进行感觉社交常规活动和物品游戏

由于感觉社交常规让你和孩子在社交和感情上更亲密，因而它们在所

有互动中都是很好的部分。当你和孩子一起玩耍时，看看在物品游戏和感觉社交常规之间交替进行会怎样。物品游戏能培养孩子的思考、模仿、身体的协调性和复杂的游戏能力。感觉社交常规则提高了孩子的社交、沟通、情感联络以及模仿能力。交替进行物品游戏和感觉社交常规活动能确保：

1. 增加学习的热情、动力和精力。
2. 更多跨不同功能区的学习。
3. 常规中的相互轮流和回应。
4. 更多的社交参与和协调。

同时要记住，一项感觉社交常规结束后，你可以转向物品游戏。这能使你和孩子在高强度感觉社交常规后得到短暂的休息。一些孩子会拒绝结束一项感觉社交常规，这是很好的，因为这意味着他们真的喜欢这项活动！然而，如果你觉得是时候结束了（你累坏了，或是觉得活动过于重复），而你的孩子却坚持，你可以借助某个物品或其他诱人的活动（如零食）来平缓地过渡，将孩子的注意力转向某个新事物或活动中，从而结束感觉社交常规。

感觉社交常规能让孤独症儿童回到社交的世界，并获得沟通的乐趣。感觉社交常规是我们利用社交途径进行孤独症早期干预时至关重要的一部分，许多不同的治疗方法也以各种形式广泛使用这类活动。

◨ 步骤 2 总结

如果你遵照并实施上述活动，你不仅建立了几个不同类型的感觉社交常规，还提高了观察并评估如何、何时进行感觉社交常规活动的能力。你也会知道在什么时候应该对活动进行变化、结束活动，或是过渡到以物品为主的活动中。看看你是否同意下面这个清单中的大部分说法。如果你同意大部分说法，那你已经准备好进入下一个阶段。反之，请重读这一部分，尝试不同的常规，如果你想不出新的点子，可以咨询了解你孩子的人。

活动清单：我是否建立了一个更加丰富的活动库，并对活动进行了优化？

——孩子和我已经建立了一个含有 10 个或以上有趣的感觉社交常规库，包括唱歌和手指游戏。

——我已经为一天中的大多数照顾和游戏活动都找到了一项或更多的感觉社交常规。

——孩子在游戏中十分积极，而不仅仅是被动地观望或接受。在游戏停顿时，他／她会用某种方式来提示我继续。

——我已经学会了如何对活动进行变化，或是通过增加步骤来丰富它们，以避免它们过于重复。

——我能很容易地讲述游戏并给它配上脚本。

——我能看出孩子正在失去兴趣的征兆，并在孩子离开、烦躁或是封闭自己前就结束游戏。

——我已经学会了一些辅以物品的感觉社交常规。

——我尝试过让孩子在玩玩具／物品和感觉社交常规之间互换。

步骤 3：优化孩子学习的能量水平

本章最后要阐述的是如何在这些有趣的活动中帮助你的孩子找到她学习的最佳能量或活跃水平。

原理 无论是过度活跃还是过度平静都不是最佳的学习状态。只有当孩子注意力集中，有意识地参与并融入活动中，而不是被动、分心、疲惫，或是过度兴奋、生气、活跃以至于失去控制的时候，他才能达到最佳的学习状态。因此，判断孩子是不是过度活跃或是不够活跃，并在感觉社交常规中采取措施，优化孩子在学习中的活跃水平，就变得十分重要。

有益的建议

下次玩游戏的时候，注意孩子是否过度活跃。如果出现了这种征兆，在孩子玩过头之前尝试让气氛冷下来。你希望孩子注意力集中，能参与并融入游戏，而不是过度活跃，这会限制孩子在游戏中学习能力的发挥。

◘ 活动：学会在孩子过度活跃时对活动进行调整

你或许看到过自己的孩子或是其他孩子在父母通过各种方法跟他们玩的时候变得跃跃欲试。看到孩子因为游戏变得兴奋、活跃是很有趣的一件事。但有时他们过度兴奋，以至于无法倾听，也无法做出回应，那就是"激动得过头"，过度活跃了。他们会暂时失去控制自己身体和行为的能力，到处跑，吵闹或尖叫，甚至开始到处搞破坏或是变得有攻击性。在这种情况下，父母也会觉得沮丧，亲子游戏或是兄弟姐妹之间的游戏就很有可能迅速地转变成争执。

以下是针对如何避免孩子过度活跃提出的几点建议：

1. 当你发现孩子过度活跃时，试着使游戏的节奏更平缓。你不需要停下来；只需要更温和、平缓、安静地继续，并减少对孩子的刺激。你会看到孩子很快平静下来。

2. 你可以利用感觉社交常规来帮助孩子调节她的兴奋和活跃程度。通过温和的感觉社交常规，因其他原因过度活跃或不安的孩子常常能够冷静下来。对于因生气、害怕或受挫而感到难过的孩子，可以利用晃动、拥抱、挤压，或者是轻按头部与背部等舒缓性的感觉社交常规来平复他们的情绪。进行活动的同时，你可以用轻柔安抚的声音轻唱一首能让人冷静下来的歌，或是反复地念类似"你没事的，你没事的，一会就好了，没事"的话语。

◘ 活动：寻找方法来激发不够活跃的孩子

正如过度活跃的孩子很难有效地学习，表现得迟钝、无聊、兴趣索然，对你的提示和周围的事物毫无反应的孩子也不会学到多少东西。这类孩子通常坐着或躺着，而不是像多数的孩子那样活蹦乱跳，没办法安分地坐很久。他们总是面色平静，很难通过他们的表情或是肢体语言来了解他们的情感变化。他们可能看上去很疲惫，也会长时间地坐在同一个地方做同一件事，比如盯着自己的手、望着窗外。

以下是几点关于如何利用一些活泼的感觉社交常规来"振作"或是带动不够活跃的孩子的建议：

1. 利用弹跳、晃动、旋转或快节奏的动作和歌曲让孩子快速动起来。

2. 更有力地触摸，使用更大的体积、更大的声音，感情更充沛。

3. 快速而不平稳地运动：在你的膝上或是球上快速弹跳、在迷你蹦床上快速跳动。

4. 利用能发出巨大声音或制造引人注目的视觉效果的感觉社交物品。

5. 利用触摸的方法来带动一个不够活跃的孩子：摩擦或是挤压手脚；擦身体乳；光脚按摩；在垫子上滚来滚去；在豆袋椅里挤压；向手、脚或是肚子上吹泡泡。挠痒痒的时候要小心，这能很快让孩子活跃起来，但也会很快让人感到厌烦。如果孩子会倒回来或是拉着你的手想要你继续挠他，你可以继续，但如果情况相反，你就要停下来。

◘ 步骤 3 总结

我们讨论了关于在感觉社交常规中孩子兴奋和活跃程度的概念。你可能已经注意到孩子有时候变得过度兴奋，会哭泣，或在活动中没有组织性。你可能已经尝试过放慢那些令人激动的活动，让孩子冷静下来，或者更早结束活动，来避免使孩子过度兴奋。或者你的孩子是一个低调温和的孩子，个性谦和，不会变得非常兴奋，并展现太多情感的变化。我们希望你能够看到低调的孩子在感觉社交常规中变得更加兴奋——展现更多的笑容、生机、社交行为和情感，更注意你，变得更加富有活力。

看看你是否同意以下清单中的大部分说法。如果是，那么你已经准备好开始下一个章节了。如果你还没有考虑过这些概念，多花点时间观察孩子，和孩子玩耍，并思考这些概念。如果你看到了上述两种状态之一（过度兴奋或者过度冷静），试着用一个你自己发展的感觉社交常规来帮助优化孩子的状态——让过度兴奋的孩子平静下来，或者让过度冷静的孩子更加活跃，富有活力。做好这两件事能让孩子更关注你，从你身上学到更多。

活动清单：我优化孩子学习的能量水平和活跃程度了吗？

——我更了解孩子在不同活动中的活跃程度了。

——我能分辨什么时候孩子过度活跃，过度冷静，或者处在最佳的学习和互动状态中。

——我学会了当孩子在过度活跃时，用一些感觉社交常规帮助他／她冷静下来，变得更有组织性。

——我学会了如何控制感觉社交常规，从而避免使孩子在玩耍时变得过度活跃，失去组织性。

——我学会了如何用一些感觉社交常规让低调的孩子获得更多参与活动的能量和动力。

——我知道孩子处在最佳参与状态时的表现，我还知道如何用感觉社交常规来帮助创造并维持这种状态至少几分钟。

本章总结

感觉社交常规能帮你以多种方式帮助孩子——增加你与孩子互动的FQ，即快乐指数；让孩子进行时间更长的社会交往；增加孩子在活动中的沟通；优化孩子学习和参与的能量水平和活跃程度。当你和孩子都熟悉了常规后，在活动中加入停顿，这样孩子就能以某种方式沟通，提示你继续活动，这能让你和孩子轮流进行游戏，成为积极活跃的参与者。这也会培养孩子有意识地与你沟通。这让孩子明白沟通的力量是非常强大的——沟通能控制他人的举动。这能让孩子得到自己想要的东西。感觉社交常规是一个很好的工具，能帮助孩子找到最适合学习的情绪状态——充满活力，专注，并与你同步。在任何孩子过度兴奋或精神不振的时候，你都可以用这些常规。感觉社交常规与操作物品的游戏交替进行，这能帮助孩子与你保持同步。对你和孩子来说，它们不仅很好玩、有趣，还是支持沟通、分享情感和促进社会性发展的有力工具。

重要提示

目标：用感觉社交常规来增加孩子在面对面游戏和唱歌活动中的
　　　笑容。

步骤：

✓ 找到笑容

✓ 待在孩子注意力的焦点中，与孩子面对面。

✓ 用唱歌、身体游戏（打闹）以及触摸创造好玩的常规。

✓ 伴以生动的表情、声音和其他声响。

✓ 进行活动的同时叙述。

✓ 用刺激的物品创造感觉社交常规。

✓ 活动变得重复时，就加入变化。

✓ 经常停顿，并等孩子提示你再继续。

✓ 用感觉社交常规优化孩子学习的活跃程度。

第六章

与孩子共舞

建立来回的互动模式

本章目标：帮助您在日常游戏和照顾中与孩子建立协作及来回的互动模式，以便孩子更加投入、更愿意沟通。

为什么来回的互动模式（轮流行为）如此重要？

孩子与他人互动时，最大的成就之一就是学会轮流行为。在给予和获取的交替中进行合作的能力，对培养社交和沟通能力来说至关重要。回想棋盘游戏、对话、超市结账、宗教仪式、会议、跳舞、假扮游戏等——所有这些社交互动都建立在轮流行为的基础上。您不妨抽一点时间来观察一下您与他人的社交互动，寻找在这过程中发生的轮流行为。此处指的并不是结构化互动——一方说"轮到我了"，另一方等着。这里所说的互动发生在成人的对话、亲子间的社交游戏，以及孩子间的玩耍嬉戏中。例如，一个孩子捡起了沙中的小桶然后往里面装沙，另一个孩子看到了也过去往桶里面装沙。观察两个人之间的互动，您会发现轮流行为的发生十分自然，且随处可见。

事实上，即使最年幼的孩子也有轮流行为的意识，这一点家长可以在与孩子玩耍时体验到。父母先扮了一个鬼脸，然后婴儿可能眼含笑意望向父母的眼睛，咯咯地笑起来——这就是婴儿的回应。接着轮到父母时，他们可能再做一次鬼脸。这种轮流行为的模式在声音互动中也会发生。婴儿觉得好玩，故意发出一些声音，作为回应父母会模仿这种声音。轮到婴儿时，他可能再次进行声音模仿，或笑着观察父母的反应，而后者也会再次回应。当婴儿开始蹒跚学步时，他们在与成人或其他孩子玩模仿或互动游戏时会继续使用这种轮流模式。有一种游戏大家都很熟悉，2 岁的孩子观察另一个孩子的行为然后进行模仿，此时那个孩子重复之前的动作，诸如此类。

在这些互动中，那些看起来轻松愉快的嬉戏实际上是认真的学习过程。每个人在互动中的反应都契合另一个人的反应，然后双方在来回过程中建立起他们的互动。一个小男孩在积木塔倒下时也许会张大嘴巴、高举双臂，而他的同伴故意推倒一座积木塔，然后摆出相同的姿势。第一个孩子很高兴看到有人模仿，于是下一次积木塔倒下时，他在原来的动作基础上加入跳跃行为。年幼的孩子通过这类行为能从他人身上学到很多。他们注意那些对自己来说重要或有趣的人，然后观察对方的言谈举止，理解后牢记在心里。孩子可能当场就模仿、练习、学习这种行为，也可能延迟进行。在没有人教的情况下，这种社交学习就是孩子求知的一种有效途径。

轮流行为还在人际互动中起着平衡作用。没有人固定是引领者，也没有人始终是跟随者。相反，双方轮流引领和跟随。一个人引领，另一个人就跟随；接下来跟随者可能引入新的事物，那么在新的模式中，之前的引领者就成了跟随者。在游戏中，我们称之为控制共享（sharing control）。当同伴分享控制权的时候，互动才会达到平衡。每一方既是引领者，也是跟随者。这就要求两者之间相互进行反复的沟通。没有人能够控制对方或活动；相反，他们往复地交换控制权和引领权。当您的孩子选择物品、玩玩具、拒绝玩具、紧张不安、伸手去拿，或者用眼睛、身体和表情沟通时，那就是她掌握控制权的时候。而您的控制权体现在提供选择、展示玩具、递东西或提出问题等方面。轮流的控制共享创造了需要相互协作的活动——一种分享型的活动。同伴间的权力平衡为孩子增加了更多可能的学习机会。通过给予孩子一定的控制权，孩子的主动性和自主性将得到开发。此外，当同伴扮演引领者角色时，这将促使孩子把注意力聚焦在同伴身上。对孩子来说，每一次关注焦点的转换都是一次全新的学习机会。

在孤独症孩子身上发生了什么?

在第五章，我们鼓励您与孩子建立的社交游戏常规——感觉社交常规，就是以轮流行为为基础的。您发起一个游戏，孩子通过发出享受游戏过程或要求更多游戏的信号做出回应，然后您继续发起游戏——这种来回的互动模式能够帮助孩子认识轮流行为和沟通的全部意义。这对大多数孩子来说都很简单，但孤独症的孩子会觉得这有难度。因为眼睛、面部、声音等传递的信息不易察觉，虽然大多数婴儿能够识别其中的含义，但 ASD 儿童可能无法识别——这些信息似乎无法吸引他们的注意力。

> 乔妮非常愿意和她 2 岁的儿子雅各布玩耍。他是乔妮的第一个孩子，而她一直盼望着成为孩子的好妈妈和好玩伴。她从旧货、二手市场收集了一些适合学步孩子的玩具，并在家庭活动室的电视机柜上清理出一块摆放玩具的空间。但雅各布始终只和他的小玩具车玩，推着它们沿茶几或地毯的边缘来回开动。乔妮尝试和雅各布一起玩，但孩子在她触碰玩具车的时候不太高兴，还要拿回去。乔妮还试着用玩具车向孩子展示如何使用玩具停车场，但雅各布对此不感兴趣。他只是侧躺着，推着玩具车在面前的地毯上来回开动。孩子不理睬她，独自玩耍的一幕让乔妮很伤心。她觉得自己是一个失败的妈妈，不知道怎么办才好。

为什么这是个问题?

如果 ASD 婴幼儿对父母的沟通不关注或不回应（轮流行为），他们就失去了掌握关键技能（模仿、分享情感）的机会，而这些技能有助于人际互动。由此引发的风险是 ASD 婴幼儿继续将大部分时间用于独自玩耍，而不是让父母参与或是从父母那里寻求社交回应。他们可能与身边的社交世界孤立开来，获得关键学习经验的机会也更加渺茫。这种早期的互动参与匮乏不仅干扰了婴幼儿的学习，而且出现在他们大脑发育极度敏感的时期——在此期间他们的大脑细胞网络完全准备好了要接收和加工社交和语言信息。在婴幼儿时期，这种敏感的状态仅仅持续几年，因此我们希望确保这些成长中的大脑网络能够获得处理社交活动所需的输入信息。

幸运的是，现在有很多方法可以用来增加您的沟通内容，突出您为孩子提供的学习机会。在这一章，我们着重于玩玩具或其他物品，发起在其他日常活动中出现的轮流行为，使您的孩子不再错失社交互动中潜在的学习机会；相反，他们将学会期待您的反应，在游戏中模仿您的行为，运用示意动作和语言，以及亲身体验社交互动的趣味性。

如何提高孩子的轮流技能

您可以采取以下六个具体步骤来增加孩子在轮流活动中的参与度：

步骤 1 了解轮流行为中的共同活动分四步进行。

步骤 2 开始练习，以建立共同活动作为开始。

步骤 3 设定主题。

步骤 4 详细阐述共同活动——加入变化。

步骤 5 结束共同活动并开始新的活动。

步骤 6 开发其他日常活动中的共同活动，促进孩子多领域的发展。

接下来，我们将详细介绍如何开展上述步骤，为您提供一些可供尝试的活动想法，并就如何解决可能出现的问题给出建议。

步骤 1：了解轮流行为中的共同活动分四步进行

当您与年幼的孩子玩耍时，有一套特定的行为框架能够为社交和轮流行为提供异常丰富的学习机会。共同活动（joint activities），或称共同活动常规（joint activity routines），最初由一位极具影响力的语言学家①定义和命名。共同活动就像一场对话，建立在共享的基础之上，包括了您和孩子间的一系列轮流行为。在第五章，您已经学习了如何建立感觉社交常规，主要包括那些

---

① 原注：Bruner, J. Early social interaction and language acquisition. In H. R. Schaffer(Ed.), *Studies in mother-infant interaction*(pp. 271-289). New York: Academic Press, 1977.

无须用到玩具或物品的活动。在这一章，您将学到利用玩具或物品做相同的活动，并设计出适合婴幼儿、能持续 2 ~ 5 分钟的共同活动常规。这个框架由以下四部分组成（本章将进一步详细说明）：

1. 任意一方选择一个玩具并开始玩这个玩具——活动开始（setup）。

2. 另一方做出相同的动作，以便双方相互模仿，共同创造或者轮流完成同一个活动——活动主题（theme）。

3. 持续重复做同一件事可能无聊或刻板，所以一段时间后，您可以在游戏中加入新的要素——活动变化（variations）。在变化期间，轮流行为继续，但双方来回的动作区别于您一开始的动作。

4. 当孩子对活动的兴趣减退时，您应该知道是时候开始另一项活动了。双方结束持续进行的游戏——活动结束（closing）——开始着手新的活动 / 过渡（transition）到新的活动。

新的活动始于新一轮的发起，并将继续经历从设定活动主题，单个或多个活动变化，到活动结束的过程。

原理　同伴间的角色平衡以及围绕共享主题设定的框架结构是共同活动的主要特色，两者均有助于增加学习机会。轮流地来回互动能够让一方一而再，再而三得到另一方的注意。一旦轮到您，孩子的注意力就会集中在您身上：他知道您接下来要做什么，聆听您说的话，观察您行为的影响，并从中学习。轮到孩子时，他可以立即实践所观察到的动作，听到的言语（在您的帮助下），成为这个过程中的积极学习者。跟随他的兴趣，挑选孩子理解的主题，让孩子明白您的行为意图，帮他推断您肢体动作和话语传达的信息。在活动变化的环节，转变行为，增加新的活动素材或动作将带来趣味性，以免活动过于刻板或无趣，从而使孩子保持参与的动力并继续学习、练习和巩固新技能。最后，井然有序地结束、过渡或开始新的活动，保持孩子在此期间的注意力，并学习如何预测接下来将发生的情况。结构化的共同活动框架有助于引导您的孩子学习多样化的早期社交技能：理解、运用日常语言；模仿同龄孩子的行为；灵活、富有创造性地与他人玩耍。

　　乔斯琳为 3 岁的拉希德买了件新玩具——一个圆形的木质趣味桩板，配有六个红色的大桩子，可以旋转。她觉得对孩子来说，这是一件好玩具。桩子的形状使它易于抓握，玩具的功能也很明确。但展示玩法的时候，她发现孩子的注意力很难持续集中。乔斯琳决定在孩子吃点心时再次尝试。因为那时他会在高脚椅上坐一会并看着她。因此在拉希德吃饼干时，乔斯琳就把玩具摆在他面前的餐桌上。她一边把桩子逐个放在底板上，一边对动作加以说明："看呀，宝宝，这是一个桩子。放到这了。再来一个，再放一个。都放好了。"摆好之后，她旋转底板，让桩子转起圈来（开始环节）。拉希德嚼完了饼干，正专注地观察着这一切。接下来乔斯琳迅速地把桩子都拿出来，将底板放在他的餐盘上，并递给他一个桩子。拉希德费力地摆弄了一会，于是乔斯琳帮他把桩子放了上去（主题环节）。接下来她依次递给他另外两个桩子。乔斯琳在孩子有需要的时候就会帮忙，所以对拉希德来说一切进展顺利。孩子摆好三个桩子之后，乔斯琳自己放了一个（轮到她了），接下来又交给他一个。再轮到她时，乔斯琳迅速地把剩下的两个桩子都放上去，这样孩子就不会在游戏的进程中转移注意力。当全部的桩子都摆好了，乔斯琳把玩具旋转给他看（变化环节），拉希德也表现得很开心。之后，乔斯琳取出大部分的桩子并放进一个塑料盒里，但她特意留了两个让孩子自己拿出来。她帮孩子依次把桩子放进盒子里（结束环节）。最后乔斯琳把底板从餐盘上拿下来，并将孩子抱下高脚椅。在整个过程中，拉希德的注意力集中，并动手参与了游戏。这种新的游戏模式取得了成功，乔斯琳感觉棒极了！

步骤 2：开始练习，以建立共同活动作为开始

　　原理　起步阶段很重要，因为它直接决定您能否抓住孩子的注意力。您可以从孩子的玩具入手，展示游戏主题，并引入您希望孩子理解、模仿的新行为。举个例子，您可以借助孩子喜欢的一套积木引入游戏。在孩子的注意力还未被占据的时候，您可以拿出盛积木的盒子作为活动开始（"我们来玩积木吧，我已经准备好积木了哦。坐下吧。把积木摆上去，再摆一块上去。"），

然后拿出几块来搭积木塔。记住一开始的座位要选好，保证孩子和您面对面。良好的沟通取决于双方是否可以看到彼此的眼神、面部表情、示意动作和听到对方说的话。

设定好主题后，您可以递一些积木给孩子。作为回应，孩子可能会模仿您刚才的动作，例如再堆一块积木到塔上，或者边伸手边发出要积木的"啊啊"声——这些都是孩子有兴趣继续参与活动的信号。孩子也可能用积木做些别的活动。这时，请您鼓励她，并帮她往塔上搭积木或者让她重新开始搭。这就是活动主题。双方可以轮流搭积木。接下来加入变化——推倒积木！孩子们通常会觉得这一幕很有趣。然后双方可以重新搭。另一种变化可能是把积木排成行，作为玩具车行驶的"道路"；或者把积木排成方形，作为玩具动物的"房子"。当孩子开始失去兴趣或者您没有灵感了，就到了活动结束的时候了。您可以在孩子离开前就开始收拾，让孩子帮忙把积木收进盒子里并放回原处，接着就可以尝试另外的玩具了。这就是"四步走"的共同活动，并且有轮流行为贯穿始终。

▣ 活动：选择的玩具或物品要有助于引入游戏并能成为游戏主题

一般而言，我们选择的物品应该与其他同龄儿童习惯玩的物品相似（例如平底锅，盖子或其他厨房及卫浴用具）。这样一来，当您的孩子与同龄儿童相处时，就知道如何玩这些物品了。当然，您的孩子可能已经会自己挑东西玩了。但如果没有，您可以选择一两件孩子感兴趣的玩具或其他物品来玩。

以下是关于如何在起步环节挑选物品或玩具的意见：

1. 您选择的物品或玩具应该具有多个部件，或孩子能用不同的玩法玩它。单一玩法或者无法组合的玩具很难用于开展轮流活动，也不容易对其设定主题和加入变化。如果玩具有多个部件或多种玩法（或两者兼具），您和孩子就可以轮流进行一些有趣的活动——这就是控制共享的概念。积木、书本、形状分类玩具、一桶动物玩具，以及内置可以滑落滚球的玩具等都可作为参考。

2. **警告！** 电子类玩具在共同活动中很难得到有效使用，因为孩子将趋向于重复相同的行为。这就难以实施轮流行为，引入活动变化或保持孩子注意力。

> **有益的建议**
>
> 如果您的孩子已经自己在玩物品了，请遵循"进入聚焦灯"的所有步骤。最好的教育时机发生在孩子主导的时候，父母不应加以干扰。（这是真的——已经有研究证实了！）

3. 最后，如果孩子已经在玩玩具了，最好先加入孩子，而不是直接引入新的玩具。正如第五章讨论，加入孩子能够让您跟随孩子的兴趣，而不是诱导孩子转移注意力。因此，您应该选好位置——处于孩子注意力焦点的范围之内，进行互动，并准备好进入主题。您可以加入孩子创设的主题，轮流互动，接着开始引入变化。

4. **警告！** 避免使用孩子极度迷恋或具有高度重复性和程式化玩法的玩具。如果孩子玩的玩具符合上述情况，或者孩子的玩法比较特殊，并表现出独占情绪，那么想要发展共同活动就会极度困难。有时孩子可能会配合——尝试总没有坏处——但如果孩子抵触您的参与，或者执意坚持自己的方式，那么这个行为模式对您的孩子来说就很难改变。

> **有益的建议**
>
> 有时候，孩子会把偏爱的小东西一直握在手里，但会在玩其他玩具的时候放下。如果是这样，您仍可以将共同活动开展下去，这些物品并没有造成妨碍，您也无须控制它们。但如果孩子把所有的时间都花在拿着或操控所爱的玩具上，您也无法转移他的注意力，那么藏起这些令人沉迷的玩具也许是个好主意。把孩子偏爱的玩具放到他够不到的地方，只允许孩子在特定的时间玩，比如在车上、就寝、在高脚椅上等待开饭，或者您准备晚餐的时间。

5. 如果孩子对物品完全没有兴趣，怎么办？您可以回到第五章，尽您所能先建立起感觉社交常规。打好这个基础后，再开始引入因果型的物品游戏。这种游戏是指您对玩具做个动作，或者用玩具做一个"特效"——也就是说您利用玩具做有趣的事情。例如，您可以玩追逐游戏（一种感觉社交常规），但在快结束的时候捡个球，带着它继续追孩子，然后把球扔进篮子里！还可以在进行与舞蹈有关的感觉社交常规中，摇晃一下您和孩子都喜欢玩的沙铃，然后作为游戏环节的一部分，把它递给孩子，让他摇晃。注意在描述这些利用物品的共同活动时，我们打破了在感觉社交常规中不允许孩子玩物品的规定。这是因为，我们现在是将轮流行为贯彻到基本的感觉社交常规中去，并培养孩子对共享式物品游戏的兴趣。换而言之，您可以利用熟悉的感觉社交常规发起活动和设定主题，接着用物品作为改变主题的道具（变化）。

◙ 步骤 2 小结

如果您已经开展了上述活动，您将会发现物品或玩具游戏是共同活动的主旋律。检验下您是否同意下面活动清单里大部分的陈述内容。如果答案为是，那么您已经具备了在共同活动中实施轮流行为和教学的重要技能——这些知识将会在步骤 3 中用到。如果答案为否，您可以在日常游戏和照顾中展开实践，直到发现一些符合每一项陈述的活动为止。

活动清单：我是在和孩子进行共同活动吗？

——孩子使用的玩具或物品其他同龄儿童也在用。

——这些玩具或物品有多个部件，可供在游戏中共享。

——这些玩具或物品有多种玩法，以防孩子重复同样的动作。

——任何带有开关键的机械玩具或物品已移走并收好，或者已取出电池。

——与孩子面对面，并让他保持舒适的坐姿或站姿——坐在地板上、合适的椅子里，或者站着时，桌子高度适合孩子玩耍。

——在游戏过程中遵循孩子的兴趣，加入孩子，模仿或完善孩子的行为。

——在活动过程中，我清楚地意识到这四个环节——活动开始、设定主题、加入变化和妥善结束。

凯莉的父母想到了那些孩子喜欢玩，而且有助于开发共同活动和轮流技巧的各种物品。他们决定只用有多个部件的玩具进行试验。他们重新整理了凯莉的玩具，把多部件的物品或玩具摆出来，其他的放到壁橱或储藏室里（暂时）。家里的游戏区就剩下塑料积木、动物拼图、记号笔、贴纸、橡皮泥、装扮娃娃的用品（项链、钱包、帽子、手链、太阳

镜)、农场动物玩具和玩具鼓了。凯莉的父母决定再加入她最喜欢的书和一些新书，因为他们希望和孩子一起开发、分享这一兴趣。他们预想可以和孩子一起轮流翻书。他们把每一件玩具都装进透明的塑料鞋盒里，这样各个部件都不会遗漏，而且在孩子和父母挑选玩具时也方便孩子看到。这样的话，他们可以鼓励凯莉在取东西的时候向父母求助，也避免孩子因一次有太多选择而不知所措。他们发现这种做法从一开始就有利于游戏的组织，因为父母和孩子可以一起挑选要带到桌子、沙发或地板上的鞋盒。同样，在收拾玩具的时候，父母也可以利用鞋盒近距离地展示如何收纳，并在挑选下一个玩具前把鞋盒放回架子上。

拉希德怎么样了？ 在对照步骤 2 中的活动清单后，拉希德的父母决定把孩子的电子玩具收起来。当拉希德沉迷于这些玩具的声响和灯光时，父母很难吸引孩子的注意力；除此之外，孩子在这些玩具上花的时间越多，对手臂挥舞和身体摇摆的动作就越投入。但是，拉希德的父母已经意识到，儿子可能需要他们的鼓励和帮助来培养对非电子类玩具的兴趣。在开始共同活动之前，他们陈列了不同的玩具和物品来确定他的喜好。他们观察到拉希德玩了滚珠轨道玩具（把滚珠放在顶部，然后看着它顺着轨道滚下来），把桩子套到底板上去，以及触摸了有纹理的书页。孩子会注意到并似乎喜欢玩一些非电子类玩具，这一现象让拉希德的父母兴奋不已。此外，他选择的那些玩具含有多个部件（滚珠、桩子、书页），可供游戏时触摸、递交、轮流玩和模仿。现在拉希德的父母对如何与孩子开展共同活动有了初步的构想，并对照这些新模式重新回顾了步骤 2 中活动清单的问题。

步骤 3：设定主题

原理 您需要在游戏中创设一个主题——您和孩子可以围绕着这个主题轮流活动，让游戏成为共享式的互动——以便游戏真正成为共同活动，轮流行为也得以出现。如果主题是孩子设定的（比如拿着擀面杖去滚橡皮泥，来回开动玩具汽车，或者开始堆积木），您可以跟随孩子做相同的事。轮到您的时候，您可以简单地用玩具的其他部分模仿孩子的行为。例如，您可以在孩子做完一个动作后，模仿他往积木塔上再放一块积木，用另一根擀面杖滚橡皮泥，或者把另一只球塞进管子里。

◙ 孩子不愿意主动，怎么办?

如果您的孩子不愿意主动，或者您想展示一件新玩具，您可以先玩给孩子看，然后把玩具交给孩子。或者您演示了玩法之后，也给孩子一件同样的玩具，然后帮助孩子重复您刚才的动作。例如，在玩橡皮泥时，您可以用饼干模具压出一个形状，然后给它命名，"这是一颗星星。"在第一轮活动时，您已经设定了主题：向孩子展示如何用模具做出形状，并向孩子的词汇库提供新词。如果您的孩子喜欢泡泡，您可以鼓起腮帮吹出气泡，这样可以抓住孩子的注意力，并有机会展示这个动作。接下来，您可以先说出"吹"这个字为动作命名，然后在吹出泡泡之后说"泡泡"这个词。最终，您会找到可以和孩子轮流进行的共同活动。

◙ 活动：在轮流行为中为物品和行为命名

大多数父母已经自发地在游戏中加入描述行为的词汇了。这种增加词汇、加入音效和命名物品、动作的方式值得赞扬。但对 ASD 孩子来说，保证语言的简单至关重要——最好和孩子的用语基本一致，这在本书第十三章中会有更详细的说明。如果您的孩子还不会说话，那您的语言要保证简短、直接。例如，如果活动中出现了橡皮泥，您可以用"泥"、"开"、"滚"、"推"、"戳"等词和饼干模具的造型（如"方形"、"圆形"、"树"、"飞机"）为物品和行为命名。合适的三字动作和短语可能包括"打开它"、"切开它"、"推方形"、"拿出来"、"放进去"、"蓝色的"和"放顶上"等。

有益的建议

为了学会轮流行为，您的孩子需要观察轮到您时您的动作。如果他看起来并不关注，您应该调整到与孩子面对面的位置。可能的话，把物品放到您的面前，这样孩子就可以同时看到您的脸和物品了。您可以迅速拿起一个玩具，说"轮到我了"，做好动作，再放回玩具。您无须担心后果，因为这通常会引起孩子的注意。一开始由于不知道游戏规则，您的孩子可能会紧张不安，但如果轮流行为的间隔短，加上您用完玩具马上放回去，您的孩子会逐渐适应这种轮流模式。

以下是进行共同活动时的参考用语：

1. 在玩玩具的过程中，当轮到孩子时，您先想好如何命名物品或活动素材，然后在孩子握着、触摸或伸手去够的时候，大声说出它的名字。您和孩子在对物品做些简单动作的时候，也可以这么做——"放进去"、"拿出来"、"摇"、"滚"、"撞"、"开"、"关"、"写"、"拍手"、"跳"、"往上"和"向下"等。轮到您使用物品的时候，也重复这些词。

2. 在玩不含物品的社交游戏时，您也可以这么做。在唱歌和运动游戏里，会出现哪些动作、姿势和身体活动呢？抓住机会，为这些动作命名吧。

◙ 步骤 3 小结

在最初几轮活动中，主题似乎有点重复，但这是必要的——如此孩子才能理解接下来发生的事，并学会在轮到您时耐心等待。然而，主题的设定应有趣，且不用等多久就能轮到孩子。一旦您和孩子掌握了要领，活动会带给人均衡感，即双方轮到的次数大致相当。在游戏中，同伴间是平等的关系。

检验下您是否同意下面清单里大部分的陈述内容。如果答案为是，那么您已经具备了在共同活动中实施轮流行为和教学的重要技能——这些知识将会在步骤 4 中用到。如果答案为否，您可以在日常游戏和照顾中展开试验，直到发现一些符合每一项陈述的方法为止。

活动清单：共同活动的主题是什么？

——我在游戏时发现了一些物品和活动，它们可以为我和孩子的轮流行为
　　创造条件。

——轮到我时，我会跟随孩子并模仿他 / 她的行为。

——轮到我时，孩子的注意力集中在我身上。

——在游戏期间，我使用简单的词语来为物品和动作命名。

——当我和孩子一起玩耍时，我们以平等的同伴身份轮流活动，创设主题。

　　凯莉怎么样了？ 对凯莉的父母来说，最大的挑战是如何在不惹恼孩
子的前提下实施轮流行为。他们继续与凯莉练习开始环节——帮助她取
下想玩的鞋盒，并在桌上或地板上摆好活动素材。凯莉逐渐习惯了这一
模式，也意识到父母是来支持她的兴趣的——玩耍和享受乐趣！摆好素
材之后，凯莉的父母不确定如何在活动中继续参与或做出回应。他们极
度渴望和孩子一起玩，并向孩子展示她可能爱玩的东西，但他们不希望
轮到自己时凯莉会不开心。

　　因此他们回顾了第四章，并仔细研究了跟随孩子和利用行为模仿拉
近同伴关系的策略。玩具都已经装在鞋盒里了，取出来很容易；多部件
的玩具可以让父母准确地模仿凯莉之前的动作：放入下一片拼图，堆上
下一块积木，敲击玩具鼓或者用记号笔在纸上涂鸦。他们继续为物品以
及动作命名："奶牛，放进去。""积木，叠上去。""咚咚锵。"或者"马
克笔。还有纸。取下笔盖。画，画，画。"他们还开始留意游戏节奏以及
游戏带给凯莉的意义，因为他们想确保轮到自己时能够吸引凯莉的注意
力，而不是让孩子觉得这是一次不愉快的经历。他们认为自己的轮流行
为内容要有趣，节奏要快，目标要明确，因此轮到他们时，他们快速行
动——放入一片拼图，在塔上堆一块积木，敲一次鼓，或者在纸上涂一
次鸦。此外，他们还开始试验新的动作、姿势和音效，以期丰富轮流行
为，例如拼图的时候发出动物声音，从地面"发射"积木并降落到塔上，
或者在纸上画（凯莉最喜欢的）星星和爱心。

很快，当轮到父母时，凯莉开始更关注他们的行为，对游戏中发出的声音或特效报以微笑或大笑，最终在轮到自己时模仿父母的动作。她更喜欢父母的游戏。有时候，她还是会按照自己的方式玩玩具，也不会马上被父母的创意吸引，但这些已经不再困扰他们了。即使事态开始恶化，他们对自己的"补救措施"仍然很有信心，并在逐步实施更多有趣的轮流行为之前，采取提供帮助、模仿孩子和解说游戏的策略。试验成果是凯莉的父母开展了一系列常见的主题活动，并设计了自己和孩子都能完成并能从中享受乐趣的游戏动作。

步骤4：详细阐述共同活动——加入变化

原理　当我们玩耍时，我们选用一种想法或主题，并在玩的时候加以重复，但我们不能一直坚持或受限于用相同的方式重复同一个主题。游戏的自然规律是先设定主题，过段时间加入趣味或娱乐的要素，富有创造性地丰富这个主题。创造性游戏也正是基于此。前一分钟孩子们可能还在玩过家家，转眼间他们就成了挽救大局的动作片英雄，在房间里飞来飞去。或者一开始的游戏是用手挤橡皮泥，结果变成做橡皮泥动物，并让它们跑起来、跳起来或从桌子一端爬到另一端。孩子们的游戏通常随着时间推移开始升级，而我们希望ASD儿童可以与同龄人一样参与创造性游戏，并在游戏中贡献、实施他们的想法。这就是他们学习不同概念——假扮游戏、角色扮演，以及利用日常物品展现惯例或习惯的行为——的方式。向最初的主题加入活动素材、想法或行为的过程称为变化活动或丰富活动。它强调一项活动的不同方面，以便孩子学习不同的观念，包括有多种用法的物品（弹性游戏）；这有助于开发孩子的创造力和想象力，还能避免活动变得无聊，以便孩子继续学习。

▣ 活动：尝试不同的方式来变化、丰富主题

变化、丰富主题时并没有所谓的正确方式。事实上，唯一"错误"的方式，是您开始主导游戏，并期待孩子模仿您引入的每一个新动作。您要做的是先确保主题的合理设定（您做了反复的演示），您跟随孩子的次数也应该与

孩子模仿您的次数相当。如果不容易想到如何变化活动，那么在孩子看着您的时候，您可以用相同的活动素材做些不同的动作；如果孩子并不模仿您的行为或正做些其他尝试，那么帮助她做您刚才的动作。记得在孩子尝试时予以表扬。接下来，您可以让孩子利用活动素材尽情发挥。

以下是关于如何变化主题的意见：

1. 加入新的活动素材。在轮流玩过玩具或物品后，开始往游戏中加入更多物品，并向孩子展示如何利用它们来丰富主题。例如，假设主题是用记号笔在纸上涂鸦，您可以加入另一支不同颜色的记号笔；加入一些粘贴纸，粘在纸上，然后上色；或引入粉笔，并向孩子展示如何用粉笔做记号。

2. 变化动作。在轮流开展了某一行为后，对它稍微做些改变。例如，假设主题是堆积木，您也已经设定了轮流往积木堆上放积木的主题，那么接下来可以将积木排列开来，而不是继续堆。然后就可以把积木当作道路，在上面推着玩具汽车。

3. 为您的动作增加更多的步骤。例如，假设主题是拼拼图，您和孩子也一直轮流从盒子里取出一片拼图放上去，接下来您可以引入的变化是把拼图都拿出来摊在桌上，然后在放拼图之前相互展示、命名拼图。如果孩子已经可以提简单的要求和说出拼图的名字，那么另一种变化是，双方可以向对方要求某一片特定的拼图。

◘ **步骤 4 小结**

如果您已经遵循要求开展了上述活动，那么您将获得改变、丰富共同活动的不同策略。检验下您是否同意下面清单里的大部分陈述内容。如果答案为是，那么您已经具备了在共同活动中实施轮流行为和教学的重要技能——这些知识将会在步骤 5 中用到。如果答案为否，您可以在日常游戏和照顾中展开试验，直到发现一些符合每一项陈述的方法为止。

活动清单：我是在变化、丰富共同活动吗？

——我知道如何向最初与孩子一起设定的主题中加入新的活动素材。

——我知道如何向最初的主题中加入新的动作。

——我知道如何向最初的主题中加入新的步骤。

——我的孩子看起来很适应这些变化——和物品玩耍，不时地微笑，专注于游戏，平静、感兴趣或开心／兴奋——而且愿意继续轮流行为。

拉希德怎么样了？ 为了替代电子类玩具，拉希德的父母摆出各式各样的其他玩具，以确认孩子可能喜欢的玩具类型。结果，拉希德选了滚珠轨道玩具、趣味桩板和一本触觉训练书。于是父母用这些玩具发起与拉希德的共同活动。每次由拉希德选择想玩的玩具，然后他的妈妈模仿他的动作以建立轮流行为，并确定最初的主题。在玩滚珠或桩板玩具时，双方可以轮流把物品放入洞里或从洞中推出；看书的时候，拉希德不停地翻页，乔斯琳则触摸书上的纹理，并在孩子翻页后指向书中的图画。此外，她还为游戏过程中出现的每一件物品、每一幅图画和每一个动作命名，"推滚珠""放桩子""更多滚珠""翻开书""翻页""有一只老鼠""摸着软软的"诸如此类。

接着，乔斯琳想到，延伸游戏主题可能会增加孩子对活动的兴趣，并延长活动的时间。她决定从加入游戏素材开始，这样就不会打断或改变拉希德已经习惯并觉得有趣的行为。轮到她玩滚珠轨道玩具的时候，乔斯琳向拉希德演示了如何用榔头击打让滚珠滚下斜坡。每次轮到自己时，乔斯琳都会用新素材重复这个动作，但拉希德还是照旧用手把滚珠推下来，因此她加入了音效来夸大动作，并在滚珠击打速度和力道上分别做了快、慢、轻、重的变化。示范了几轮榔头的用法后，她把榔头递给拉希德，并帮他握着榔头快速地击打滚珠。她让孩子交替地使用手和榔头，这样拉希德就不会因为新主题过难而失去兴趣。乔斯琳还不时地让孩子在"滚珠"和"榔头"，"敲"（用榔头）和"推"（用手）之间做选择，以便让拉希德感觉到互动和轮流行为之间的平衡。乔斯琳继续在游戏中命名每一件物品和每一个动作，以帮助拉希德理解并模仿那些与他想做的事有关的简单词语。

在活动素材（如榔头）的加入取得成功后，乔斯琳决定尝试引入其他新动作。一开始，她向孩子演示了与桩子有关的动作。比如，她并没有用榔头敲桩子，而是示范了如何用两端的接头将桩子堆叠成塔，并在达到合适规模后，将塔从桌子的一边推到另一边。拉希德没有预料到这个变化，但他专注地观察着五颜六色的塔从妈妈那一边的桌子推到他面前。乔斯琳念了"推"这个词，然后帮孩子把塔推回她的位置。接着她又往塔上加了一个桩子并开始推起来，这一次她帮孩子做出相同的动作。这样经过了几轮后，拉希德开始兴高采烈地边笑边自己推起塔来，直到塔太高以至于推不动，散成了几块为止。但乔斯琳一点也不担心，因为现在她有另一个可以命名的动作——"啊哦，桩子散掉了"——以及重新发起多主题的共同活动的机会了！

步骤 5：结束共同活动，并过渡到另一个活动

原理 您和孩子玩了一段时间后，肯定会发生下面三种情况中的一种。不是孩子的兴趣减弱，就是您的兴趣减弱，或者您想不出其他可以做的事，游戏也变得重复乏味了。如果再没有什么可教孩子，或者您和孩子已经失去了兴趣，就到了收拾玩具并过渡到其他活动的时候了。这就是结束环节。理想的结束方式是，双方中有一方表现出结束的意愿，而您作为玩伴需要配合：在结束过程中跟随孩子，但也要提供引导。

▣ 活动：在活动结束和过渡环节保持平衡的伙伴关系

以下是关于如何结束共同活动并开始新活动的建议：

1. 如果您发现活动出现了失去教育潜能的迹象，您可以做出类似"都做完了吗？我们要不要结束？"的提议，并拿出装玩具的盒子，把一件物品放进去，同时鼓励孩子也这么做。您和孩子一起把所有物品收好，一起扣上盒子，并把盒子放回原处，接下来就可以过渡到新活动了。

2. 或者您的孩子会自己示意他已经玩够了。如果您的孩子拒绝继续玩物品，把它们推开，开始要离开，变得无精打采、不感兴趣，或者重复同一动作，导致轮流行为无法继续，这就意味着到了结束活动、帮忙清理的时候了。

一些孩子在学会常规流程后，可能会自己说"结束了"，或者开始收拾玩具并与您一起完成结束环节。

3．如果共同活动变得相当重复乏味，但您的孩子还想继续玩，您可以提供一个吸引孩子的新活动，以保持她与您玩耍的积极性。在孩子仍在重复玩第一件玩具的时候，您可以向她展示新玩具。把玩具递给她，示范玩法，让孩子感觉玩具非常好玩。观察孩子是否会伸手要玩具——如果会，做个交易，递给她新玩具并收走旧玩具（快速离开孩子视线）。这一方法很可能会奏效，这样您就处于新一轮共同活动的起步阶段了。如果这个方法不管用，您的孩子抗议，不要放弃，再给她一两件物品（但必须是最少的量），过几分钟再用另一件玩具进行尝试。最终您的孩子就会玩厌旧玩具。

4．当您过渡到下一项活动时，怎么判断是用物品开展感觉社交常规还是基于物品的共同活动常规呢？我们建议您可以反复进行感觉社交常规和基于物品的共同活动常规以保证活动的生动、多变。在您想要激发、优化孩子的学习动力时，感觉社交常规是最好的选择。但有时，孩子会偏好其中的一种形式。如果孩子更喜欢基于物品的共同活动常规，您可能需要尽量增加感觉社交常规；如果孩子不喜欢物品，您需要逐渐增加基于物品的共同活动常规。随着时间的推移，孩子的游戏会变得更加成熟、复杂，您会发现自己开始自然而然地在基于物品的共同活动常规中，融入越来越多的社会性沟通。长此以往，这两种常规活动自然会变得越来越相似。想想学前班孩子所玩的假扮和人偶游戏，游戏过程中的社交要素数量并不少于基于物品的行为。不管怎样，从学前班到幼儿班，学校课程对两种类型的活动均有涵盖。自由活动通常包括更多基于物品的行为，而圆圈时间一般包括唱歌、手指游戏和其他感觉社交常规。看书活动和假扮游戏通常会将两者结合。您要确保孩子使用的游戏模式，其他同龄儿童也在使用。无论是感觉社交常规还是基于物品的共同活动常规，您都要在此期间让孩子为获得团队学习经验做好准备。

◨ **步骤 5 小结**

如果您已经遵循要求开展了上述活动，那么您已经开发了共同活动中的所有阶段和步骤，并且准备好了几个可供您和孩子进行日常玩耍和分享的活动模式。检验下您是否同意下面清单里的大部分陈述内容。如果答案为是，那么您已经具备了在共同活动中实施轮流行为和教学的重要技能。如果答案为否，您可以在日常游戏和照顾中展开试验，直到发现一些符合每一项陈述的方法为止。

活动清单：我是在结束共同活动并过渡到下一个活动吗？

—— 我知道在共同活动中孩子何时开始失去兴趣。

—— 我知道对于孩子的学习而言何时活动变得太重复或过度，或者刺激不足。

—— 我的孩子会在共同活动结束时帮我清理。

—— 如果我的孩子抗拒结束活动，我会采取补救措施（提供选择、启用新玩具和交换活动素材）来帮助孩子过渡到下一个共同活动。

—— 我可以帮助孩子过渡到新的共同活动，并保持孩子的注意力和互动。

凯莉怎么样了？ 凯莉对感觉社交常规缺乏兴趣，这一点让她的父母很担忧。没有玩具玩的时候，凯莉似乎对什么都不在意。但父母注意到用物品挠凯莉痒痒时，她非常喜欢，而且最近当父亲在拼动物拼图之前模拟动物叫声时，她也显得很高兴。他们从第五章的阅读中学到，在建立游戏模式时，可以利用物品来增加孩子对人面部和身体的注意力，因此妈妈开始和凯莉轮流用小棒或手敲玩具鼓。几轮交替之后，妈妈用玩具鼓遮住脸，开始玩躲猫猫的游戏。她夸大"嘘"的声音，甚至从鼓后探出脸，伸手挠凯莉的痒痒，这样重复了好几遍。接着，妈妈把鼓放到凯莉的面前，然后边说"嘘"边把鼓拿开，并挠她的痒痒。凯莉高兴地玩了会游戏，但几分钟后开始往后退，像是在示意自己已经玩够了。妈妈做出回应，表示知道凯莉"玩够躲猫猫了"，并拿出一支小喇叭吹了起来。凯莉从没见过这个玩具，所以马上靠近了妈妈，想来拿小喇叭。妈妈示范了几次。每次，她先唱"如果感到幸福，你就吹吹小喇叭"，然后吹出"嘟嘟"声。接着，她把喇叭拿在手里让凯莉去吹，每次凯莉吐气的时候，妈妈就会吹响喇叭并唱一段歌。虽然妈妈还不确定凯莉是否

真的喜欢这首歌，但现在也没什么关系，因为妈妈至少已经可以在更多与物品有关的游戏间隙开展两种感觉社交常规活动了。妈妈同样意识到一天中多次练习这些常规游戏的重要性，这样凯莉会对游戏模式更熟悉，久而久之也会更喜欢它们。

步骤6：开发其他日常活动中的共同活动，促进孩子多领域的发展

原理 所有的日常照顾都具有共同活动的框架。比如说，吃饭时有开始（让孩子坐进椅子里、系上围嘴儿、擦干净手），主题（摆好食物让孩子吃），单个或多个变化（最后您通常在孩子旁边坐下来；与孩子互动；自己吃一些，也可能与孩子分享食物；对孩子的要求和拒绝做出回应；提供杯子以及不同的食物），和结束（问道，"你吃完了吗？"；擦干净脸和手；解下围嘴儿；收回餐盘；将孩子抱下）。

在第五章，我们讨论了在日常照顾期间设法与孩子建立尽可能多的简短社交互动的重要性。把每天的常规都当作发起共同活动的机会，这样有助于您构思开展这些互动的新方式。有时候您很难空出时间，好好坐下来与孩子玩，因此需要弄清楚如何在照顾常规中创建共同活动，确保孩子得到充分的锻炼和足够的学习机会。我们刚刚回顾了吃饭的四个环节，它们分别对应开展共同活动的四个步骤。您可以花几分钟时间，仔细回想一下给孩子洗澡的情况。检验下您能否将这四个步骤（开始/发起共同活动，设定主题，丰富/变化主题以及结束活动/过渡到下一个）与洗澡的过程对应起来。思考清楚后，您再往下读，看看您的理解和我们的"剧本"有何相似与不同之处：

活动开始/发起：进入浴室，放水，脱衣服。

活动主题：入水，擦肥皂并冲洗。

活动变化/丰富：边洗澡边告诉孩子不同的身体部位名称；玩肥皂泡和泡沫；玩浴室玩具；倒水和甩水；戏水、踢腿和吹泡泡；诸如此类。

活动结束/过渡：出浴缸，擦干身体并穿睡衣

那么如何创建我们之前描述的那种互动，以保证孩子在洗澡时真正地参

与其中，并实施轮流行为呢？在开始阶段，您的孩子可以通过以下方式参与：跟您一起走进浴室（而不是被您抱着），帮忙拧开水龙头，伸手感受水温；把浴室玩具扔进浴缸；自己脱衣服，即使只是把上衣拉到头顶，扯掉袜子，或把衣服放进脏衣篮里；她会伸出手或者通过简单几句话来要求您抱她进浴缸（而不是您从背后抱起孩子放进浴缸）。

在主题阶段，您的孩子又该如何参与呢？参考方式：和您轮流用毛巾洗肚子、胸、手臂和腿；递给您肥皂；把洗发乳抹到头上；拿着杯子，方便您装水；把水倒在满是肥皂泡的胸或肚子上。伴随着您的语言和示范，这些都是实施轮流行为的机会。

变化阶段可能最容易构想，因为洗澡通常与玩耍一起进行。这是以来回方式共同玩耍的绝妙时机。试着把肥皂放在孩子的头上，而不是肚子上。有橡胶鸭子玩的时候，还可以把肥皂放在鸭背上（"鸭背上的肥皂！"）。

结束阶段，您的孩子可以：把浴室玩具收好；把肥皂放进肥皂盒；坐下来等待擦干；在您要擦干她的手脚的时候，乖乖配合；帮忙用毛巾轻轻拍湿头发；在肚子或腿上擦身体乳；帮忙梳头发；诸如此类。您可以和孩子一起完成这些常规，帮助孩子丰富语言和社交学习经验。

这会不会需要花更多的时间呢？当然——因为它把您所有的常规都变成了来回的游戏，以及您的孩子能够获益的教学机会。不受框架束缚提供照顾常规会容易得多；毕竟，我们常常只想要洗完了事！如果您在给孩子换衣服、穿衣服和喂食的时候，放录像给她看，那整个过程会既简单又迅速。然而，当您将共同活动的四个步骤和轮流行为的框架融入您和孩子的日常活动中时，您事实上为孩子提供了很多重要的学习要素。您在帮孩子了解接下来会发生的事，整个活动如何开展，什么时候开始，以及什么时候结束。对孩子来说，这就使得日常活动更容易预见，她可以用不同的方式参与其中，而不是被动地接受您的照顾。您在教孩子学习语言、示意动作的含义和日常生活的框架。您在教孩子学习如何模仿，如何观察、实践，如何关注他人，以及有人跟她说话时如何回应。

几乎所有您和孩子一起参与的活动都可以变成共同活动常规：刷牙，让孩子帮忙做饭做菜，穿脱衣服，散步，睡前仪式和郊游。在您或其他照顾者与孩子互动时，很多的学习机会会出现——当它们充斥了孩子的日常生活，您的孩子得到的是全天候的行为干预。可能您也会觉得这样很有趣，因为在互动中您将看到孩子的笑脸，而对家长来说，没有比看到一个快乐、有活力的孩子更令人满足的事了！以下的活动可以帮助您在与孩子的日常玩耍和照顾中，识别潜在的共同活动步骤。

▣ 活动：在日常活动中挖掘共同活动框架

第四章已经讨论过以下六类活动，接下来几天您可以花几分钟的时间观察您和孩子如何进行这些活动：

1. 玩具或其他物品游戏

2. 社交游戏

3. 吃饭

4. 照顾（洗澡/穿衣/换尿片/睡觉）

5. 看书

6. 做家务

以下的建议可以帮助您从共同活动的角度思考日常活动：

1. 想一想您在开展上述六类活动时，如何运用"四步走"共同活动框架。哪些活动包括了开始、主题、变化和结束/过渡环节？哪些活动缺乏这个框架，可以进一步完善？当您确定有些活动可以通过共同活动框架得以完善时，请参考第136页的表格，充分考虑并规划如何为它们制订共同活动框架。（如果您需要更多的空间，可以复印此表）先从列出一张潜在主题清单表开始——包括您在每一步开展的、孩子也可能喜欢的活动。如果您不确定孩子会如何反应，也无须担心。您可以先尝试，弄清楚哪些有效，哪些无效，并据此做出调整。在您确定主题后，发现这个主题的变化因素。接着设想结束环节。您和孩子应该如何结束活动，并让孩子也参与到这个环节中？最后，用相同的方式考虑开始环节。如果您想要孩子期待接下来发生的事并乐意参与，您和孩子应该如何开始活动？

2. 接着，根据您在这个步骤的观察结果，回答以下问题。对六类活动中的每一项来说：

- 我和孩子应该如何发起共同活动？
- 共同活动的主题是什么？在这个主题下，我们应该如何展开轮流行为？
- 我该如何改变、拓展共同活动？在变化阶段，我们应该如何展开轮流行为？
- 我和孩子应该如何结束活动，并一起过渡到下一个共同活动？

以下的具体建议可以帮助您将日常活动建构为共同活动：

1. 看书
- 活动开始：从两本书中选一本，与孩子面对面地就位。
- 活动主题：（轮到孩子时）孩子翻开书，看着您一边用手指着一边命名图片。（轮到您时）您指向下一幅图片并命名。反复几次。
- 活动变化：您加入一些改变——读书时做个动作，或者加入音效，或者数鸭子，或者唱首相关的歌。变化还包括多读几页、增加书页、让孩子指东西、提问题。除非看书活动看起来太重复乏味了，否则您不用绞尽脑汁地去想如何变化。
- 活动结束/过渡：您的孩子帮忙把书放回原位，并选择另一件玩具。

2. 换尿片
- 活动开始：把尿片递给孩子（让孩子知道接下来会发生什么），手牵手一起走到换尿片的地方。在抱起孩子前先让他张开手。
- 活动主题：让孩子递过尿片，擦屁股等。
- 活动变化：当孩子换好尿片还躺着时，做个社交游戏（拍手游戏/"小馅饼"、追逐游戏/"我要抓到你啦"、小蜜蜂游戏等）。
- 活动结束/过渡：您的孩子坐起来，举起手，要您抱他下去；把脏尿片扔进垃圾桶；离开换尿片的地方。

3. 吃饭
- 活动开始：孩子举起手来，要您抱他坐到高脚椅上；帮忙系上围嘴儿；先选好食物和饮料。

- 活动主题：先是孩子，接着是您开始吃饭或喝饮料。
- 活动变化：新食物、新选择，与您分享食物，模仿游戏，使用勺子或叉子，尝试新食物，假装给娃娃或动物玩偶喂食。
- 活动结束／过渡：让孩子把碟子、杯子和勺子递给您，帮忙擦干净手和脸，帮忙擦盘子，伸手要您把他抱下来。

4. 户外活动

- 活动开始：准备好鞋袜，让孩子坐在门边，让孩子帮忙一起穿上外套和鞋袜，开门、关门。
- 活动主题：孩子所选的任何活动。轮流行为可能包括示意您推秋千（应该从前面而不是从后面推，这样您可以与孩子互动，摸到孩子的脚等），来回传球，一起在沙里挖洞，在滑滑梯底部接住孩子，诸如此类。
- 活动变化：下一项活动。
- 活动结束／过渡：把球、铲子或其他工具收好；手牵手进门；脱掉鞋袜、外套，并收好；洗干净手，喝水。

5. 穿衣服

- 活动开始：拿出衣服，放在地板上、床上或其他穿衣服的地方。
- 活动主题：递给孩子上衣并帮他套在头上，等孩子把上衣拉下来穿好，诸如此类。
- 活动变化：新添加的每件衣服。
- 活动结束／过渡：穿好后唱首歌，鼓掌，关上抽屉、衣橱门，照镜子并命名衣服，或其他常规。

◘ **步骤 6 小结**

如果您已经遵循要求开展了上述活动，那您应该对哪些共同活动常规可以融入您的日常活动有了想法或"蓝图"。现在，您更加会觉得，这些活动是让孩子多多参与的机会。在您与孩子展开轮流行为或向孩子传授多种技能时，这些活动起到了框架作用。检验下您是否同意下面清单里的大部分陈述内容。

如果答案为是，那么您已经具备了使用共同活动框架制订计划的能力，可以在日常活动中为孩子创造更多的来回互动式学习机会。如果答案为否，您可以在日常游戏和照顾中展开试验，直到发现符合每一项陈述的方法为止。

活动清单：我可以和孩子开展哪些共同活动？

——我知道如何用孩子喜欢的玩具或其他物品发起一些游戏，或者是不需要玩具的社交游戏。

——我知道应该如何根据主题开展活动，或者做出游戏的关键动作，来逗孩子发笑。

——我知道如何在活动中加入变化，或者加入孩子会喜欢的新素材或游戏动作。

——我知道如何让孩子帮我结束活动，并选择下一项活动。

——我知道在孩子吃饭时，如何应用"四步走"的共同活动框架。

——我为如何在户外活动中应用"四步走"共同活动框架制订了计划。

——我在看书活动中尝试了"四步走"的共同活动框架。

——我会在给孩子洗澡和其他照顾活动中使用"四步走"的共同活动框架。

本章总结

本章着重于引导您在"四步走"共同活动中，利用玩具、社交游戏和日常照顾与孩子排练来回互动模式的"舞蹈"。开发这种与孩子轮流互动的方式，想出这些共同活动来设定日常游戏和照顾的框架，有助于增加孩子的学习机会，让孩子接触更多的知识，增加孩子的社交互动，并让孩子有机会参与、了解日常生活的细节。现在轮到您了——享受乐趣吧！

"四步走"共同活动记录表

例子	活动开始	活动主题	活动变化	活动结束／过渡
玩具或其他物品游戏 玩具火车	选好用哪个火车玩具，坐在哪里。	轮流摆好轨道，连接车厢，并推着火车绕轨道前行。	火车可能翻车、上桥、下桥、穿过隧道，绕着轨道快速或缓慢前行。或者在车厢里或车顶放上人偶或动物玩偶。	把玩具火车和轨道收进盒子，并进行下一项活动。
玩具或其他物品游戏				
社交游戏				
吃饭				
照顾（洗澡／穿衣／换尿片／睡觉）				
看书				
做家务				

重要提示

目标：教会您的孩子在共同活动中的来回互动模式

步骤：

✓ 把重要的活动素材摆在您和孩子之间。

✓ 吸引孩子的注意力！确保在轮到您时，孩子的注意力在您身上。

✓ 解说；命名；加入简单的词语、歌曲和音效。

✓ 利用"四步走"共同活动框架来设计游戏和照顾活动：

- 活动开始／发起

- 活动主题

- 活动变化

- 活动结束／过渡

✓ 在共同活动的四个环节中，始终保持轮流、来回互动的状态。

第七章

会说话的身体

非口语沟通的重要性

本章目标：教您一些方法来帮助孩子：（1）学会用肢体语言来表达需求、情感和兴趣；（2）理解您的肢体语言。非口语沟通（nonverbal communication）是语言（language）和言语（speech）的基础。

为什么非口语沟通（肢体语言）很重要？

说起孩子们的沟通方式，我们大多数人首先会想到语言。然而，沟通远不仅是说话这么简单。在还不会说话时，大多数婴幼儿就可以很熟练地通过他们的眼神、面部表情、手部动作、身体姿势和发声来表达信息，同时也能很好地理解父母的肢体语言。身体会说话！理解并使用非口语沟通让他们认识到，一个人可以选择通过目光接触、姿势动作和发声向另一个人表达想法和情感，而对方也能够理解这些来自于身体，通过空气，进入眼睛，到达大脑的信息。这就是沟通的所有意义。

通过肢体语言，您的孩子开始明白，他能够理解您的想法、情感、要求和兴趣，而且您也能够理解他的。这就是非口语沟通的重要之处：它让您的孩子可以通过一种新的方式来理解他人和表达自己，从而与他人分享自己的内心世界和心理状态。换句话说，你们能够理解彼此给出的细微线索，这在一定意义上意味着理解了对方的内心。通过分享彼此的想法和感受，人类实现了互动。

非口语沟通不只是为还不会说话的孩子提供表达自己的方式。绝大多数语言研究者认为，它也为言语发展提供了至关重要的基础。一旦孩子理解了沟通的存在，言语和示意动作就会被赋予意义。言语逐渐发展成一套附加的沟通系统，这一系统就建立在人类最初的沟通系统之上，即会说话的身体。

孤独症人士身上发生了什么？

孤独症会阻碍个体了解他人的想法。信息可以从一个人的脑子里，通过身体传递到另一个人的眼睛、耳朵里，最终被理解，而孤独症幼儿在学习这一过程时出现了很多困难，这个传递信息和理解他人想法的过程对他们而言就好像根本不存在。许多孤独症幼儿似乎意识不到沟通发生在两个人之间；他们不知道目光接触、肢体动作、说话的声音和面部表情的重要性。一个不理解这些信号所表达的信息的孩子，同样不会去注意和找寻这些信息。有些孩子在父母身边转来转去，尝试着把他们的手伸向东西来表达信息，而有些孤独症儿童甚至并不使用任何明确的信号来表达他们的需要或想法。他们很少主动表达，所以他们的父母需要自己决定什么时候给孩子吃东西、换尿片、让孩子睡觉。另一些孩子可能会表现得很烦躁或难受，但无法表达他们为什么不高兴，所以父母不得不努力地推测孩子的需要。

这为什么是个问题？

当一个孩子完全没有沟通，或者表达了紧张却没有表明原因，那么她的父母很可能会慢慢习惯于替她做决定，这样孩子的生活就会变得太过容易，每件事情都由别人替她安排！为什么要一味地满足孩子的需要，却不激发孩子沟通的意愿呢？

孤独症引起的这些非口语沟通障碍将会严重地阻碍所有的沟通发展，而且会持续很多年——延缓语言和言语的发展，阻碍建立在分享基础上的社会性交往，严重地限制了儿童有效地进行学习。大多数儿童在接受早期干预之前，甚至到 8 ～ 10 岁仍然完全没有沟通，这并非罕见。他们不会说话，没有肢体动作或其他可替代的沟通方式，这意味着他们与同伴或兄弟姐妹之间也没有社会性交往或者互动。

朱莉安娜的父母不知道怎么样才能让他们 2 岁 6 个月的小女儿好好吃饭。吃饭时，她无法安稳地坐在婴儿椅上，总是想拿饭菜和水果，或拿着杯子在屋子里跑来跑去。如果大人试图让她坐到婴儿椅上，她就会尖叫、躺到地上，不愿意坐在上面。因此，为了让她能吃点东西，她的父母会在厨房的矮柜上面放一些食物（主食、饼干、面包等），让她能很方便地拿到，但这也意味着到处都是面包屑和手指印。

当朱莉安娜想要某个东西时，她会用手把妈妈拉到厨房，站在柜子或冰箱前面。但是，在妈妈打开柜子之后，她却无法表达她想要什么，因为她还没有学会用手指物和说话。妈妈需要每次拿出一样东西递给她，如果给她的不是她想要的，她就变得很烦躁并且大哭。因为朱莉安娜还不能用明确的肢体动作来表达她想要什么，她的妈妈可能会给她 10 种不同的食物，以确定她想吃什么。但朱莉安娜总是咬一两口就不吃了，然后又开始上述过程，一遍又一遍。每天，这样的情况都要发生很多次，这对朱莉安娜和她的妈妈双方都造成了很大压力。朱莉安娜的姑姑批评她的妈妈"太惯着她了"，但是朱莉安娜在同龄孩子中偏瘦，妈妈很担心她的营养状况，但又不知道怎么解决这个问题。她希望朱莉安娜能够说出或指出她想要什么。

如何提高孩子非口语沟通能力？

非口语沟通能力（"会说话的身体"）的发展为语言和言语的发展奠定了基础，并且建立了与他人进行双向沟通的途径。您可以用以下五个步骤来帮助您的孤独症孩子发展非口语沟通能力，以更多地表达自身的需求、兴趣和情感，成为更加积极的沟通者：

步骤 1：您少做一些，让孩子多做一些。

步骤 2：等一等。

步骤 3：创造大量的练习机会。

步骤 4：持之以恒。

步骤 5：注意您自己的位置。

在下文中，我们将会详细讲述如何实施以上每一个步骤，告诉您可以尝试进行哪些活动，并提出一些建议，帮助您解决可能会面临的困难。

步骤1：您少做一些，让孩子多做一些

原理 跟其他孩子一样，孤独症幼儿也需要学习使用示意动作、目光接触、面部表情和发声来做出选择、表达需求、分享情感，以及拒绝他们不想要的东西。您变得懒一些，让孩子有表达需要的机会——给孩子机会来选择物品，而不是让他随时能拿到所有东西；给孩子多种选择；或者故意给他一些不喜欢的东西——鼓励他进行沟通。

◪ 活动：想一想一天之中如何鼓励孩子进行更多的沟通

接下来几天内，花一些时间观察您的孩子在以下六种活动中的表现（这些活动已经在第四章中讨论过）：

1. 玩具或其他物品游戏
2. 社交游戏
3. 吃饭
4. 照顾（洗澡／穿衣／换尿片／睡觉）
5. 看书
6. 做家务

下面有一些鼓励孩子进行更多沟通的方法：

1. 在上述每一种活动中，您都要考虑活动的主题，以及如何帮助孩子在活动中做到更多。您可以把他的薄脆饼干分成几小片，让他多次来向您提要求吗？或者在他的碗里只放一点点面包，让他主动要求获得更多呢？您可以在活动中提供更多的选择，以提高孩子的参与程度吗？活动的开始阶段呢？在帮您打开盒子、拿出活动材料、选择用什么物品完成这些活动等方面，您觉得孩子是否可以更投入呢？请记住共同活动的四步顺序：开始、主题、变化和结束／过渡，这些您已经在第六章中有所了解。

> "父母常常会因为孩子没有口语，或者被诊断为孤独症，就认为孩子也没有做事情的能力。父母往往代替孩子做了过多的事情，他们认为这是在帮助孩子，但实际上却在无意中阻碍了孩子独立性的发展以及学习。"

2. 接着，为以上每个步骤都列一份清单，写出在活动中你可以怎样帮助孩子更多地参与（在本章的末尾，我们已经提供了一份表格供您参考）。如果您不确定孩子会做出怎样的反应，那么尝试一下，再根据是否有效做出相应的调整。

步骤 2：等一等

原理 少做一些的方法之一是在您递给孩子想要的东西之前，等待孩子给出线索。先等待孩子出现沟通行为，主动表示他想要什么东西。您将会建立起孩子的很多沟通行为——目光注视、手势、发声，并使您的孩子意识到每种沟通方法都可以传递信息，让她得到想要的东西。

有益的建议

大多数幼儿会同时使用发声、手部动作和眼神与父母沟通，但孤独症儿童倾向于单独使用这些沟通方式。最终您的孩子将学会如何把肢体动作、目光注视和发声结合起来，向您表达他们的想法、需求、情感和兴趣。在第十三章中，我们将讨论如何帮助您的孩子在沟通中把这些行为结合起来。

■ 活动：等待，同时积极地观察孩子给出的线索

当您的孩子明确地表示想要什么时，如要您抱、喝水、玩浴室玩具，或者伸手要拿您从沙发下取出来的一个他最喜欢的东西，您要做的是拿着这个物品放在自己面前并等待，等待一个细微的肢体动作，等待短暂的目光接触，等待孩子发出声音。等待您的孩子做些什么来表示他的要求。希望他可以看您一眼、伸出手或发出声音——这些声音或动作就是孩子愿望或情感的表达。

当您看到这些示意动作或听到这些声音时，快速地把孩子想要的东西给他。

■ **活 动：解决问题，最大限度地减轻孩子的挫折感**

在您等待和观察的过程中，可能会碰到一些问题，以下是有效的解决方法：

1. **如果您的孩子像朱莉安娜一样用哭闹和尖叫来沟通，该怎么办？**此时，继续等待只会让哭闹更严重。如果您的孩子用哭闹进行沟通，那么您需要在他有这种念头或开始哭闹之前就开始为他提供选择。如果孩子靠近您要您抱他，那么注意，在孩子哭闹之前就俯下身子，并且向孩子伸出您的双手。当孩子也把手伸向您时（这就是一个肢体动作），立刻抱他起来。

朱莉安娜的情况该怎么处理？朱莉安娜的父母开始主动把她带到储物柜前。在朱莉安娜做其他事情的时候，他们会从储物柜里拿出 3 ~ 4 种她喜欢的食物，并把这些食物放在桌子的边缘。然后他们会找到朱莉安娜，拉住她的手对她说些诸如"我们去吃点东西吧"这样的话，接着他们一起走到厨房里，父母会在朱莉安娜旁边蹲下来，并指向食物，说："你想吃什么？"当朱莉安娜伸手朝向其中某一种食物时，父母就会把它拿到她的面前，但是到一半的时候停下来，这样她就必须再次伸手朝向这种食物。一旦朱莉安娜伸出手，他们马上就会把食物给她，因为朱莉安娜已经用"伸手"这一动作进行了沟通。

2. **如果孩子只是站在那里什么也不做，该怎么办？**拿出孩子最喜欢的一样东西，蹲下来与孩子面对面，把这个东西给孩子，但中途停下，说："您想要小兔子吗（或其他喜欢的玩具）？"当孩子伸手拿这个东西的时候，说："是的，你想要小兔子。"然后把兔子递给她。此时，孩子已经使用肢体动作——伸手——进行沟通了。

步骤 3：创造大量的练习机会

原理 为了让您的孩子学习如何使用他的身体进行沟通，他需要大量的练习。您与孩子在一起的每时每刻都可以创造许多机会，只要不忽略他的需求，同时要寻找一些方法，在给他物品时制造一点障碍，让他需要与您进行沟通。以下是一些可以激起孩子沟通欲望的建议。

◨ 活动：在将东西给您的孩子之前，创造性地制造障碍

激起孩子的沟通欲望有以下一些方法：

1. 当孩子要您抱时，先伸出您的胳膊但不抱起他——等孩子对您做出反应，如看着您或伸出他的胳膊，这时再把孩子抱起来。

2. 当您的孩子要喝水时，在他的杯子里倒一点水，蹲下来与他面对面，把杯子举到你们面前——等孩子看着您、发出声音，或者伸出手，这时再把杯子给他。

3. 创造一些情况让孩子需要您的帮助。有时孩子不需要寻求任何人的帮助就可以拿到他们需要的所有东西，如果您的孩子也是这样，您可以把他最喜欢的玩具、杯子、点心或者其他物品放在他看得见但够不到的地方（柜子上或带盖子的透明容器里），这样一来孩子必须通过寻求您的帮助，才能够得到她想要的东西。然后会怎么样呢？您的孩子可能会把手伸向柜子，可能把您拉到盒子前面，也可能站在那里发脾气。您可以说："你想要什么啊？"如果您的孩子伸出手去够或者指向物品，做出要您抱的动作，发出不是哭闹或发脾气的声音，或者看着您（这些都是在寻求帮助），那么您可以一边把东西拿下来一边说："你想要（物品的名称）。"然后把东西给他，同时说："给你（物品的名称）。"

4. 如果您的孩子站在那里，但没有做出任何沟通的动作，您可以帮助他使用身体表达一个明确的要求。您可以拿着孩子想要的东西靠近他，引诱他做出伸手的动作（"想要 [物品的名称]？"）；伸出您的胳膊以诱导孩子做出举起胳膊的动作，表示要您抱（"要抱抱？"）；或者蹲下来与孩子面对面，视线高度与孩子保持一致（"你要什么？"），以吸引孩子看您一眼或发出某个声音。如果孩子以目光接触或发声而不是吵闹来回应您，那么您可以立刻把孩子抱起来，或者把想要的东西给他。

5. 如果您的孩子用哭闹来表示想要某件物品，并且躺在地上，准备发更大的脾气，您可以伸出胳膊表示要抱她，等她也伸出胳膊时就把她抱起来，并靠近她想要的物品，等她做出伸手的动作。如果孩子没有伸手或做出其他肢体动作，您可以用不抱孩子的那只手拿起物品，并且举到孩子够不到的地方继续等待孩子与您的目光接触、做出伸手动作或发声，然后再给她。或者，在您的孩子还躺在地上的时候就把物品从柜子上拿下来，并稍微靠近孩子一些，引诱孩子伸手，再把物品给她。因为您每次都是在她有了肢体动作、发声或目光接触后就立刻把物品给她，她会明白这些非口语沟通方式可以让她得到想要的玩具。

6. 当您把物品递给孩子的时候，它可能仍然在密闭的容器里面，孩子需要再把它还给您，让您帮忙打开。如果他没有很轻易地每次都把容器再还给您，您可以伸出手说，"要帮忙吗？"这样他很有可能把容器递给您。如果他还是没有给，那么就帮助他把容器放到您张开的手里，然后打开盖子，并且立刻还给孩子，说些如"给你（物品的名称）"之类的话。

7. 不要直接从柜子上拿一个孩子喜欢的小食盒，而是拿出两个，其中一个是装着孩子不喜欢的食物的盒子。把两个盒子举到孩子的面前，引诱您的孩子伸出手朝向或者碰到她想要的那个。或者把她不想要的那个递给她，当她开始表示反对或者拒绝的时候，您可以一边收回孩子不喜欢的那个盒子，一边说"珍妮说不要"（同时用力地摇头）。然后立即把她喜欢的那个盒子递过去，当她伸出手的时候，您说："珍妮说要，麦圈圈！"同时点头表示肯定，然后给孩子倒食物。这样珍妮就已经通过非口语沟通表达了两种情感——拒绝（protest）和要求（desire）。

8. 不要反复地跟孩子玩摇摆、挠痒或拥抱的游戏，而应每次只玩一下就把孩子放下来，然后期待地看着孩子，等一会儿，看看他是否会回来要求再玩（"还要摇吗？"）。如果孩子这样做了，就有了肢体语言！马上再玩一次（"是的，伊桑想要再摇！"）。如果孩子看着您而并没有其他动作，您也要马上做出反应，继续和他玩。如果孩子只是站在那里而并没有以任何方式进行沟通，您可以弯下腰，伸出您的胳膊，等着孩子也伸手朝向您。如果他这样做了，就继续跟他玩摇摆的游戏。如果孩子仍然只是等着而并没有其他反应，您可以走过去，再次跟他玩摇摆或其他游戏（"摇啊摇！"）。玩几次之后再停下来，然后像之前一样再次伸出您的手，等着孩子，看看他是否会把手伸向您，看着您的眼睛，或者发出一个声音，表示他想要您重复这个游戏。

9. 不要重复吹泡泡、气球、风车或者玩发出声音的游戏，而应只玩一两次，让孩子觉得有趣。然后准备好玩第三次，但是要先等待！站在那里，把吹泡泡的工具或其他玩具拿近您的嘴边，盯着孩子的眼睛，问，"吹？"并稍微做出吹的动作，但并不对着玩具吹。这时孩子可能会看向您的眼睛，可能会尝试做吹的动作，也可能会伸出手、微笑或者发出声音。如果孩子做出其中任何一个动作，您立刻就吹手中的玩具。重复这个游戏，在吹之前等待孩子做出沟通行为，但是也给孩子几次"免费的享受"（即孩子没有做出沟通行为也跟她继续玩），这样游戏过程就会变得比较容易，而不是很难完成，孩子也可以得到大量正强化，来保持她继续游戏的积极性。

10. 在餐桌旁吃饭和吃点心是练习的绝好时机。先把食物拿到您和孩子面前，等他以某种方式与您沟通后再把食物给他，或放在婴儿椅的托盘里。在婴儿椅的托盘里只放几片脆谷乐（一种谷物点心），而不是放满，这样孩子就需要多次向您表示还要。每次只给孩子的杯里倒一点点牛奶或果汁，而不是倒满，这样他就必须多次表示要求。不要帮孩子把水和点心都准备好让他自己吃，而是把所有食物和饮料都拿出来让孩子进行选择和要求。

本章接下来讨论您如何逐渐开始要求孩子做出更加丰富的沟通行为——例如，用手指指物而不仅是伸出手，或同时使用肢体动作和发音。当前的目标就是帮助您的孩子通过学习使用简单的非口语沟通方式，如目光接触、发声、伸手、朝向他人的微笑和其他的身体动作等，最终发展出"会说话的身体"。

"我们在吃饭时使用这些技术，但究竟应该做到什么程度来促使孩子做出回应，我们总是很难确定。（因为）他体重偏低，我们不想减少他的营养摄入。一个有益的建议是，可以在孩子提出要求之后再给他食物或饮料，但是如果他没有表示想要什么，我们可以给他一些他不太喜欢的东西。这样做既可以帮助我们坚持下去，又不用担心他体重下降。您也可以在吃小吃或甜品而不是正餐时使用这个技术。"

有益的建议

想一想，当您的孩子想要某些事情发生时，他/她可能会使用的行为：

* 想得到您的注意：抬起双臂；抬头看着您；发出一个声音；触碰或拍拍您；拿着一个东西给您看。

* 想要东西但拿不到：指向或要求得到这个东西；给您一个盖着盖子的容器，让您打开；看着物品并伸手够。

* 表示拒绝或者"做完了"某件事情：把物品给您；把物品放在桌子上或放到盒子里；摇头；说"不"或"做完了"；把东西扔到一边（如果可以扔的话）并离开。

以下是更多的建议：

1. 不要一下子把所有浴室玩具都倒进浴缸里，而是一次只给一两样，同时说出每个玩具的名称，并且等待孩子表示要求后再给他玩具。

2. 不要把孩子的玩具全部拿出来给她玩，而是把一些玩具放到透明的盒子里（带有密封性好的盖子），并把这些盒子放到架子上，让孩子自己选择。在她拿到一个盒子后，等待她做出某个非口语沟通行为，表示需要您帮忙打开盖子。您可以伸出您的手，问她是否需要帮忙。

3. 不要一下子把拼图的所有零片都倒下来，而是拿着所有的零片，一次只给孩子一个，同时说出每一个的名称，或者让孩子在两个之间选择（"要熊还是马？"），以诱导孩子做出伸手、目光注视或其他非口语沟通的行为（不要求孩子每次都出现上述行为）。在孩子拿到零片的时候，说出它的名称："熊！你想要熊！"游戏中您可以四处地放少量零片作为给孩子的"赠品"，孩子只要看着它们就可以得到它们（"给你小猪！"），以保持孩子参与游戏的积极性。玩任何由多个部分组成的玩具时都可以这样做。

4．在给孩子换尿片的时候，先把尿片给她，让她拿着，您准备好后向孩子要尿片（伸出您的手说，"给我尿片！"）。如果她没有把尿片给您，您就自己把尿片拿过来，同时说："给我尿片。谢谢你，这是尿片。"在准备出门前给孩子穿鞋子时，让孩子面向您坐在地板或沙发上。把她的鞋子和袜子放在你们之间，让她按照您的要求（"把袜子给我""把鞋子给我"），把鞋子和袜子一只一只地拿给您（必要时给她帮助）并给她穿上。要像第四章建议的那样，一边穿一边描述。穿衣服的时候，也让孩子根据您的要求把衣物一件一件地递给您。必要时给予帮助，并且一边穿一边描述。

5．在给您的孩子洗澡的时候，要求他把手和脚一只一只地伸过来。向孩子要沐浴露和澡巾。向孩子展示玩具之后再给他。你们在玩每一件玩具时您都要说出它的名称，给孩子提供一些选择，或在必要时给予帮助。以这种方式完成所有的日常生活自理活动，可以让您的孩子积极地参与到活动中来，吸引孩子对您的注意力，并且主动对您做出反应，而不是在整个过程中做一个被动的参与者。

> "我的儿子开始的时候不愿意帮忙穿衣服或涂抹沐浴露，但是一边描述一边引导他让我们达到了目标，他愿意参与这些活动了。"

前面我们已经描述了许多方法，您可以用它们来帮助孩子发展"会说话的身体"，教会她使用自己的身体进行沟通，但是当她那样做的时候，您应该如何反应呢？使用您的身体和您的声音。根据孩子的沟通意愿做出合适的反应——做他要求的动作或给他想要的物品，并同时描述。描述孩子想要的物品、她正在做的事，或者正在发生的事情：

1. "你想要一些薯片。"
2. "还要果汁。"
3. "拿泡泡。"
4. "哪哪。"（当敲玩具时）
5. "不要牛奶。"（当孩子拒绝时）
6. "吹气球。"
7. "上去了。"
8. "还要摇。"
9. "倒水。"

在第十三章中，我们将更加详细地讨论您该如何选择您的语言。

本步骤中所列举的这些建议向您展示了在一个小时里，您能够创造出多少机会让孩子使用肢体语言与您沟通。如果您能真正地放慢速度，不主动把东西递给孩子，不再为孩子做很多事情，而是让您的孩子参与到活动中，诱导他的非口语沟通，您可能会发现，在一个小时的游戏或日常生活自理活动中，您还在蹒跚学步的孩子能够以每分钟一次的频率与您进行沟通！

▣ 活动：选择特定的肢体动作来教给孩子

我们已经详尽地讨论了您什么时候以及如何鼓励您的孩子使用肢体动作进行沟通。但是最好先教哪些特定的肢体动作呢？在选择肢体动作时，您要考虑两方面的问题：（1）在教学 / 学习阶段，您比较容易提示、塑造、诱导孩子做出什么样的肢体动作？（2）肢体动作需要传递什么信息？

前口语阶段的幼儿传递的信息主要分为三种类型：对社会交往的需求、要控制他人的行为——行为调控（behavior regulation），以及试图与他人分享对感兴趣事物的注意力——共同注意（joint attention）。我们稍后将在第十章讨论共同注意，现在则重点关注您可以帮助孩子学习的肢体动作，让他们表达参与社交互动和行为调控的需求。

幼儿使用各种各样的肢体语言表达他们想参与社交互动的意愿。他们用专注的目光注视和微笑来发起互动，或者对一个有趣的游戏做出反应。他们把手伸向某个人表示想和他玩。他们用一些肢体动作，让父母唱他们喜欢的歌曲、跟他们挠痒痒、与他们追逐嬉戏。当父母在和他们玩社交游戏，中途停下来的时候，他们会伸出手表示还要做。他们用自己的声音叫人、大笑或者轻笑。他们径直地走向父母，以引起他们的注意，然后开始互动。他们会按照父母的要求拍手、挥手、击掌，以及在简单的游戏（如"躲猫猫"）中做出一些肢体动作。

在第五章中，您已经在和孩子的多种社交活动中努力教给孩子多种肢体动作。您很有可能已经帮助孩子学会了许多肢体动作，如目光注视、微笑、伸出手，以及做出某些肢体动作表示要与您开始某个社交游戏，或者当您停下来的时候表示要求继续。您也一直在教孩子抬起胳膊表示要求抱起来或者拥抱。其他比较容易教给 ASD 幼儿的沟通方式包括在打招呼和击掌的过程中要有目光注视和挥手。我们将简要地说明如何教孩子上述这些肢体动作。

1. 为了教您的孩子在打招呼的过程中会看着对方挥挥手，开始的时候要先让孩子形成明确的"你好"和"再见"常规。每天早晨第一次走进孩子的房间时，每次您和他分开——到另一个房间、出差或小睡一会儿——之后再次见到他时，一看到他就说："你好！"同时笑容满面地对着他并夸张地挥挥手。然后径直地走到孩子面前，与他面对面（如果孩子较矮，您需要蹲下来），再次说："你好！"微笑并夸张地挥挥手。接着握住孩子的手腕或以下，帮他做出挥手的动作，同时说道："你好，妈妈。"无论您什么时候离开孩子，都要做相同的事情——靠近孩子，正对着他说，"再见！"同时挥手，以此来提示他。接着您走开一些（不要走得太远），再转过身重复一遍刚才的过程。每天都要寻求多次机会，在您见到孩子和离开孩子时，跟他重复这些打招呼常规。您也可以让其他人对孩子使用相同的打招呼常规，甚至让毛绒玩偶也这么做。总是用挥手动作或您自己的语言（"你好"或"再见"）来帮助孩子做出回应。坚持几天后，继续这些常规，但试着降低您给孩子提供提示的程度，从拿着孩子的手完全帮他做出挥手的动作，到试着等几秒钟，更多地在肘部而不是手腕处为他提供提示。以上方法要始终保持一致，每天提供很多次练习机会。一个月内，您的孩子就很可能学会用挥手、目光注视甚至可能是话语来回应您的问候。

2. 在肢体动作方面，击掌也是早期一个比较好的选择。您可以选择在孩子与您面对面坐着，并且您与她的眼睛处于同一水平时，教给她击掌动作。对着孩子张开您的手掌，并且朝向她的一只手，说："击个掌！"然后用您另外一只手拿起孩子的手，轻轻拍打您的手掌。接下来可以跟孩子玩挠痒痒，然后再练习几次击掌的动作。每天练习多次，并且在前一天的基础上减少提示，从拉着孩子的手，到扶着她的手腕，几天后再退到她的前臂。在一两周之内，您将很可能看到，当您对着她张开手并且说"击个掌"时，她会把自己的手放到您的手上。一旦您的孩子可以在没有任何帮助的情况下就把自己的手放到您的手上，你们就可以开始通过玩一些双手拍的游戏，练习与击掌类似的轻拍动作，如"你拍一，我拍一，一个小孩儿开飞机……"。在接下来几周内，这些游戏很可能会演变成完整的击掌动作。

幼儿的行为调控一般有两方面的意义：要求（"帮我做这个"）和反对（"我不想要那个"）。在前面几章中，您的重点一直是教孩子伸出手以表示要求获得喜欢的物品和玩互动游戏。现在，您的孩子需要学会沟通的第二个功能——寻求帮助。

3. 您可以教孩子把东西递给您并看着您来寻求帮助。前面我们已经讨论过使用各种袋子、塑料盒等为孩子拿到想要的物品设置障碍，这样您的孩子就必须把这些东西递给您并看着您，表示要您帮忙打开。其他容易诱导孩子要求帮助的物品包括上发条的玩具、开关很紧的发光玩具、瓶盖很紧的泡泡水、装着果汁或食物的带盖容器等。

在这些情况下，您可以给孩子一个他熟悉的带盖容器，孩子可以拿到却打不开。然后您一边问他，"帮忙？/要帮忙吗？好，我来帮你！"一边向孩子张开手（"给我"的肢体动作）。接着帮助孩子把盒子递给您，快速打开并马上把里面的物品拿给他（这是对他做出肢体动作的强化）。您要经常用不同的材料做这种练习。当您的孩子越来越熟练地把东西放到您张开的手里时，您可以合上手掌，这样，孩子就必须做得更多一些才能把东西放到您合着的手上。下一步就是您把自己的手放在腿上，这样孩子也必须做得更多才能把东西放到您的手里。最后一步，您的手里拿着其他的东西，这样您的孩子就必须用一套完整的方法把东西递给您来要求帮助。孩子每次要求帮助时，您就说："帮忙？/要帮忙吗？好，我来帮你！"（或其他类似的话）并且马上给予帮助。通过这种练习，您的孩子可能会开始模仿您所说的"帮忙"一词，同时把需要帮忙打开的东西递给您。

4. 所有的孩子都需要学会一些表示"不"的方式。教给孩子一个肢体动作来表示"不"也许可以替代目前的哭闹、扔东西或其他不良行为。教孩子摇头表示"不"是一项相当困难的任务，除非他们已经掌握了面部和肢体动作的模仿。大多数幼儿使用的第一个表示反对的肢体动作是把不想要的东西推开。一旦孩子已经会用明确的肢体动作表示想要某物，您就可以轻松地教会孩子推开不想要的物品。吃饭时最容易教会孩子表示"不要"的推开动作。饭菜应该至少包括孩子很喜欢的一种可以用手拿着吃的食物，以及孩子不喜欢的一种食物（生胡萝卜、芹菜、绿辣椒片都很适用）。先给孩子吃几口喜欢的食物（如饼干），一次一小口。（"想要饼干？是的，你想要饼干。"）每次都等孩子伸手表示要时，再把食物给她。吃过三四口之后，转而给孩子不喜欢的食物（如生胡萝卜），方式与之前相同（"想要胡萝卜？"），把它慢慢移向孩子。如果孩子接过了胡萝卜，您就等着，直到她把胡萝卜放下或扔掉，您再把它拿回来，说："不，你不想要胡萝卜。你想要饼干。"然后直接给孩子一小块饼干（"给你饼干"）。在孩子吃几次喜欢的食物之后，再次给她胡萝卜。重复多次后，孩子会在胡萝卜靠得太近之前就推开它——这就是您要教的行为。只要她开始推开胡萝卜，就马上把它拿回并放到一边，同时说："不，你不想要胡萝卜，你想要饼干。"然后直接把孩子想要的食物给她。

一旦您的孩子可以在吃饭时把不想要的食物推开，您就可以在玩具游戏中也进行这种练习。在拼图、搭积木或放形状块的游戏中，您可能会在孩子伸手表达要求后把玩具一个一个地拿给他，此时，偶尔给他一个不想要的物品（一块毛巾、一个小的空盒子等）。教您的孩子用推开物品、把物品还给您的方式表达"不要"，并且同时说"不要"。

上面描述的这些肢体动作是我们在干预过程中最初要教会的动作，它们为沟通打下了坚实的基础。

步骤 4：持之以恒

原理　在这些常规活动中，一开始您的孩子很可能不理解您想让他做什么，也会因为您改变了一贯的做事方式而发脾气或者反抗。您可以让孩子很容易地进行沟通，得到他想要的东西，从而使事情平稳地进行。但一定要持之以恒，让学习过程不断发生。

▣ 活动：始终让孩子觉得事情很容易

为了让孩子始终觉得这些新的常规活动简单容易，我们有以下建议：

1. 找一些您知道孩子很容易做出的沟通方式（目光注视、伸手、发声）。

2. 帮助您的孩子做出您想要让他做的动作（伸出手、指物、抬起胳膊）。

3. 孩子与您沟通之后，迅速把他想要的物品递给他，或者迅速开始孩子想要玩的活动。

4. 要确保每个新的常规活动中都包括孩子想要的一些东西，这样在结束的时候就可以让他得到奖励。选择坐到婴儿椅上意味着有好吃的东西！指向柜子上的玩具就可以得到玩具！从桌子上拿来一个尿片，就可以玩喜欢的挠痒痒游戏，或者看手机、听音乐，或者在换尿片的时候玩几分钟他最喜欢的玩具。换好尿片后，等孩子举起双手再把他从桌上抱下来或从地板上抱起来。

5. 一旦您在一个新的常规活动中成功了一次，就重复这个常规。您很可能会看到孩子很快就能学会您的新方法，并且他将预期这个常规、您的期待和提示。随着时间的推移，您将会看到孩子在你们的常规活动中越来越多地使用非口语沟通。

步骤5：注意您自己的位置

原理 人们在沟通时常常是面对面的。尤其是在培养孩子的目光接触时，您必须与孩子面对面，而且您的脸与孩子的脸之间距离不应该太远。与孩子面对面地进行沟通也可以让她更容易明白，要将自己的目光、声音和肢体动作朝向您而非其他地方。

◪ 活动：找到让您与孩子面对面，并把孩子想要的物品放在你们之间的方法

我们已经在第四章中就如何安排您的位置以提高孩子对您的注意力提出了一些建议，这些方法在这里仍然适用。即使是一起看书，您也要尽量位于孩子面前，坐在沙发或床上，地板上也可以（让孩子坐在豆袋椅上，或让他背靠着椅子或沙发），这样，在这个活动中，您就是积极而"健谈"的参与者，而不是一个毫无个性的读书机器。在看书活动中，当您拿着书坐在孩子面前，通过用手指、说话、发出声音等方式把孩子的注意力吸引到书中的图片上时，您的孩子就会获得将您作为同伴的更多体验，而不是将您当作来自背后的某个声音或放在书上的一只手。您的孩子看着您说话，看到您的肢体动作，他也会开始理解阅读是一项社交活动，而不是一项视觉活动。

步骤1～5总结

如果您已经按照上述的建议实施以上活动，那么您应该找到了很多可以增加孩子非口语沟通的方法——使用肢体动作、目光注视和面部表情——以帮助他表达自己的需求、情感和想法。您会发现自己和孩子一起做的事情变多了，而由您主导的活动或您为孩子做的事情减少了。结果是，您很可能发现孩子开始使用更多肢体语言自发地与您进行沟通。看看您是否同意下面评估表中的大部分描述。如果是，那么您现在已经具有了帮助孩子发展非口语沟通的重要技能，而这些知识也能帮助孩子发展语言和言语；如果不是，请继续练习上述各项活动，直到您认为自己符合下列评估表中每一条描述。

活动清单：现在我做的少，而孩子做的多吗？

——我知道等待我的孩子进行沟通；一天之中，我有很多次都这样做。

——每天，我都会发现很多可以让孩子进行沟通的机会。

——我在许多不同的游戏和日常生活自理活动中为孩子创造了沟通机会，并且几乎每天都这么做。

——一旦我希望孩子进行沟通，我知道如何坚持并帮助他/她，因此我们通常会取得成功。

——一般来说我总是位于孩子的面前，与孩子的眼睛处于同一水平，所以孩子很容易对我发起沟通。

——我的孩子正在学习如何在家中越来越多的情境中使用他/她的身体去沟通，并且渐渐习惯于那样做。

为了增进孩子对他人非口语沟通含义的理解，您可以怎么做？

孤独症儿童往往无法理解他人非口语沟通的意义。我们常常能看到 ASD 幼儿不能理解张开手掌就是"给我"的意思，也不能理解指物的意义。您的孩子可能不理解他人生气或难过的面部表情所含的意义。有时候，人们把孩子对他人的表情缺乏兴趣或反应的原因解释为孩子缺乏合作性，但是许多 ASD 儿童只是不理解别人要求他们做什么。我们需要教会孤独症儿童注意其他人以及注意这些人正在做什么，帮助他们理解他人肢体语言的意义。没有沟通问题的儿童好像不费吹灰之力就可以学会这些，但是，对于孤独症儿童来说，我们需要通过重点突出肢体语言让他们更明确地注意和理解肢体语言及其含义。那您应该怎么做呢？

您可以用以下三个步骤：

步骤 1：夸大您的肢体动作。

步骤 2：加入可预期的步骤。

步骤 3：提供必要的帮助。

步骤 1：夸大您的肢体动作

您和孩子一起玩玩具时，在游戏常规中特别突出您自己的肢体动作，并伴随适当的语言。一边使用语言一边伸出您的手让孩子把玩具给您，或指向某个地方让孩子去拿玩具或把玩具放进去。使用您的双手和身体并配合语言来发出指令，然后帮助孩子完成。要用一些孩子很容易模仿的手部和身体动作，如伸手、指物、张开手掌和推开等——您很容易将这些肢体动作融入与孩子的共同活动和感觉社交常规中。

1. 针对物品的肢体动作：展示、指向、给予、放进去 / 拿出来、转、推、撞击、滚动、敲击。

2. 感觉社交的肢体动作：展示、指向、拍手、轻敲、跳、好玩的手指游戏、挠痒、跺脚。

让孩子帮助您做活动前的准备，或者活动结束后帮忙收拾，或者开始下一回合游戏。用您的身体为她演示该怎么做，通过把玩具递给孩子、指向物品或使用手部动作来沟通您的要求。要做得夸张！帮助孩子更好地跟随您的动作；确保在她跟随您之后她能尽快地达到自己的目的；奖励她的跟随。你们所有的常规活动都可以用来练习肢体语言。

以下是一些好的建议：

1. 穿衣服时，先向孩子展示每件衣物并说出相应的名称，再帮孩子穿上。当您想让孩子帮忙或者给您衣物时，使用明显的肢体动作，如伸出您的手让孩子把衣服给您。

2. 换尿片时，先把尿片展示给孩子看并说出名称，然后把它递给孩子，让他拿着。之后用一个明显的肢体动作把尿片要回来，如果孩子给您了，就马上夸张地对孩子说"谢谢你"。

3. 吃饭的时候，放一些食物到孩子婴儿椅的托盘里，然后指着其中一块让孩子吃："这个——拿这个！"帮助孩子顺着您的指向拿相应的食物。如果他没有拿，那么下一次就只给一块，并指着这块食物让孩子拿。这样，孩子就需要跟随您的指向。

4. 洗澡的时候，通过用手指向、语言和伸出您的手来要求孩子把一只手或者一只脚伸出来给您洗。洗完澡后，向孩子要回浴室玩具，并依次指向这些玩具让孩子把它们放好。

5. 在感觉社交游戏中，夸张地做出追逐、抓痒、摇摆、旋转，以及"淘气的蜘蛛（Itsy-Bitsy Spider）"等歌曲或手指游戏中的肢体动作。蹲下来，与孩子面对面并和他的眼睛处于同一水平，对着他露出非常兴奋的笑容，以引人注目的方式放好您的手，然后热情高涨地开始游戏。帮助孩子通过您的面部表情和身体姿势预期接下来会发生什么，从而让他兴奋起来，对接下来的活动充满期待。

步骤 2：加入可预期的步骤

如果您在游戏和日常照顾活动中加入一些常规步骤和顺序，然后用肢体语言或其他非口语动作提示孩子进行其中一个步骤，这将有助于孩子理解您的肢体动作。以可预期的步骤进行你们的活动或游戏，并以同样的顺序接连重复数次，以便让孩子理解游戏常规的步骤，并能预期接下来做什么。之后，当您重复这一顺序时，在进行其中一个步骤的时候停下来，做一个夸张的肢体动作，等待孩子的反应。

林迪给她 18 个月大的儿子安东尼建立了一个可预期的"吹泡泡"常规。将一个装有泡泡水的瓶子放在安东尼够不着的书架上，旁边还放着他喜欢的其他玩具。

开始：

步骤 1：林迪说，"想要玩吗？"并伸出她的手。安东尼拉着她的手，和她一起走向书架。

步骤 2：然后她转过身面对着孩子，等着孩子伸出他的胳膊，并且看着她，要求她抱。如果安东尼这样做了，她会说，"你想要抱。"然后把孩子抱起来。如果他没有，她就张开自己的胳膊，说："要抱吗？"然后等着孩子伸出胳膊，眼睛看着她，再把孩子抱起来。

步骤 3：她抱着孩子朝向书架，孩子把手伸向装有泡泡水的瓶子。

步骤 4：林迪腾出一只手拿起泡泡瓶，说："你想要泡泡！泡泡在这里。"然后把泡泡瓶递给孩子，再把孩子放下来。

步骤 5：他试着打开瓶盖，但失败了，这时林迪伸出她的手说："要帮忙吗？"安东尼看着她，把瓶子放到她的手上。

步骤 6："打开，打开盖子。"她一边说一边打开盖子，把里面吹泡泡的小圈拿出来，做出吹的动作。

主题：

林迪看着安东尼的眼睛，说："吹泡泡？"做了一下用嘴轻轻吹的动作。

步骤 7：安东尼看着她，微笑，也做了一下吹的动作。

她立即给他吹出了一串泡泡。他笑起来，伸手抓泡泡、打泡泡。

变化：

步骤 8：林迪用吹泡泡的小圈抓到了一个大泡泡，把它移到安东尼面前，说："砰？"这时，安东尼用他的手指指并且戳泡泡。

步骤 9：林迪也伸出她的手指戳破了另一个泡泡，他看着，然后模仿戳泡泡，此时林迪也在一边说："砰。"

步骤 10：玩了几次后泡泡都破了，安东尼四处看看，看到泡泡瓶还在那里，就把它拿起来。他把瓶子递给林迪并有目光接触，然后他们再次开始上述过程。

看看这个活动片段。它只花了 2～3 分钟的时间，但其中有 10 个不同的沟通步骤。在每个步骤中，安东尼都做出了一个或更多的非口语沟通行为，每分钟有若干次。对于一个 3 周前还没有任何沟通性示意动作的孩子而言，这是一个巨大的转变。而且，林迪用简单的游戏设置的这一常规，能够帮助安东尼预期下一个动作是什么，并向妈妈表示他想要什么。他现在是一个主动参与沟通的同伴，在这个简单的常规中，每个步骤都是双方共同构建的。

如果一个简单的"吹泡泡"游戏常规都可以引发这么多个沟通回合，那么想象一下在一个更复杂的常规活动中（如吃饭或者拼图游戏），能够实现的沟通会是多少呢。

以下列举的是在六种目标活动（玩具或其他物品游戏、社交游戏、吃饭、照顾、看书和做家务）的互动常规中，您可以使用的肢体语言：

1. 用手部的或身体的动作"询问"孩子是否想要继续唱歌或者做游戏。

2. 用目光接触和充满期待的眼神"询问"孩子是否想要拿某个物品或者食物等。

3. 发出一个声音效果，提示您的孩子，您将要用某个物品做一个动作。

4. 一边笑一边弯着手指，表示您要跟孩子玩挠痒痒。

5. 伸出您的手，表示您要跟孩子玩一个身体游戏。

6. 做一个轻轻吹一下的动作，表示您要吹泡泡或者气球了。

我们强调在游戏和照顾常规中使用共同活动的结构，林迪和安东尼的例子说明了我们这样做的原因之一。如果她已经知道了接下来会发生什么，就会更容易理解您正在表达的内容。因此，在您和孩子的所有日常常规中，都尽可能多考虑四个连续的步骤：开始、主题、变化和结束。这在洗澡、换尿片、穿衣、吃饭等活动中很重要，在物品和社交游戏中也要这么做。如果您需要不断提醒自己，那么就回到第六章，回顾有关共同活动常规方面的内容。

步骤 3：提供必要的帮助

在教孩子以看着您或把物品给您的方式来请求帮助时，一个有效的方法是使用一些对于孩子来说难以单独完成的物品。同时，您在给孩子提供必要的帮助时，也要使用不同的示意动作来帮助孩子理解非口语沟通的意义。

以下是一些可能用到的活动：

1. 如果一个孩子喜欢拼图，您可以用一幅孩子难以单独完成的拼图（比他的能力水平稍高一点）。当您和孩子一起完成这幅拼图的时候，您可以指向每一块的空白处，说："放这里！这里！"孩子顺着您的指向就能正确地放进零片。"你看，放好了！"——这是对孩子注意并跟随您的指向的奖励。

2. 您可以把孩子最喜欢的拼图的一些零片放在他打不开的、带盖的塑料容器里。把容器给他，等着他来找您帮忙。当孩子意识到自己打不开时，您可以伸出手并问他是否需要帮忙。接着，如果他把容器放到你手上，就立刻帮他打开并还给他。对于孩子来说，回应您伸出的手并提出要求，得到的奖励就是那些拼图零片。

3. 您可以和孩子玩一个她喜欢的、带发条的玩具，但是不要让玩具的效果持续太长时间！当玩具停下来时，等着孩子，看看她怎么办。她可能会看着您或把玩具给您。如果是这样，您就说："还要玩？"同时上好发条再玩一次；如果她没有那么做，您可以伸出手并配以语言让孩子把玩具给您，只要她给了（可能需要您的辅助），就迅速帮她上好发条再玩一次。

除了上述这些需要您给孩子提供帮助的活动，感觉社交常规也可以用来教会孩子理解非口语沟通的意义。当你们玩这类游戏时（如追逐游戏／"我要抓到你啦"、小飞机、"绕着玫瑰转圈"、拍手游戏／"小馅饼"或躲猫猫），突出您的面部表情、肢体动作和身体律动，从而让孩子理解您的动作与游戏之间的关系。您的动作和语言将为孩子解释这个游戏。用常规的方式（即共同活动的结构）跟孩子玩游戏以及进行日常照顾活动——玩玩具、进行感觉社交常规活动、换尿片／穿衣／洗澡／睡觉／吃饭，这可以帮助孩子学会将您的示意动作、面部表情、语言与常规联系起来。这样，您就是在教孩子如何读懂和理解您的面部表情、示意动作、身体活动和语言的意义。

有益的建议

与增加孩子和您的非口语沟通一样，提高孩子对非口语沟通的理解也需要您创造大量的练习机会、持之以恒，以及与孩子保持恰当的相对位置来吸引孩子的注意力。

在您跟孩子一起进行日常活动和游戏的区域贴一些便签或提示——在换尿片的桌子旁，浴缸边，餐桌上，孩子的小床边，游戏区域的墙上等——来提醒您安排好游戏常规和其中的示意动作。

做一些活动计划来促进非口语沟通

如果您使用我们在本章讨论过的两种形式来计划活动，这将有助于您越来越熟练地将之前提到的步骤整合到日常活动中去。首先，想出孩子真正喜欢跟您一起玩的一个物品游戏和一个感觉社交常规。在脑海中把这些游戏的步骤和顺序都过一遍。孩子会用什么动作来要求得到他想要的玩具、动作或游戏效果？看看第 164～165 页表格中的两个例子，试着填写一些本周要和孩子一起练习的活动。如果您喜欢，也可以将这张表格再复印一些，用来记录更多活动信息。

对有些父母来说，将每一天分解成上述六种类型的游戏和活动，再把这些游戏和活动分解成共同活动的具体步骤，是非常有帮助的。在做这些时，您就会大致想好这些步骤中会用到的不同示意动作、面部表情和语言，第 166～167 页的表格为您提供了其他家长已经做好的一些范例。按照这些范例尝试做一做，并对其中的步骤做些变化，使活动更适合你们自己的家庭环境和材料。要确保解说每个步骤，给孩子提供清晰的动作提示，并且让孩子在每个步骤中都充当主动的角色。然后，试着在表格的空白行给自己写一个活动的"剧本"，并按照"剧本"做，看看它是否会帮助您把这个活动分解成几个简单的步骤，并且每一步都包含简单的解说和非口语沟通过程（参见上文中林迪和安东尼吹泡泡的游戏）。您可能会惊讶于孩子很快就开始参与每个步骤，并且开始更多地用他的身体与您沟通。

如果您按照上面的活动方法跟孩子互动，您就会发现很多方法可以提高孩子对你的非口语沟通（示意动作、目光注视、面部表情）的关注和理解程度。您将会看到孩子可以理解示意动作、声音和目光注视的意义，并且用它们来回应您。看看您是否同意下面评估表中的大部分描述。如果是，那么您现在已经具备了帮助孩子发展非口语沟通的重要技能，而这些知识也能帮助孩子发展语言和言语；如果不是，就请继续练习上述各项活动，直到您认为下列评估表中每一条描述都与自己相符。

活动清单：我帮助孩子理解我的肢体语言了吗？

——我每天都能找到很多机会来给孩子强调我的肢体语言。

——我在很多不同的游戏和日常活动中给孩子创造用肢体语言沟通的机会，并且几乎每天都这么做。

——当孩子用非口语方式与我沟通时（无论多么细微的表示），我都会试着跟随和回应，让孩子知道他 / 她可以用自己的身体沟通，得到他 / 她想要的。

——我想出了在游戏中用我自己的身体与孩子沟通的方法，并且做出夸张的表情和示意动作吸引孩子的注意。

——当我用示意动作和简单的语言与孩子沟通时，我知道怎样做到持之以恒，以及怎样帮助孩子做出回应，因而我们通常都能取得成功。

——通常，我都位于孩子的正前方，并且与孩子的眼睛保持同一水平，让孩子很容易看到我发起的沟通。

——孩子正在学习如何在家中越来越多的情境中读懂我的肢体语言，并且他 / 她习惯这种方式。

如果孩子没有用您想要的方法与您开始沟通，该怎么办呢？ "当我等着贝瑟尼用某种方式与我沟通的时候，她唯一会的就是哭闹和尖叫。只要东西被她看到，她马上就要去抓。我不知道怎样阻止她，让她能对我做出一个肢体动作来沟通。我应该怎么做？"贝瑟尼的妈妈带着这样的担心参加了一个家长指导课程。

贝瑟尼的治疗师很了解她，知道她不喜欢变化。治疗师建议妈妈不要阻止她拿东西，而应试着把东西放在盒子、带拉链的塑料袋或者罐子里再给她，这样她可以拿着但是打不开，这就意味着她对这个物品有一些控制权，但仍然要表示她需要帮助。为了帮贝瑟尼用示意动作而不是哭闹来表示请求帮助，妈妈需要把自己的手放在贝瑟尼面前，让她可以很方便地请妈妈帮忙，然后妈妈很快帮她打开，马上就把东西还给她，让她没有机会开始哭闹。

贝瑟尼妈妈用的另外一招是，当活动中有很多选择时，用很多小袋子，在点心时间每个袋子里只放 2 ~ 3 块饼干，在玩玩具游戏时只放一个玩具，或在玩画画游戏时只放一种颜色。经常这样做也能帮助贝瑟尼习惯这种方式，并减少哭闹行为。这一过程需要时间，但妈妈知道，如果他们经常重复这些过程，贝瑟尼就能很好地学习新事物。经过一段时间的练习，这些技能就会发展成自发、独立的行为。并且，由于贝瑟尼可以很快、很容易地达到她的目的——只要她把盒子／袋子递给妈妈就可以拿到里面的物品，她发脾气的次数也会减少。

这位妈妈也尝试了我们之前讨论过的一个建议：她在贝瑟尼开始不高兴之前就给她喜欢的东西。妈妈两手各拿着一个她喜欢和不喜欢的玩具，稍稍超出她能够到的地方。当贝瑟尼伸手朝向她喜欢的玩具时，妈妈很快就把玩具给她，这样，她就能学会当想要东西时，她可以伸手朝向物品，而不是发脾气。

本章总结

我们在沟通时最初的方式就是使用我们的身体和面部表情。在还不会说话时，大多数幼儿就已经学会使用身体信号传递信息。他们在使用非口语方式沟通相当多的信息方面越来越熟练，然后他们才能够说出他们的第一批字词。一个发达的非口语沟通系统形成之后，言语才会出现。随着您帮助您的孤独症孩子学习使用他或她的身体、眼睛和声音传递信息，并理解简单的沟通，您可以逐步地增加对肢体语言沟通的期望并为其提供更多的机会，从容易或熟悉的肢体动作开始，让您的孩子去使用，然后慢慢地教一些新的肢体动作。您正在教您的孩子一门关键的生存课程——满足某个需要不是通过抓、尖叫、哭闹或动动身体来实现，而是需要人与人之间进行沟通和互动。我们不仅要注意对方传递的信息，也要向他们传递我们的信息——我们的需要、我们的感觉，以及我们想要分享的事物。我们传递的信息是关于想法、感受、渴望和需要，这也促使我们通过面部表情、肢体动作、姿势、目光接触，最后是说话来接近、参与他人，并与他人交谈。您的孩子的口语将会按照这个顺序发展起来。

制订活动计划，以促进非口语沟通

活动	我的孩子喜欢	我如何参与	孩子如何用他／她的身体表示要求	我要对孩子的哪种肢体语言做出回应
玩具或其他物品游戏 玩火车	来回推火车	把火车递给孩子让他推 把火车轨道给孩子，并让他连接起来，并在上面来回推火车 我自己来回推另外一列火车	把他打不开的、装有火车的盒子递给我 指向他想要的火车 告诉我他想要哪种颜色的火车 给我一节火车轨道让我帮他连起来 用手指向或用语言告诉我把轨道放在哪里 当他想要我的火车时，他给我一列火车作为交换	给我一列火车或一节轨道 指向一列火车或一节轨道 看着我说一个单词
	听"轰隆轰隆"的声音	在来回推动火车或把我们的火车对撞时，发出"轰隆轰隆"的声音	发出"轰隆轰隆"的声音 一边看着我一边发出"轰隆轰隆"的声音 把他的火车撞向或移向我的火车	发出声音，伴有或不伴有目光接触 用他的火车模仿我的动作
社交游戏 挠痒痒	在她的腿和肚子上挠痒痒	轻轻挠她的腿和肚子	把她的身体靠近我，等着我挠痒痒 说"痒痒"或者要挠痒的身体部位的名称 给我看她的肚子 抬起她的腿 看着我 看着我并对我笑	直接走向我 看着我说一个单词 看着我 看着我并对我笑

From *An Early Start for Your Child with Autism.* Copyright 2012 by The Guilford Press.

续表

活动	我的孩子 喜欢	我如何参与	孩子如何用他／她的 身体表示要求	我要对孩子的 哪种肢体语言 做出回应
吃饭				
照顾（洗澡/穿衣/换尿片/睡觉）				
看书				
做家务				

把活动分解成非口语沟通的步骤

日常常规	步骤	"会说话的身体"选择
照顾（洗澡／穿衣／换尿片／睡觉） 穿衣服	准备好要穿的衣服 穿上衬衫 穿上裤子 扣纽扣或拉拉链 穿上袜子和鞋子	1. 按要求把要穿的衣服一件一件地递给照顾者 2. 把头套进T恤，把每只手臂伸进袖子里，把衣服拉过腹部 3. 听指令站好，抬腿穿裤子，帮忙把裤子拉过双腿和臀部 4. 快要完成时会指向纽扣或拉链，或者把它们扣好／拉上 5. 听指令坐下，把每只袜子／鞋交给大人，抬脚穿袜子／鞋，帮忙拉上袜子／提上鞋，在结束时听指令站起来
做家务 收拾脏衣服	拿起衣物 打开篮子的盖 把衣物扔到篮子里面 盖上篮子的盖	1. 听指令把相应的脏衣服从地板上拿到篮子旁边或递给照顾者 2. 发出声音表示要打开篮子的盖 3. 发出声音或用手指向以表示从两件里选择把哪一件放进篮子里 4. 跟随肢体动作或者语言指令盖上篮子的盖
玩具或其他物品 游戏		

续表

日常常规	步骤	"会说话的身体"选择
社交游戏		
吃饭		
户外活动		
看书		

重要提示

目标：为您提供一些方法，以帮助您的孤独症孩子学习使用身体语言表达渴望、情感和兴趣，也帮助您的孩子学习理解您的身体语言。

步骤：

✓ 您少做一些，这样您的孩子就会多做一些。

✓ 暂停并等待——某个肢体动作、目光接触或者发出声音。

✓ 在游戏和日常照顾中，将肢体动作加入共同活动的步骤中。

✓ 在游戏和日常照顾中，夸张地做出面部表情和肢体动作。

✓ 在游戏过程中，把材料分成几部分，练习"给我"的肢体动作。

✓ 设置一些障碍，让您的孩子需要帮助。

✓ 指向物品和图片，等待您的孩子跟随。

✓ 在您和您孩子的身体语言中加入一些简单的语言

✓ 把关键活动——社交和玩具／物品游戏、吃饭、照顾（洗澡／穿衣服／换尿片／睡觉）和做家务分解成具体的沟通步骤。

第八章

跟我做

帮助孩子通过模仿学习

本章目标：我们鼓励你模仿孩子的声音、姿势、面部表情、动作和语言，并教孩子模仿你。孩子通过观察和模仿他人来学习。

为什么模仿如此重要

多数孩子是天生的模仿者。他们模仿父母做的事情；他们模仿父母的声音、动作和语言；他们甚至模仿父母的走路姿势和衣着。他们也喜欢模仿其他孩子 ——特别是他们的兄弟姐妹，或是同龄的或比他们稍大一点的孩子，或者他们崇拜的人。

模仿对我们所有人来说都是一个强大的学习工具。我们大脑的功能就是通过观察他人进行记忆和学习，孩子们能够长时间地记住他们看到的其他人正在做的事，这种记忆甚至无须练习。这意味着孩子能够立即模仿他们看到的他人做的某个动作，甚至最小的孩子也能在与兄弟姐妹、朋友或父母们玩的自发性游戏中做到这一点。他们也可以延迟模仿，因为他们记得他们之前看到了什么。

这项特别的能力，部分来自于镜像神经元（mirror neurons），这类神经元将我们看到的他人动作的模式和自己动作的模式联系起来。在镜像神经元的帮助下，我们在某种程度上经历着我们所看见的别人做的事情：当我们做动作和看见他人做动作时脑内的镜像神经元就会被激活。这意味着，至少在一定程度上，观察者在看见一个动作时就已经学习了其中的技巧，而不用真的模仿。这就是我们如何通过观察和记忆进行学习的。但是我们也通过实践来学习。孩子通过观察和记忆在脑中开始了对某动作的学习，而孩子一旦将其变成自己的行动，他对于这一动作的学习就更加完善和全面了。

孩子的模仿能力让父母、兄弟姐妹、祖父母和其他人在无意中教会孩子很多的技能。各种技能毫不费力地在人与人之间、一代人与另一代人之间传递，这样的传递让下一代能从上一代停止的地方开始，而不是从头来过。很多人相信模仿和语言共同创造了人类经过数千年形成的无比复杂与丰富的文化。

模仿是学习如何与他人进行社会性互动的重要方式。这是因为社交行为包含了很多复杂和微妙的规则，其中有很多我们都没有意识到。比如，当我们在与他人互动时，我们自然地知道应该与他人保持多远的距离；我们无意识地模仿对方的面部表情和示意动作；我们在话语中互相接话，让对话有起伏和变化。根本没有人教我们这么做。我们通过模仿而不是明确的指导学会这些社交行为。

孩子对他人近乎自发的模仿在无数方面影响他们。当孩子（或成人）看见另一个人的表情和情绪时，他们的镜像神经元就被激活了，从而他们可以感受另一个人的感觉。当他们模仿另一个人的表情时，他们事实上也在体会对方的情感，分享对方的内心感受。你观察过人们看一部感人的电影时脸上的表情吗？你能在观众脸上看到演员的表情。即使是幼儿也有这种与他人建立感情联系的能力。孩子对他人近乎自发的模仿会在无数方面帮助他们：

1. 模仿能培养移情[①]**，从而增强学习他人的能力**。孩子在模仿他人的面部表情时，也会感受对方的感觉。即使幼儿也有这种能力，他们看见认识的人哭自己也会哭。你可能记得有时看见别人痛苦或悲伤，自己也有同样的感受。你可能非常同情那个人，完全理解他的感受，很想帮助他或者安慰他。这些都有助于人们感受彼此间存在的深厚联系，从而增加注意对方的欲望，继而增强相互学习的潜力。

---

① 译注：即设身处地体会他人感受，理解他人处境的能力。

2. **对孩子学习语言有帮助。** 当婴幼儿用他们自己的"宝宝语"模仿听到的声音时，他们是在练习发出自己语言的声音。模仿父母说话的能力让他们既能感知又能表达自己的语言。

3. **能促进非口语沟通。** 当孩子模仿其他人的动作和姿势时，他们也在无意中学会了那些让语言更富深意的额外提示——比如我们在第七章中谈到的那些提示。这些非口语的提示传递了感情意义，让我们表达了语言所不能表达的东西。

4. **教会孩子怎么做事。** 当孩子模仿别人操作物品的动作时，他们学会了怎么做事，物品的功能是什么以及如何使用物品。

5. **帮助他们学习对话中的社交规则。** 在一段对话中，两个人在说者和听者两种身份之间轮流转换：当 A 在说的时候，B 在听；然后 B 对 A 所说的做出反应，继续讨论这个话题；基于这个话题的对话就这样进行下去。这类对话的结构也存在于模仿游戏中。大人将两块积木碰在一起，停顿，等孩子模仿这个动作，然后大人再来一次，如此进行。当游戏变得无聊时，参与双方都可以向游戏中加入变化。对话也是这样的，且这样的经历可以真正地帮助孩子学会对话的规则：轮流进行，别打断，不跑题，保持对话的趣味性等。

孤独症孩子都在经历什么？

正如你可能看到的一样，与同龄人相比，孤独症孩子很少去模仿别人的语言、姿势和动作。即使他们对某件物品很感兴趣，也拥有很多操作物品的技巧，他们通常也不去模仿他人使用物品的方式。

关于孤独症的模仿问题有几个理论，但没有确切的定论。脑影像研究显示，虽然孤独症孩子的镜像神经元不如其他孩子的活跃，但这些神经元并没有完全"坏掉"——即经过合适的训练，这个系统能重新被激活并产生功能。因而对孤独症儿童的模仿能力进行早期干预显得尤为重要。孤独症孩子不自发地模仿他人的手势、面部表情和肢体动作，可能是因为他们根本没有注意到其他人的动作，或者仅仅是不愿意去模仿（而不是他们不能模仿）。这是个好消息，因为这意味着只要你能抓住孩子的注意力，激发他模仿你的动机，你就能唤醒孩子的镜像神经元系统，从而促进这一部分脑区功能的发展。

为什么这会是个问题？

如果你回顾一下模仿能带来的改变，你就会发现不会模仿的孩子会错过多少。事实上，我们认为较低的模仿动机可能是孤独症孩子在各方面发展滞后的主要原因。模仿是孤独症孩子需要学会的最重要的技能之一，因为它本身就是一种学习工具，且能帮助孩子学会很多不同的技能。对周遭事物的观察能提供很多学习机会，而不会模仿的孩子将错失这些机会。没有了模仿，孩子就只能自己弄明白所有事情，而不是从他人那里学到最简单有效的做事方式。例如，想象一个不会模仿的孩子将如何学会玩诸如躲猫猫或红毛狗①一类的游戏。即使在结构化的教育环境中，缺乏模仿能力也会让学习新技能变得很困难，因为孩子不一定能从老师、治疗师（或父母）那里学到快速、有效的行事方法。

模仿他人还能增强人际关系。俗话说，模仿是最真诚的赞美。模仿一个我们欣赏或者喜欢的人（模仿别人的穿着打扮、发型，玩同样的玩具，说同样的俏皮话）可以使模仿的双方乐于分享并感受到积极的情感。因此，模仿对培养与重要的人建立认同感、分享情感与思想的能力也至关重要。

怎样教会孩子模仿？

幸运的是，研究清楚地表明，当孤独症儿童有了更强的模仿他人的动机和注意力后，他们能学会自然而良好地模仿。一些研究表明，早期干预可以提高孤独症儿童的模仿能力。就像学习其他行为一样（出现目光接触，使用手势和语言等），当孤独症孩子开始注意他人的举止，有人向他们示范过如何模仿别人，且他们自己也发现模仿是有回报的时候，他们就会有更强的动机

①译注：一种儿童游戏，成员分成两组，面对面站着，站在同一边的人手拉手，唱童谣的同时摇晃手臂，每边每次一人跑向另一边，试图冲过拉着的手。

去模仿。在第四章中，我们讨论过，可以通过模仿孩子来加入孩子正在进行的活动，获得孩子的关注。在本章中，我们将进一步拓展这个话题，并主要介绍如何在持续的玩耍和日常生活中教孩子模仿不同的技巧和行为。以下的五个特殊步骤可以增加孩子的模仿行为

步骤1：模仿声音。

步骤2：模仿操作物品的动作。

步骤3：模仿手势和肢体/面部动作。

步骤4：模仿和扩展动作。

步骤5：将模仿游戏加入共同活动框架中。

接下来，我们将介绍如何执行这些步骤，并提供一些可供尝试的活动，同时对解决可能出现的问题提出一些建议。

步骤1：模仿声音

原理 如果孩子还没有学会如何用语言进行沟通，那他们需要建立一个巨大的声音库，学习如何有目的地发出声音，并学会如何发出特定的声音以得到他们想要的东西（目标导向式）。最终孩子要了解，声音是达成各种目标的途径。尽管我们在本书第十三章中会深入地论述如何发展口语沟通能力，在本章我们仍然会集中介绍父母如何用模仿来达成以下三个目标：（1）帮助孩子注意到他们自己的发音；（2）提高他们发声的频率；（3）促进他们有意识地发音和明确地发声。

▣ 活动：模仿孩子的声音来增加他们发声

你可能听过孩子发出的声音，有时候他们在用声音对刚发生的事情做出回应，有时则是没有由来和目的地发出声音。即使你不知道孩子发出的声音到底意味着什么，你也会去模仿孩子的声音，因为这会告诉孩子你听见了他的声音，并认为他的声音是重要而有意义的。你的模仿就是在对孩子说："我听到了。"并为孩子发出的声音赋予重要性和意义。首先，调整好自己的位

置，使你的孩子能看见你的脸。然后模仿孩子在玩时发出的任何声音，包括元音、辅音或其他的声音（但哭声、尖叫声或者抱怨声除外）。然后等一等，看孩子是否会再次发出声音。如果他这样做了，你就有机会再次模仿他的声音。通过这样反复的互换轮流，你就创造了一种模仿游戏！如果他没有反应，就再试一次，并充满期待地等待。最终孩子会在你模仿他之后再次发出声音。发现一些与声音有关的模仿游戏是一件值得坚持的事，因为模仿是语言发展道路上至关重要的一步。

◙ 活动：唱歌、玩押韵词游戏和手指游戏

唱歌时在每句歌词中突出一个关键字或词，这能帮助孩子注意到这首歌的结构和重要部分。在唱到你想强调的关键字或词时，你可以大声点，甚至慢点唱，来帮助你的孩子理解这个词的意义。你还可以加入一些手势和面部表情来强调关键字或词。完整地将这首歌唱过几天之后，孩子开始熟悉这首歌了，这时在唱歌时留出几段，让孩子能加入进来一起唱。在唱到关键字或词时，等一等，充满期待地看着孩子以向孩子表明唱到关键字或词了。孩子也许会发出一些声音来补充你遗漏的关键字或词。如果是这样，那就好极了！当你听到孩子发出的声音后，继续唱完这首歌。当你停顿时，孩子也可能做一些小动作：摆动她的身体、快速地看你一眼，或以其他方式表明她想要加入这个部分。如果她这样做了，在孩子引导后唱出这个关键字或词，然后继续唱这首歌。这是语言发展中里程碑式的行为，同时也是一种重要的培养口头模仿能力的活动。按照以上要求，与孩子一起唱歌，玩手指游戏。

例如，你可以唱一首"公交车的轮子"，并强调一个关键词："公交车的轮子转啊转，转啊转，转啊转。（当然最好伴随一些手部动作）。公交车的轮子转啊转，穿过小镇的大街小巷。""转啊转"就是这句歌词的关键词。唱了一两次之后，这一次你可以唱："公交车的轮子［停顿］……"然后充满期待地等着孩子发出声音或者至少做出一些非口语的暗示。一旦他这样做了，迅速而高兴地继续唱完这首歌："转啊转，穿过小镇的大街小巷！"

◨ 步骤 1 总结

如果你遵照要求实施以上所建议的活动，你就会形成一个新的习惯——模仿你前言语孩子的声音，你和孩子将在发声模仿游戏中取得进步。这些活动是提高孩子声音模仿技能的起点，本书后面的章节会详细介绍后续步骤。现在，看看你是否赞成下面清单中的大部分说法。如果是，那么你已经掌握了教孩子模仿的重要技巧——你将在步骤 2 中用到这些知识。如果不是，在玩耍和照顾孩子的常规中开始试验，直到找到符合清单中每个说法的方法。

活动清单：模仿声音

——我会注意孩子发出的声音。

——当我听到孩子的声音时，我会模仿他 / 她的声音。

——我有一系列孩子喜欢的歌曲、手指游戏以及其他语言游戏。

——我知道在这些游戏中什么时候该停下来等孩子引导我，或发出声音让游戏继续。

克莱尔 3 岁了，她患有孤独症，偶尔发声，但不会对父母发声。她的父母说，与其说这些声音表达了沟通的意图，不如说是呼气的声音（例如，"哈"），她的父母不确定该怎样回应这些声音。在玩克莱尔最喜欢的游戏之一（用模具切橡皮泥）时，她的爸爸会说出模具的名字，然后一边描述自己的动作一边用模具切出小动物。他向克莱尔展示这些小动物时还会加入声音："克莱尔看，一只小狗，小狗'汪汪'地叫。"或者"小鸟会'吱吱'叫。"重复几次后，克莱尔的爸爸会拿起下一个动物，然后停顿，等克莱尔模仿相应的声音。她没有出声，但也没关系，她的爸爸继续进行这个游戏。但之后，当克莱尔看着桌子并拿起一个她自己刚刚做出的橡皮泥小动物时，她发出了呼气的声音。

克莱尔的爸爸想起他在本章读到的内容，于是立马模仿了克莱尔刚才的呼气声作为回应。几秒后，他重复了一遍这个声音，但语调更低沉。克莱尔抬头看了看，微微地笑了。于是爸爸用更夸张的声音再次模仿，克莱尔笑得更开心了。这时爸爸问克莱尔："再来一次？"当他发现克莱

> "我们也用动物的叫声鼓励我儿子说话。这些声音很有趣，且重复起来相对简单。所以，使用农场模具来模仿动物的叫声这个游戏，是我们早期鼓励儿子说话的尝试中重要的部分。"

尔正专注地看着自己，他就又模仿了一遍这个声音。这次他对克莱尔说："你来做一遍。"同时又模仿了一次。克莱尔微微张开了嘴，但没出声。爸爸代替她发出了这个声音，克莱尔这时仍然在笑。接着，爸爸重新开始了玩橡皮泥的活动，拿起一只橡皮泥小狗，并模仿小狗的"汪汪"声。当克莱尔伸手去拿爸爸手里的小狗时，她发出了呼气声。她发出这种声音时并没有看爸爸，但这其实无所谓。爸爸继续模仿她的声音，她也重复了这个声音。他又一次模仿，她也跟着重复。这就是轮流发声！爸爸特别高兴，模仿克莱尔的声音，然后模仿克莱尔喜欢的"汪汪"声。

马利克26个月大了，患有孤独症，他不发声、不说话，似乎一直在流口水。他的妈妈说，马利克似乎对玩具没什么特别的兴趣，他更喜欢吸或是咬玩具，而不是玩玩具。他的妈妈并不十分清楚怎么开始教马利克学习声音模仿，因为马利克对玩具缺少兴趣，说话和沟通的能力也很有限。在回顾本章步骤1的活动清单后，马利克的妈妈读到了关于用傻气的嘴巴游戏来促进肌肉运动和发声。既然玩具或其他物体可能现在不适用于马利克，她决定试一试这种方法。

她让马利克坐在椅子上，自己坐到他对面，以保证两人能面对面。随后她开始做一个游戏，用手轻轻拍嘴并同时发出"哦哦啊啊啊哈哈"的声音。马利克好奇地看着她，却并未伸出手来。妈妈自己又发了一遍这种声音，然后轻轻拍马利克的嘴巴。马利克没有出声，但他微微张开嘴伸出了舌头。妈妈在拍马利克的嘴时，自己代替他发出了声音，并又紧接着拍自己的嘴巴，提高了声调和发声频率。她持续交替地拍自己的和马利克的嘴巴，当轮到马利克时，她会停顿一下，看看马利克是否会模仿这个声音。

尽管马利克没有出声，但他继续伸出了舌头。于是他的妈妈决定改动一下这个游戏，她伸出自己的舌头，一边来回摆动，一边发出"啊啊啊哈哈哈哈"的声音。她加入了一个新动作，看马利克对此有何反应。马利克继续专心地看着妈妈的脸，对这个游戏表现出兴趣。他又伸出了舌头。轮到他的妈妈时她继续摆动舌头，这次马利克重复了这个动作。她接着在摆舌头的动作中加入了"啊哈哈"的声音，马利克也伸出了舌头，并发出了一点声音。妈妈对这个进步感到十分激动，她决定今后在其他照顾马利克的活动中，如换尿片和喂饭，只要她能和马利克面对面，就都练习这个游戏。几天后，当妈妈伸出舌头时，马利克已经能持续地模仿她了。

步骤 2：模仿操作物品的动作

原理　模仿孩子操作物品能让孩子注意到你在做什么，使你在描述孩子的动作时有可用的具体物品和动作名称，还能给孩子带来两个人一起做一件事的感觉，即互动。轮流之后才能进行下一个步骤：模仿。模仿孩子操作物品能增加孩子在社会合作活动上花的时间，还有可能增强孩子模仿你的动力。本书作者之一，杰拉尔丁·道森的研究①显示，在玩模仿游戏时，当父母模仿孩子做事时，孤独症孩子开始与父母进行更多的目光接触，笑得也更多了。孩子注意到，父母正在模仿他们并且很享受这个游戏。

模仿孩子操作物品还能增加孩子玩耍的灵活性、创造性和变化性。这一步的目标是让孤独症孩子不仅注意我们拿的物品，更重要的是，注意我们对物品的操作。教他们模仿其他人即教他们自己学习的方法，这需要我们通过示范教他们新技能，从而教给他们新的玩物品的方式，拓展他们的想法和动作。

以下是一些可以促进孩子模仿你操作物品的活动。

---

①原注：Dawson, G., & Galpert, L. Mothers' use of imitative play for facilitating social responsiveness and toy play in young autistic children. *Development and Psychopathology,* 2, 151-162, 1990.

■ **活动：用对应的（相同的或非常相似的）玩具，或有很多部件的玩具来快速简单地教孩子模仿**

在第一种活动中，你需要一些对应的玩具来完成多个活动。确保你在孩子的正前方，而且你手上的物体正对着他手上对应的物体。你完成模仿孩子的一系列活动的速度，取决于孩子对每一步的反应。如果他很快参与进来，看你模仿他，然后开始模仿你的动作，那你可以在首次尝试活动的时候就完成所有步骤。但是，如果孩子不看你或没有很快模仿你引入的动作，那你就需要在每一步上多花时间（至少一天），直到孩子做出你想要的反应，才能开始进行下一步。

以下是使用对应或多部件玩具的步骤：

1. 用你手上的材料模仿孩子的动作，并给孩子的动作和物品命名。比如，如果你的孩子在来回滑一辆玩具车，你也像孩子那样做。孩子停下来，你也停下来。孩子再次开始，你也开始。孩子很可能会开始试验他能否让你模仿他做的任何事。他可能会笑，甚至和你进行目光接触，很明显他很享受这个游戏，以及支配你模仿他做任何事的能力。

2. 当你准确模仿孩子的动作一段时间后，在你的动作中加入变化。比如，你可以更快或更慢地滑动小车，或在你的身体上而不是地板上滑动小车等。停顿并满怀期待地等待，看她是否会自己模仿这些新的变化。同时，记得给动作命名（"汽车在滑动！汽车滑得很快！汽车滑得很慢。汽车撞上了！"）。

3. 模仿孩子或在模仿孩子的基础上加入变化，这样做几次后，换不同的动作（与之前的动作难度相当），并夸张地向孩子展示这个新动作。理想情况下，你会引入你之前看孩子做过的新动作。比如，如果你之前看到孩子旋转和撞击玩具车，并且你模仿了孩子旋转玩具车，那你就可以开始撞击玩具车。说出动作的名称（"撞！"）并重复几次。如果孩子对你的动作感兴趣，充满期待地等待，看孩子是否模仿你引入的动作。如果孩子不模仿，帮助（引导）他模仿你。你可以握住他的手，温柔地引导他做新的动作。

4. 一旦孩子模仿了你的新动作，大力表扬孩子并放手让她玩一会儿玩具。模仿孩子几次，然后再一次展示新动作。做新动作时动作要夸张，等孩子来模仿你，如果有需要，引导孩子模仿你，孩子完成动作后表扬她，之后让她自己玩几分钟玩具。这是教孩子模仿操作物品的基本学习框架。

■ **活动：使用两套玩具**

以下是关于如何用两套玩具来教孩子模仿的一些可供参考的主意：

1. 你可以用乐器，例如两架鼓和两副鼓槌，或者两个沙球，做不同的动作来进行好玩的活动，以教会孩子模仿。模仿几次孩子的动作，然后做不同的动作。或者，你也可以通过敲鼓或摇沙球开始游戏，如果孩子没有加入，就帮助他模仿这个动作。又轮到你时，再做一次，同时记得加入语言、音效，甚至一首歌。然后停顿并鼓励孩子模仿那个动作。等一两秒钟，看孩子是否会模仿你。如果孩子没有模仿你，就引导他去模仿，鼓励他，允许孩子在模仿后自己玩一会儿玩具。

2. 另一种介绍新物品的方法就是你拿着两套物品，示范如何使用（确保你示范的动作孩子可以做到）。然后把对应的物品给孩子，让她模仿你刚才的动作（乐器发出的有趣声音可以增强孩子模仿你的动力）。如果她没有立即模仿你，就给她一点引导。如果她尝试但做不了，你就帮助她完成模仿。热情地评论（例如，"你敲了！"），然后再做一次。保持轮流做动作，当这些动作变得有点单调重复时，就加入变化：用手而不用鼓槌打鼓，用沙球敲地板。然后继续轮流做动作，帮助孩子完成模仿。

3. 多部件玩具（如火车、积木、球和拼图）也可以用来教孩子模仿。一开始，你可能需要把玩具部件的数量控制在几个以内，这样孩子的注意力才都在你身上。看孩子拿到物品后做了什么，然后用你的物品去模仿他，并用简单的语言描述这个活动。模仿孩子几轮后，把动作复杂化，或在动作中加入变化，向孩子展示一种新的操作物品的方法。例如，你的火车可以去撞孩子的火车或者脱离轨道。你也可能需要多次重复你的动作，并夸张地展示，

有益的建议

●如果孩子想要你手里的玩具怎么办？没关系。递给他，然后再另外拿一个，或者用你的玩具换他的玩具。

●如果孩子太专注于自己手里的玩具，不注意你的玩具怎么办？你可以试着花更多的时间准确地模仿孩子正在做的事情。大多数孩子都会对你正在模仿他们这件事逐渐产生兴趣，并开始注意你在如何操作你的玩具。多给孩子一些时间来学习这个相互模仿的游戏。你也可以把自己的玩具收起来，轮流用孩子的玩具来模仿对方。例如，你可以从孩子手里拿过玩具，简短地模仿她的动作，然后把玩具还给她。当轮到你时，模仿孩子两三次后（为了保持活动的趣味性，让孩子有动力继续下去），示范一个新动作供孩子模仿，如果有需要，帮助孩子完成模仿，交替进行这两项活动。

●注意轮到自己多少次了（使轮到自己的次数和轮到孩子的次数保持平衡），并注意轮到自己时你用了多久（尽量简短）！如果孩子喜欢你制造的效果，你可以提高轮到自己的频率。如果孩子不喜欢，你要让自己的动作尽量简短，保持轮换次数的平衡，并且一定要经常模仿孩子的动作，让孩子一直积极地参与活动。

来帮助孩子发现新动作的好玩之处。然后停顿，等待，如果有需要，帮助孩子模仿你的动作——用他的火车撞你的火车，或者把一列火车撞出轨道。如果这样做能维持孩子的兴趣和注意力的话，回到孩子最初做的动作，几轮之后，再次示范新动作，并帮助孩子模仿。先遵循"模仿孩子偏爱的动作"原则，然后展示新动作（可以是不同的动作，如撞击火车、旋转火车、让火车绕圈），并帮助孩子快速地模仿。

"这种活动对我们来说很有用。我儿子看到用玩具车玩出的新鲜好玩的玩法（比如让小车沿着家具的边缘快速地冲上去，或是再摔下来）时很高兴。因为他觉得这些活动很有趣，所以他也很有兴趣模仿。"

4. 延伸到游戏时间外。孩子手里拿着东西的任何时候都可以进行模仿物品操作这项活动。比如，吃饭的时候会有许多机会来模仿孩子（用勺子吃一口饭、使用双手、从杯子里喝水、用勺子敲托盘等）。孩子也常在吃饭时发出声音，所以也可以在吃饭时模仿孩子的声音。洗澡的时候同样有许多机会——如玩浴室玩具，或者玩水（溅水、倒水、泡泡、毛巾）。也可以用可操作的儿童书籍（书中有可以戳的小洞、可以开的门等）。

有益的建议

给孩子念儿童书籍的时候尽量使用简单的语句——给动作和物品命名。别给还不会说话的孩子读完整的句子。如果你给他们正在看的东西和做的事情命名，他们会从书中学到更多东西。

⬛ 步骤 2 总结

如果你遵照要求实施之前所建议的活动，你应该已经找到了用玩具和家居物品模仿孩子，以及开始教孩子如何模仿你操作物品的方法。看看你是否同意下列清单中的大部分说法。如果是，那你已经具备了教孩子模仿新动作的重要技能，这将在步骤 3 中用到。如果不是，在游戏和照顾常规中开始试验，直到发现一些可以符合下面每种说法的方法。

活动清单：模仿孩子操作物品的动作

——有两套相同的玩具或多个物品可供我和孩子使用。

——我经常模仿孩子操作物品的动作。

——在玩的时候，我有时会在孩子的动作上加入变化，或示范不同的动作，并引导孩子模仿我操作物品的动作。

——当我们在进行轮流模仿时，我和孩子可以来回交换手里的物品。

——我能意识到孩子对我动作的关注，并可以"感知"轮到我时我何时可以多花点时间，何时最好尽快结束。

——我已经在大部分日常活动中找到了模仿孩子的适当时机，而且做这件事时感觉很自然。

克莱尔怎么样了？ 克莱尔的爸爸继续用橡皮泥做出动物的样子来提高克莱尔的声音模仿技巧。她最喜欢的动物是小狗、小猫和奶牛，而现在在爸爸模仿动物的叫声后，她也会试图模仿这些声音。爸爸希望在她玩橡皮泥时帮她使用一些物品，而不是仅仅看着他，所以他在橡皮泥和模具旁边放了一些物品（比萨刀、擀面杖和叉子）。他知道克莱尔在玩最喜欢的游戏（看爸爸做小动物）时，更可能模仿新动作。爸爸做出一个动物，然后当克莱尔向他表示她已经准备好看下一个时，他拿出擀面杖把橡皮泥擀平整。然后，爸爸拿出奶牛形状的模具递给她，帮她做出一个橡皮泥奶牛，之后发出克莱尔喜欢的奶牛的叫声。然后他将橡皮泥再次用擀面杖擀平整，并给了她一个小猫的模具。她拿着模具，把它放在橡皮泥上。爸爸快速地在克莱尔的手上施加了一点力，使模具能压下去，然后他拿起做好的小猫并发出猫的叫声。他们持续玩着这个游戏，现在，当克莱尔的爸爸给她一个模具时，她会将它放到橡皮泥上。在接下来的几天里，爸爸将帮她在这个基础上加入用擀面杖玩橡皮泥的步骤。

马利克怎么样了？ 还记得马利克吗？他就是那个喜欢用嘴咬玩具，而不是玩玩具的小男孩，他的妈妈尝试用嘴巴游戏来鼓励他出声有一段时间了。迄今为止，马利克的妈妈发现在这些游戏的帮助下，马利克已经能发出"啵"、"哦"、"啊"一类的声音了。但是马利克还是没有操作物品，他的妈妈也不想跳过这一步。经过一番考虑后，她决定用一件而不是两件玩具进行轮流，以减少马利克用嘴咬玩具的机会，还可能帮助他学习如何模仿动作。她思考后决定用推拉时能有所反应的玩具，这样马利克可能被吸引住，就不会再咬玩具了。她拿出一个火箭玩具，当她打开玩具的开关时，一个圆盘从火箭的顶部弹出，并降落在地板上。

她把火箭玩具放在她与马利克之间的地板上。她对马利克说："看着这个，按下去。"同时，火箭的圆盘直直地向上发射出去，降落在离马利克几米远的地方。马利克的妈妈说："我们去把它捡回来。"随后牵着他的手捡起那个圆盘，并把它放在了火箭顶部。她再一次说道："看着这个，按下去。"然后将圆盘发射到半空中。这次，她指着圆盘降落的地方对马利克说："你去把它捡回来。"马利克看着那个圆盘，但没有立即动身。马利克的妈妈没有自己站起来，而是等待着马利克，指着圆盘所在的方向，鼓励他去捡起圆盘，她又一次说："你去把它捡回来。"这次马利克捡起圆盘，但没有递给他的妈妈。然而，他也没有将圆盘放进嘴里，因此，这对他来说是一个进步。马利克的妈妈将火箭玩具移到离他更近一点的地方，然后说："放上去。"提示他用那个圆盘。然后她帮马利克完成这个动作，接着一边告诉他"按下去"，一边帮马利克发射圆盘。在圆盘着地后，马利克跑过去捡起圆盘，然后拿回来放到火箭上。他的妈妈帮着他，和他一起按下发射按钮。

他们现在有一个交替操作物品的游戏可以玩了，这是马利克的妈妈从未想过的。她意识到，要想增加马利克玩的游戏项目，用一个他们两人可以轮流玩的玩具也许是最好的策略，至少在马利克有更多技能前是这样的。马利克的妈妈对这样的进步感到十分高兴，于是她又向游戏中加入了一个新动作。她把火箭玩具的圆盘举到她眼前，说："哈，我看见你了。"然后挠马利克的痒痒。马利克喜欢被挠痒痒，也喜欢游戏中的变化。圆盘再次降落时，她又一次从圆盘后看马利克，再次挠他的痒痒。然后她帮马利克把圆盘举到眼睛前面，然后说："你看到妈妈了。"马利克没有自己模仿这个动作，但他一直在参与游戏，还喜欢接下来的动作——被妈妈挠痒痒——因此他的妈妈决定让他也模仿挠痒痒。现在，在这个操作物品的游戏中有许多马利克和妈妈可以一起做的动作了。

步骤 3：模仿手势和肢体 / 面部动作

原理 现在你已经创造出了多个互动游戏，可在不同的活动中教孩子模仿声音和操作物品。下一步，就是教会孩子如何注意到并模仿歌曲和感觉社交游戏中的手势和肢体动作。还记得我们在第六章中谈到的，如何用一些特别的动作和语言（例如，躲猫猫、"好大啊"）、伴随手指游戏或其他动作的歌谣（例如，"小蜘蛛"、"伦敦大桥倒下来"、"如果感到幸福你就拍拍手"）来创造好玩的社交常规活动吗？现在是时候教孩子模仿你在这些常规活动中自然的手势和身体动作了。在熟悉的、令人愉悦的感觉社交常规中练习以下策略，来教孩子将儿歌中的一些重要的动作与歌曲的歌词、韵律联系起来。比如，"公交车的轮子"这首歌与旋转手臂的动作联系在一起，躲猫猫则伴随着用双手遮挡脸，然后当你说出"噗"时再打开双手，诸如此类。

◪ 活动：在手指游戏和有动作的儿歌中教孩子模仿

要记得，到目前为止你和孩子已经参与了一些面对面的社交游戏，你发起一个身体游戏（挠痒痒）或唱首儿歌（"滑滑的小鱼"），然后渐渐地在进行动作前或在儿歌中间部分暂停，等孩子提示你继续（孩子说"痒痒"或者抬起头看着你）。你这样做有一段时间了，所以孩子很容易通过眼神、动作、表情或声音告诉你他想要继续游戏。当孩子很容易且经常进行这样的沟通后，你可以开始集中教孩子模仿游戏或歌曲中一个主要动作。

以下是教孩子模仿手势/动作的顺序：

1. 挑选孩子最喜欢的、练习过多次的童谣或游戏，然后在一个孩子很喜欢的常规活动中选出一个非常容易做到的动作（举手、双手合十、拍手等）。

2. 开始唱这首歌来教孩子模仿这个动作。然后，唱到应该做动作时，做出相应的手势，停下来帮（或引导）孩子做这个手势。引导指给孩子一些帮助来引出你想让他做的动作。引导可以是在你想让孩子使用的身体部位轻轻拍一下（触碰手肘提示他举手），或者，如果有需要，手把手帮孩子做出动作（牵着他的手然后举起它们）。随着时间推移，你的目标是渐渐地减少引导。例如，如果之前手把手帮孩子完成动作，那么你应该减少引导，直到你只要简短地触碰他的手肘或指着他的手臂就能让他举起双手。最终，你要去掉所有的引导，让孩子自己模仿你做出动作。

3. 孩子在你的帮助下模仿这些动作后，作为对动作模仿的奖励，继续完成这个活动，让孩子继续体验活动带来的快乐。

4. 在最初的几次提示之后，尽量不要操作孩子的手，而是从手腕、手臂、手肘或者肩部引导她，这样才不会使孩子认为，你希望她把手给你，任

有益的建议

小心不要日复一日地仅仅摆弄孩子的身体，这样做并不是在教他模仿。要教孩子模仿，首先你演示一个动作，然后等待并鼓励孩子模仿这个动作。如果孩子没有以任何形式做出这个动作，那么手把手帮助孩子做出动作。但是尽可能少地给予帮助，让孩子以某种形式做出动作，并且逐渐减少帮助。这就是提示消退（prompt fading），这有益于孩子学会独立做出动作。孩子独立做出一个勉强的动作比在你的帮助下做出完美的动作要好得多。

凭你摆弄。

5. 无论孩子是在帮助下还是独立地做出了手势，都要唱完这首歌。这就是强化物（reinforcer），或者奖励。

6. 每一次只教一个手势。例如，当你正在教"小蜘蛛"这首歌的手势时，你可能会教孩子把两只手的手指放在一起，来做出蜘蛛的手势。你每次用这个手势时都让孩子模仿你。但在他能独自做出"蜘蛛"的手势之前，你都不能教孩子第二个手势（"下雨了"这句歌词的手势）。每次你唱这首歌时都会用到所有手势，但你每次只教孩子一个手势，直到孩子容易且经常独立地以某种形式完成手势了，你再教下一个。

7. 别做完美主义者。孩子越快独立完成手势越好。一开始不要在意动作是否草率、不完整，或只是粗略地模仿。就像回应孩子发出的任何声音来鼓励孩子模仿发声那样，孩子用正确的身体部位做出了任何动作（例如，当你做蜘蛛的手势时，孩子轻轻摇动手指），你都要鼓励他。一段时间后，孩子的动作会变得更加准确。

8. 有些动作在许多歌曲中被频繁地使用。例如，在"小馅饼"、"张开手再握成拳"和"如果感到幸福你就拍拍手"中，都会用到拍手。孩子开始在任何一首歌中模仿拍手的动作后，引导她在其他歌曲中也做同样的动作。孩子参与的模仿练习越多越好。

以下是更多用于发展动作模仿的活动：

1. 在感觉社交常规中增加一些面部表情（如微笑、噘嘴、假哭、吃惊）。把你的情感夸张化，让孩子注意你的脸，并鼓励孩子模仿你。显然你无法身体力行地帮助他做出微笑或者皱眉的表情，但你可以用语言和动作告诉孩子表情的含义。你也可以摸孩子的脸来作为引导。

2. 至于面部表情模仿，你需要把动作夸张化，并适当放慢动作。例如，拿着气球或者泡泡靠近孩子——可以在地板上面对面。把两颊鼓得很大，然后慢慢地、夸张地吐气。以这样夸张的方式开始游戏将告诉孩子接下来要发生什么事，帮助他注意并读懂这种非口语沟通方式。不过，这也会使你的面部动作成为孩子关注的焦点。当他逐渐理解动作的含义时，在动作中间停顿，向孩子示范动作，等等看孩子是否会模仿你来要求你继续。再次申明，最开始时不要期待看到准确的模仿动作。如果你在做吹气动作时，孩子能跟着微微张开嘴，那就非常棒了！

> 2 岁的安布尔很喜欢气球游戏。她的妈妈开始缓慢、夸张地吹起一个气球，然后嘴巴离开吹气口，看着安布尔，再鼓起两颊示范吹气的动作。接着她停下来，等待安布尔模仿这个动作。无论安布尔能否模仿，妈妈会说“吹气球”，然后夸张地鼓起两颊，发出吹气的声音，再次吹气并放飞气球，让安布尔去追它。几天后，安布尔开始期待妈妈鼓起脸颊，并在她停顿时（大致地）模仿吹气的动作。再过几天后，安布尔就可以发出近似“吹”这个字的音了。

3. 在一面大镜子前玩面部模仿的游戏常常能帮助孩子学习诸如吹气、弹嘴唇发出声音、发出爆破音、嘟嘴等动作，并让这些活动变得非常有趣。

以下是一些利用其他日常常规，形成面部与声音常规活动的参考意见：

1. 换尿片——当孩子躺在你面前，注意力集中在你脸上时——是一个形成扮鬼脸和声音常规活动的好机会，例如模仿动物的面部表情和叫声，唱字母歌、数字歌，摆动舌头，弹嘴唇发出声音等。在换尿片的桌上放一支卡祖笛①，用来在换尿片时制造一些声音。这时也可以亲孩子的肚子发出声音，玩手指游戏或是躲猫猫等。

2. 给孩子穿衣服时，同样可以形成常规活动：用衣服来玩躲猫猫；借穿衣服的声响配合"臭鞋子，臭袜子，臭脚丫"的常规活动；亲孩子的肚子发出声音；唱"这只小猪"等。

3. 吃饭也是一个扮鬼脸和制造声音效果的机会——对美味的食物给出"嗯，真好吃"的表情和声音；对孩子拒绝的食物给出"哎呀，真难吃"的表情和声音；喝东西的声音和动作；吃东西的声音和动作；舔手指上残留食物的动作；舔冰淇淋和涂有花生酱的胡萝卜等。如果孩子坐在高脚椅上，而你正好坐在她面前，这就是一个让她注意你的面部和声音的最佳位置。

4. 给一天中不常发生、意料之外的事情命名。如当有物品掉落时，大声说"啊哦"，并做出一个惊奇的表情。当你用积木搭的塔倒塌了，大声说"哦，不"，并配合一个夸张的表情。当玩具车相撞时，发出很大的"轰隆"声。孩子受伤了，检查伤口安抚她时，用夸张的表情说"真疼，你很疼吧"，然后给伤口一个大大的亲吻，做出"好啦，不疼啦"的表情。

5. **警告**！比起模仿操作物品的动作，模仿面部动作和声音对孤独症儿童来说要困难得多。在孩子开始模仿身体、面部动作或唱歌前，你很可能看见他模仿你操作物品的动作。不要担心，这是孤独症孩子模仿能力正常发展的方式。继续进行各种感觉社交常规，每周加入新活动，持续完成旧活动，孩子迟早会开始模仿活动中的一些动作或声音。要期待孩子将在某天模仿这些。继续等待，帮助孩子模仿，然后继续进行有趣的游戏。

◨ **步骤 3 总结**

如果你遵照要求实施了之前所建议的活动，你就会在感觉社交常规和日常活动中，找到一些你可以帮助孩子模仿的手势、肢体动作和面部表情。看看你是否同意下面清单中的大部分说法。如果是，你就已经掌握了在玩玩具和社交游戏的模仿活动中加入变化这一重要技巧，在步骤 4 中会用到这些知

───────────

① 译注：一种音色类似萨克斯的小笛子。

识。如果不是，在游戏和照顾常规中开始试验，直到你找到与下面每个描述都吻合的方法。

活动清单：我帮助孩子模仿手势、肢体动作和面部表情了吗？

——我已经找到了可以逗孩子笑的感觉社交常规活动和歌曲。

——在进行感觉社交常规和唱歌时，轮到孩子时，他/她会向我示意。

——在每项感觉社交常规和每首儿歌中，我都知道至少一种可以教孩子模仿的手势或肢体动作。

——我知道如何在感觉社交常规、儿歌和日常常规中加入表情和声音效果让孩子观察。

——我知道如何停下来，等待孩子在没有我帮助的情况下独自模仿我的动作。

——我明白什么时候应该手把手帮助（或引导）孩子模仿动作。

马利克怎么样了？ 妈妈每天在给马利克穿衣服、换尿片和洗澡的时候，都会唱歌（"一闪一闪亮晶晶"和"张开手再握成拳"）给他听。妈妈每唱一句"一闪一闪亮晶晶"，就张开、并拢自己的手一次。她觉得这是一种马利克模仿起来相对容易的动作。每次完整地唱完一整首歌后，妈妈就从头再唱一遍，在唱完第一句后停下，同时在马利克面前张开手。妈妈等着看马利克会不会移动他的手，有一些模仿她的倾向（抬起他的手，把手伸到妈妈面前，张开或者并拢手等）。他没做任何类似的动作，但仍饶有兴致地看着她。妈妈用手在马利克的掌心轻轻拍了几下。然后她继续唱歌，当这首歌快要结束，又到了"一闪一闪亮晶晶"这一句的时候，妈妈再次把自己张开的手在马利克面前举起来，等着他来拍自己的手。这次他也没有反应，妈妈就张开马利克的手，拍了马利克的掌心几下。她如此重复了几天。几天后，当她把手放到马利克面前时，马利克主动向妈妈伸出了手。妈妈惊喜万分，并在继续唱歌时拍了好几下马利克的手。随后几天，他不仅把手伸向了妈妈，还开始轻轻拍打起来。马利克的妈妈欣喜万分，因为马利克在自己尝试模仿一个新动作，即使做得并不完美。他是真的在学！

步骤 4：模仿和拓展动作

原理 在轮流进行的模仿游戏中，增添一些变化会使游戏更有趣，就算玩很久也不会让人觉得单调无聊。这样会使孩子的注意力更长时间地集中在你身上，同时也能教孩子使用物品的不同方法，还能教会孩子用物品做不同的事，用更灵活、更复杂的玩玩具的方式和社会活动来代替重复的游戏。孩子每模仿一次新动作，将来的模仿就会变得更容易、更主动。

◨ **活动：增加一些变化**

在孩子能够轻松、持续地模仿一个由你示范的、熟悉的动作后，你可以开始扩展这个动作，使最开始的动作和主题在轮流几次后，不至于变得重复无聊。对于孩子而言，增加一些新变化常会使模仿变得有趣、令人惊奇。该怎么做呢？首先，与孩子相互轮流模仿两三次以设定主题，即主要动作。在这之后，为使模仿保持有趣，每一轮持续时间更长，你要在原有的基础上引入新的东西。这样一来，你也能教孩子模仿一个不同的动作，让常规活动更高级些。

以下是引入变化的一些方法：

1. 之前我们讨论过，通过模仿孩子操作的动作来创造一种轮流进行的模仿游戏。孩子能很容易地做这件事之后——在你模仿他之后反过来模仿你，向孩子展示一种全新又简单有趣的操作物品的动作。这些动作可以是：给孩子展示如何踩破你刚吹好的泡泡；把吹满气的气球打到空中；在玩"左右摇摆起来"①时如何转身；如何在搭好一座积木塔之后，用玩具小车撞过去。你先示范，然后把物品递给孩子，让他来模仿你。如果孩子并没开始模仿，那么引导他模仿你，对孩子的成功表现出热情，随后让孩子用喜欢的任何方式玩一会儿这件物品。接下来，重复整个流程：示范孩子已经能模仿的动作；递给孩子相关的物品，让他来模仿；之后再轮到你时示范新动作；随后给孩子机会模仿；欢呼鼓掌，祝贺孩子有了新进步，并让孩子玩一会儿玩具。对于孩子而言，促进他模仿的动力是可以随心所欲地玩一会儿玩具。当然，你开心地祝贺也是一种重要的奖励。

———————
① 译注：一首童谣，唱时根据歌词做出动作。

2. 对孩子来说，更有趣的变化包括简单有趣，但又不同寻常的操作物品的动作。例如：向橡皮泥小球里刺进一根小棍；用小棍敲沙球；从迷宫底部洞里放入小球，而不是顶部。你应严格按照我们之前讨论过的方法来教孩子模仿这些新动作：一边给自己的动作命名，一边向孩子示范；充满期待地等孩子模仿；在需要时引导孩子；称赞孩子尝试模仿的举动，或者在孩子没进行模仿时帮助并赞赏他。橡皮泥、绘画活动、音乐玩具或一堆复杂的物品（玩具火车道和小车，成套积木，建筑玩具套装，过家家的道具如眼镜、帽子、项链、手链、刷子、梳子等）都是用于发展主题和加入变化的好材料。

3. 含有主题与变化的模仿游戏是向孩子介绍没有固定操作方法的新玩具和新物品的绝好途径。因为孩子对这些玩具还没有形成固定的玩法，所以你示范的一切都是新的。在教孩子模仿新的操作物品的动作时，那些孩子已经拥有了固定、重复玩法的物品常常不怎么有效。

■ 步骤 4 总结

如果你遵照要求开展了之前的活动，你就已经学会了在玩玩具和感觉社交常规中教孩子学习不同类型模仿（语言、操作物品的动作、手势、肢体动作、面部表情）的所有阶段和步骤。你知道如何与孩子轮流进行活动，为模仿动作设定最初的主题，在轮流几次后如何丰富或扩展这个活动，把孩子能做的其他模仿也加入进来。如果是，那你已经掌握了在共同活动中轮流和教学的重要技巧。如果不是，那么在玩耍和照顾孩子的日常活动中开始试验，直到你找到与每条描述都吻合的方法。

活动清单：我是否拓展了孩子的模仿？

——在与孩子玩玩具、进行感觉社交常规时，我知道如何发展主题。
——在玩耍和进行感觉社交常规时，孩子在没有我帮助的情况下，能轻而易举地模仿至少一种动作。
——我知道如何在玩玩具和感觉社交常规中丰富或扩展共同活动来教孩子模仿。
——在玩玩具和进行感觉社交常规时，我知道如何用动作制造有趣、新颖的场景以促进孩子模仿。
——孩子觉得我在活动中加入的变化很有趣，并试图模仿这些动作作为回应。

步骤 5：将模仿游戏加入共同活动的框架中

在第六章中，我们详细地讨论过一个共同活动常规所包含的四部分：开始、主题、变化，以及结束 / 过渡。现在你可能意识到，模仿游戏多么适合融入这个四步的活动框架中。当你专注于模仿活动和在模仿活动中加入变化时，无论有意或无意，你也许已经开始使用这个"四步走"的框架了。

本章探讨的关于教孩子模仿游戏的框架就是共同活动框架，由开始（使用的物品出现）、主题（模仿第一个动作）、一个或以上的变化组成。我们还没有讨论结束 / 过渡部分，但理想情况下，结束应该是有计划的收尾，就像你在第六章中练习过的那样。在本书剩下的部分，我们将继续介绍用共同活动框架和模仿策略教孩子其他各种发展性技巧的方法。以物品为中心的轮流活动、感觉社交常规和各种照顾孩子的日常活动，都是孩子从他人那里学习语言、社交行为和如何操作物品的基本过程。如果你已经掌握了我们介绍的这些概念，即使你不继续学完本书后面的内容，你也已经掌握了帮助孩子继续进步的最重要的教学技巧。

活动清单：我是否已将模仿加入共同活动的框架中？

——我和孩子做的模仿活动通常有开始阶段，在这个阶段我和孩子会确定活动的主题。

——我们轮流模仿对方，或一起玩游戏来分享主题，这样进行几轮。

——几次重复之后，我或孩子通常会加入可供模仿的新动作来丰富或扩展主题。

——当孩子的注意力开始分散，或我和孩子觉得这个常规活动太单调重复时，我们一般会有组织地结束活动，或过渡到下一个活动——将物品收拾妥当，一起完成一个清楚的过渡，或者做出其他选择。

——在吃饭、穿衣、换尿片、洗澡、准备睡觉时，我至少偶尔会使用共同活动的框架，并且我发现孩子开始在更多的活动中期待这些步骤了。

克莱尔怎么样了？ 克莱尔和奶奶开发了几种包括不同模仿动作的玩具游戏和感觉社交常规。克莱尔最喜欢的活动之一是奶奶模仿她在咖啡桌上来回滚动玩具车的动作。奶奶拿着另外一辆玩具车，在桌子的另一

边面对着克莱尔，模仿克莱尔滚动玩具车，并发出"嗡嗡嗡"的声音。然后，奶奶停下来。滚动玩具车就是这个模仿游戏的主题，主题是克莱尔设定的。克莱尔也停下来，抬头看着奶奶。这时，奶奶认为克莱尔提示她继续了，于是再次滚动玩具车，克莱尔也模仿奶奶的动作。奶奶又重复了一轮，但她认识到克莱尔正在对游戏失去兴趣，因为她没有像之前那样充满活力地回应和参与游戏了，而且克莱尔对这项技巧掌握得很熟练了。因此，奶奶加入了一个变化。她将一块长木板放在咖啡桌上，木板的一端放在一摞书上，然后她把玩具车放在木板较高的那端，让玩具车从高处滑下。克莱尔饶有兴致地看着，然后又在桌子上推动玩具车。奶奶成功地引起了克莱尔的注意，她再一次让玩具车从木板高处滑下，并停下来，然后帮克莱尔把玩具车放在木板的较高一端，来引导克莱尔模仿她。克莱尔的玩具车从木板上滑下来，奶奶为她欢呼。奶奶再一次滑动她的玩具车，然后开始帮助克莱尔，但是克莱尔现在可以独立完成这个动作了，奶奶再次为她欢呼。现在克莱尔被这个游戏深深吸引了，她的注意力都转移到这个新游戏上了。克莱尔和奶奶又轮流模仿对方让玩具车从木板上滑下来的动作，这样玩了几轮。

奶奶意识到她和克莱尔已经在模仿游戏中设定了主题和加入了变化。她也注意到了克莱尔现在模仿的次数（其中包含新动作）、注意力集中的时间长度、克莱尔练习的次数（学习机会）。比起集中在一个主题上，这个方法让奶奶在与克莱尔玩耍的过程中教会她更多东西。克莱尔喜欢上文提到的这种变化，尝试几次后就学会模仿了，这让奶奶意识到很有必要向克莱尔展示新的动作，并让她对之感兴趣。如果看了几次后克莱尔还是不喜欢这种变化，奶奶可以倒回去和克莱尔轮流玩一两次滑动玩具车的游戏，然后尝试一些不同的变化——比如撞击玩具车或让玩具车滑出咖啡桌。奶奶明白，整体目标是延长共同活动的时间，尽可能多地进行轮流模仿，并且提供模仿的机会。一旦克莱尔对滑动玩具车的游戏失去兴趣，或者这个游戏不再有社会性，或是这个游戏变成了简单的重复性游戏，奶奶就提议"游戏结束"，并且示范把玩具车放回盒子里的动

作，提示克莱尔也把玩具放回去，这样就为这项成功的共同活动常规画
上了圆满的句号！

本章总结

本章集中介绍了一些用于提高孩子模仿能力的方法。首先我们讨论了你
模仿孩子的动作和声音的重要性。然后，我们介绍了几种不同类型的模仿：
模仿操作物品的动作（这对大多数孤独症儿童来说是最容易的模仿）、模仿声
音、模仿不同的动作、模仿肢体动作和面部表情（这对许多孤独症儿童来说
是最难的模仿）。如果你一直按照我们介绍的步骤来操作，那么你已经增加了
孩子一天中模仿的机会。随后我们讨论了在模仿中加入变化，让活动不变得
重复无聊的重要性。我们指出了如何将模仿常规活动与共同活动的四步框架
结合起来：开始，主题，变化，结束／过渡。最后，我们介绍了如何将模仿
共同活动常规融入所有照顾孩子的日常活动中——不仅仅是在玩玩具或其他
物品和进行感觉社交常规活动（包括唱歌）时，吃饭、照顾、看书和做家务
都可以提供模仿共同活动常规的机会。每次模仿都是一次学习的机会，在与
孩子进行的所有活动中都加入这类游戏，这样能极大地增加孩子的学习机会。

重要提示

目标：教孩子模仿不同的动作。

步骤：

✓ 模仿孩子操作物品的动作，并期待孩子反过来模仿你。

✓ 模仿孩子发出的声音，并期待孩子反过来模仿你。

✓ 引导孩子进行模仿，但要尽快地淡化引导。

✓ 不必期待孩子完美的表现，接受孩子近似的动作。

✓ 轮流进行模仿游戏，形成一个小型对话。

✓ 用共同活动的"四步走"框架来丰富模仿游戏。

✓ 用歌曲和感觉社交常规来教孩子模仿手势。

✓ 保持处在孩子注意力的焦点位置。

第九章

让我们专业一些

孩子是怎样学习的？

本章目标：阐述帮助孩子更好地参与、沟通和学习的基本原理和策略，以便你运用这些新的方法来促进孩子的学习。

第 4 ~ 8 章已经提供了构成孩子学习基础的基本要素。如果你遵照这些策略进行练习，那么你已经完成了一部分，而且也注意到孩子参与、沟通以及学习的能力有明显提升。好样的！现在我们想介绍一些关于孩子如何学习的背景知识，这样在孩子进步和遇到学习中新的挑战时，你就可以将这些原理灵活地运用到新场景中。

当你理解了前提（某个行为发生前的事件）、行为（孩子指向目标的行动）和结果时，即学习的 ABC 原则，你就能激励并教导孩子学习一些更新更复杂的行为，例如从假装到开口说话。这些原则基于 ABA 原理。我们已经在第一章中解释了，ABA 是对学习科学的一种应用，以帮助人们学习新的行为或者改变已有的行为，减少问题行为出现的频率。对 ABC 原则的运用贯穿了整本书。

为什么 ABA 如此重要

虽然我们已经解释了什么是 ABA，但你可能还不知道，它并不是一种具体的干预方法。这是一种很常见的误解。ABA 指运用学习的科学来理解并改变具体的行为，它是许多幼儿早期干预方法的基础。关键反应训练、早期干预丹佛模式、相互模仿训练法、情景教学法、随机教学法等都用到了 ABA 原理。

其实你已经在运用它们了！如果你一直遵照每一章的指示，和孩子尝试每种策略，那相信你已经教会孩子一些技能了。换句话说，你让孩子觉得学习你教的内容是值得的，从而鼓励孩子学习新技巧。因为我们认为学习一些与孩子互动的新习惯对父母很有用，所以我们一直在避免提到 ABA 术语的同时，指导你使用这些策略。事实上，学习原理也在塑造改变你自己的行为！你一直遵从新行为的学习"规则"；你一直尝试新的策略，看着孩子从你身上学到东西时，你也体会到了运用这些策略带来的愉悦和奖赏。这很令人鼓舞，给人动力，不是吗？

现在是时候更专业、更系统地理解学习的"规则"了，因为这可能帮你更好地注意到更多东西，如：

1. 你自身的行为。

2. 孩子行为背后的意义与目标。

3. 不同情境如何导致或提示孩子做出特定行为。

4. 孩子行为之后的不同事件如何成为对孩子特定行为的奖励。

理解了学习的 ABC 原则如何建立并维持孩子的现有行为模式后，你就有了达成以下目标需要的工具：（1）教孩子与年龄更相符，或更被社会接受的新行为（鼓励良好行为，阻止不良行为）；（2）增加孩子日常活动中潜在的学习机会；（3）帮助孩子充分利用你提供的这些学习机会。

在孤独症孩子身上发生了什么？

孤独症孩子对学习的 ABC 原则的反应与其他孩子一样，但孤独症的三个方面让我们需要在孤独症孩子的学习上投入更多精力：

1. **孤独症孩子不像其他孩子那样喜欢取悦他人。**大多数孩子能意识到父母对他们的言行所做出的回应是开心的还是不开心的。所以，父母对他们行为的赞成与反对自然地塑造了他们的行为举止，因为孩子会积极地争取父母对自己的注意和赞同。然而，孤独症孩子通常意识不到他们的行为举止产生的微妙的（甚至很明显的）社会后果，或许他们根本不受这些后果的影响，因此，他们也不太可能为了让大人开心，而做大人希望他们做的事。

2. **孤独症孩子不像其他孩子那样喜欢与他人分享经历。** 多数小孩子通过目光接触、微笑、给予或展示物品、向父母指出某个感兴趣的物品等方式来与人分享。例如，多数 12 ~ 18 个月大的孩子，都会开始用手指向他们觉得有趣的东西，给这些东西命名，然后望向父母，用眼神与父母分享，或向父母展示他们正在关注的事物。他们希望得到父母的注意和回应。然而，孩子的这些行为——共同注意行为（joint attention behaviors）——在年幼的孤独症孩子身上很少出现。这种工具行为的缺少使孤独症孩子错失了大量的语言学习、社交学习和人际互动的机会。这就是你需要使用之前你已经学习过的策略来提升孩子共享式注意（shared attention），或共同注意（joint attention）的

"我儿子不像其他孩子那样渴望独立，但看见姐姐或朋友做的吸引人的事情后，他对模仿他们越来越有兴趣。我第一次注意到他的这个变化是在他的姐姐四处跳着，假装自己是只青蛙的时候。他发现姐姐玩得非常开心，然后开始与她一起四处蹦跳，哪怕他当时并不明白假扮游戏的意义（他现在 3 岁 6 个月了，已经明白了这个游戏的意义）。我觉得由姐姐或其他模仿对象来展示好玩的活动，对我儿子关注和模仿同龄人的行为有很大帮助。比起其他孩子，他仍然缺乏模仿那些看上去不是那么好玩的事情的动机，例如洗手，但是我觉得在他理解了他可以从别人身上学到东西之后，这种模仿的动机也在增加。他做出了越来越多的我们期望的行为，而不仅仅是有趣的行为。（他最近开始学习跆拳道，因为他模仿他人和做出适当行为的能力进步了。）在前面章节中提及的许多活动都可以由其他孩子使用，来鼓励合作性游戏和模仿行为（特别是当这些孩子逐渐长大时）。"

原因。我们将在第十章详细介绍如何提升孩子的共同注意。

3. 孤独症孩子比同龄人更少模仿他人。其他孩子似乎内心都希望与他人一样，他们似乎可以从模仿他人的行为和独立做事的过程中找到乐趣。普通孩子都想要自己拿着勺子，自己穿鞋袜，做任何她的哥哥姐姐能做的事。我们听到不少孤独症孩子的父母说："我想他会十分乐意让我永远为他穿衣服（喂饭、换尿片等），他似乎没有任何自己独立完成事情的愿望。"孤独症孩子也许会模仿他人玩玩具或得到饼干，换句话说，他们模仿他人的动作是为了达到自己的目标，而不是想和其他人一样。没有这个有力的目标，孤独症孩子不会练习他看见别人如何使用某一物品的技巧，因此也错过了通过观察他人学习社交和适应性行为的机会。这就是我们为什么要在第八章里花如此多的时间讲模仿——激发孩子模仿别人的动机。

为什么这是一个问题？

因为孤独症孩子对取悦他人、与他人分享经历和模仿别人的兴趣很低，他们错过了许多日常照顾活动以及游戏中的 ABC 学习机会，正是这些机会使得普通孩子能够持续地学习。这些机会的错失阻碍了儿童的发展——语言发展、示意动作的发展、照顾自己的技巧和社交游戏，而这些都是孤独症的早期征兆。既然孤独症孩子很难把现有的社交作为学习机会，那他周围的人要更清晰地呈现这些学习机会。令人高兴的是，让孤独症孩子学会享受他人的赞美、享受模仿他人以及与他人分享的乐趣，这是有可能的。为了让这种可能性出现在更多的情况下和更多的行为上，你需要了解在学习发生时起作用的基本原则。

当莫莉看见姐姐蒂娜从冰箱里拿出牛奶时，她尖叫着从姐姐那儿抓过牛奶。爸爸对蒂娜说："妹妹想要一些牛奶，给她吧！你自己再去拿点。"蒂娜配合地把牛奶递给莫莉，然后又去拿了一杯。发生了什么事？莫莉尖叫和抓取（发生在看见牛奶之后）的行为产生了积极的结果，或者强化：她达到了目标，得到了想要的牛奶。下次莫莉看见别人拿着牛奶，自己又想要的时候，她就更可能尖叫和抓取。莫莉的爸爸是一位关心并理解女儿需求的善意的父亲，却不小心在让姐姐把牛奶递给莫莉时，鼓励了莫莉不可取的行为。正如你将看到的，运用本章介绍的学习原则将极大地改变这样的结果。

如何理解并教会孩子学习的 ABC 原则？

你要执行六个步骤来增强自己对学习的 ABC 原则的理解，并教会孩子新技能和合适的行为。

步骤 1：注意孩子的行为，学习的 ABC 原则中的 B 即指行为。

步骤 2：选择奖励，学习的 ABC 原则中的 C 即指结果。

步骤 3：弄清楚行为发生之前的状况，学习的 ABC 原则中的 A 即指前提。

步骤 4：把学习的 ABC 原则结合在一起。

步骤 5：用 ABC 原则来增加孩子的学习机会，教孩子新技巧和行为。

步骤 6：改变不可取的行为。

步骤 1：注意孩子的行为，学习的 ABC 原则中的 B 即指行为

原理　所有的行为（behavior）都是合理的。换句话说，孩子做所有事都是有理由的。孩子（或其他人）做的每件事背后都有理由——无论这个行为多不合常理，其背后总有一个逻辑，总有一个原因。这不仅适用于人们做什么和不做什么，也适用于人们说什么。当看见孩子做一些对你来说毫无意义的事情时，停下来问问自己："她这么做的目标是什么？"通常你这样想之后，孩子的目标就清晰了，你也能看清孩子看似令人困惑的行为所具有的目标与功能。所有的行为都有其功能——它通常能给做出行为的人带来积极的结果。我们在后文中会详细讲解这方面，但是现在，思考以下规则能帮助你了解孩子行为背后的原因或目标。

规则 1　我们关注孩子做什么——他们的行为——而不是他们知道什么。

我们不以孩子最后知道了什么作为衡量教学成功与否的标准，而是看他们通常做了什么。为什么呢？因为孩子不会告诉我们他们的想法，并且我们想教会他们的是对于孤独症孩子来说很困难的行为——如对待他人的方式、与人沟通、操作物品和参与日常娱乐活动。我们常问孩子的父母"她会使用叉子吗？"这样的问题，然后得到"是的，她知道如何使用。但她宁愿用手，但是如果我让她用叉子，她会用叉子吃一口。"这样的答案。我们认为，在这种情况下，这个问题的答案应该是"不会"，因为知道如何做一件事情和做这件事情完全是两回事，而孤独症孩子需要学会的是在没有他人提示的情况下一直独立使用的技巧（包括讲话、示意动作、分享、与他人玩耍、问候他人、交流感情等）。因此，当我们关注孤独症孩子的行为时，我们实际上在谈论容易看见的、持续的行为。并且，在他们的行为背后都是有原因、目标或功能的，而这些都来自于他们以往的身体经历或行为带来的结果。

规则 2 人们一般做的事情无非是为了：a. 得到某件他们想要的或令他们愉快的东西；b. 避免某件他们不想要的、令他们不愉快的东西。也许这个道理看起来简单得有些不真实，但是这是行为的主要原因、目标或功能。孩子做出特定的行为，因为这样的行为在过去帮他得到了某件有益处的东西，或帮他逃避了他不喜欢的经历，或避免了阻止他达到目标的事情。

■ **活动：观察孩子的行为**

我们建议你找些时间，在两三天中观察孩子的行为举止，并思考这些行为背后的目标或功能。试着对这些活动都进行观察：玩具或其他物品游戏，社交游戏，吃饭，照顾（洗澡／穿衣／换尿片／睡觉），看书和做家务。这并不意味着你必须坐下来，拿着记事本在一边观察记录。而是花一点点时间注意孩子的行为，以及在 15～20 分钟里孩子周围发生了什么。观察并简单记录孩子的特定

有益的建议

请记住，行为必须是一个易观察到的、有意图的动作：大喊大叫、哭泣、抓取、伸手、讲话、看，而不应该是一种感觉或者状态：沮丧、愤怒、痛苦、疼痛或者疲倦。

行为，包括那些你想更多地看见的行为（例如，叫"妈妈"、向你微笑、过来坐在你的腿上），以及你不喜欢的、希望减少的行为。

请记住我们假设所有有意识的行为都有功能和以目标为导向。然后问你自己：当孩子尖叫、看着你、朝你微笑，或牵着你的手，走到冰箱前的时候，他的目标是什么？在下一页里有一个供你做记录的表格，以培养你观察孩子行为并思考行为背后目标的习惯。试着把积极和消极的行为都记下来。表格里有一些示例来帮助你顺利开始。如果你需要更多空间，就打印多一些这样的表格。

▣ 步骤 1 小结

如果你遵循要求执行了之前的活动，那你已经知道如何"看到"孩子行为背后的目标。这个步骤从理解孩子在不同情境中行为的功能开始。在后面的步骤中，我们将介绍如何"看见"导致孩子在上述每种情境中行为的前提和结果，结果这一线索可以强化在不同环境下孩子的行为，但是现在，看看你是否赞同以下清单中的大部分说法。如果是，那么你已经具备了理解目标和行为间关系的重要技巧——你将在步骤 2 中用到这些技巧。 如果不是，那么再回顾一下这部分内容，多花一点时间观察，同支持你的人讨论你观察到的内容，直到你能在不同情境中轻易地看出孩子行为的目标。

活动清单：我是否有效地观察了孩子的行为？

——我花了一些时间观察孩子，并列了孩子行为的清单。

——我明白易观察到的行为和对状态的解释之间的区别（例如，抱怨＝行为，疲倦＝状态）。

——清单上列出的所有行为都是易观察到的行为，而不是状态。

——我明白孩子某些请求行为的目标。

——我明白孩子某些不良行为的目标。

——我做到了对六种目标活动中的大多数活动进行观察。

观察行为的目标

孩子的行为	孩子的目标
举起手并看着我	想要被抱起来
指着狗狗	想听我发出"汪汪"的声音
说"帮帮我"，把玩具放在我的手里让我修	想让这个玩具能再次动起来
当妹妹靠近的时候尖叫并抓紧玩具	想拿着玩具，不想让它落到妹妹手里
哭泣地看着橱柜	想要橱柜里的饼干

步骤 2 : 选择奖励，学习的 ABC 原则中的 C 即指结果

原理　结果（consequences）是指环境对孩子行为做出的反应。这将影响孩子是否会为达到一个特定的目标再次做出同样的行为。请参看第 209 页表格中的例子。在第一个例子中，孩子抬起手，扬起脸，希望有人把他抱起来。如果家长做出相应的回应，把孩子抱起来，那么孩子的目标就实现了。一个积极的结果（奖励或是强化）就形成了。孩子的行为让他成功地达成目标。通过抬手这样的示意动作获得奖励（被抱起来），增加（强化）孩子下次想被抱起来时使用这个示意动作的可能性。这是一个学习机会。孩子做出了你想要的行为（B）——在此处是一个清晰的示意动作，然后出现了积极的结果（C）。换句话说，你把孩子抱起来奖励、强化了孩子的行为，孩子的目标也达到了。这就是我们所说的 : 你让孩子做出了你想要的行为或习得你想让他学习的技巧，随后一定以积极的结果作为奖励——通常是孩子想要达成的目标。

不良行为也会获得积极的结果。当孩子尖叫时，跑过去安抚她、关心她，这是家长典型的反应。但是，如果孩子尖叫的目标就是为了获得你的注意，那么家长的关心让孩子达成了目标，带来了积极的结果，这就奖励或强化了孩子尖叫行为。这样做会给孩子传递一个信息 : 尖叫是一种获得你注意的强有力方式。下次孩子更可能通过尖叫来获得你的注意，因为这次她成功了。弄清楚孩子为什么做出特定行为的第二步，就是观察孩子行为产生的结果。

无论孩子的行为是我们喜欢的（友好地玩耍、运用语言），还是我们不喜欢的（大喊大叫、抱怨、重复性行为、尖叫、逃跑、把东西扔到地上、敲打），这些行为都靠具有强化作用的结果来保持。增加某种行为发生概率的结果，专业术语称之为强化（reinforcement）。在上一个孩子通过尖叫来获得关注的例子中，有时我们眼中的"消极"结果也可以起到强化的作用。如果孩子达到了他的目标，那么回应一个正在尖叫的孩子实际上是正强化（positive reinforcement）。

现在，看看另外一种情况。我们将继续关注尖叫这种行为。乔丹就是刚才例子中那个尖叫的孩子，她今年 4 岁了，她的父母正在尝试给她刷牙。他

们手里拿着牙刷走向乔丹。乔丹的父母刚碰到她，她就立刻开始尖叫，而当父母试着把牙刷放进她嘴里时，她激烈地反抗。乔丹的父母无法为她刷牙，只能沮丧地放弃。刚才发生了什么？乔丹的目标是为了逃避刷牙。她的尖叫和反抗得到了奖励，因为她成功逃避了刷牙。记得我们之前讨论过的行为的两种功能吗？即获得想要的，逃避不想要的。这是一个以逃避刷牙作为奖励的例子。我们把这种现象称为负强化（negative reinforcement）。事情的结果仍然是有强化作用的——乔丹达到了她的目标——但是我们称之为负强化，因为这种强化是通过移除令孩子厌恶的刺激达成的，故称之为负。在先前的例子中，乔丹通过尖叫达到吸引父母注意的目的，这就是一个正强化的例子：她得到了期望的结果。得到令人愉快的东西、避免令人不愉快的东西，这两者都能强化孩子用来达成目标的行为。当你在观察孩子行为的结果时，这是要遵循的一条重要的规则。

规则 3　学习新行为是对行为结果的回应。在使用本书第二部分的每个章节时，你已经运用了这条规则来教导孩子。每次你给孩子选择的机会，他做出选择时，孩子都告诉你了他的目标：得到某件东西。当你教孩子张开双臂来要求你把他抱起来时，你首先知道了孩子心中的目标，因为他走向你，在某种程度上表达了他的愿望。之后你张开双臂，让孩子也张开双臂（这是你想教孩子的新技能）。他举起双臂之后（新技能），你把他抱起来。你这样做确保他达到了他的目标。你把他抱起来就是对他新行为（即伸出手臂）的奖励和强化。这是一种强化，因为这是他想要的——他的目标。

▣ 活动：你要奖励什么样行为？

每次你给孩子他想要的玩具、食物或活动时，都是在奖励她之前的行为。如果她之前在哭，你就是在奖励她哭的行为。如果她之前在注视你，你就是在奖励她注视你的行为。如果她之前没有看着你，你就是在奖励她不看你的行为。如果她之前抓着一件东西，你就是在奖励她抓东西的行为。你强化或奖励之前的任何动作或行为。在与孩子互动时记住这一点，这能帮助你成为一个更有效的老师。试着确保孩子做出你想的行为后，会得到积极的结果，同时也要试着确保孩子不会因为不良行为而得到积极的结果。

规则 4　不被强化的行为将会随着时间的推移而减少。移除所有积极的结果或奖励会削弱一种行为（即减少发生频率），我们把这个过程称为消退（extinction）。当所有可能的好处都没有了，一种行为也就消退了。

莫莉怎么样了？ 莫莉的爸爸决定，不再奖励她对着她姐姐的东西大喊大叫这种行为了。他告诉蒂娜，在莫莉尖叫着想要抓走蒂娜手中的东西时，蒂娜应该背对着莫莉走开。蒂娜喜欢这种变化，如果莫莉开始尖叫，她就走进自己的房间并关上门。一周后，莫莉不再向蒂娜要东西了，而是走向父母，拉扯父母来得到她想要的东西。父母觉得比起尖叫和抓取，这是一种更好的沟通方式，所以他们允许莫莉拉着自己走向橱柜或冰箱。我们看见在一周内，莫莉尖叫和抓姐姐东西的这种行为已经消失了。这种行为不再具有达成她的目标的功能了，所以她放弃了这种行为，转而找到一种新的、能够达成目标的行为——把父母拉到她想要的东西面前。父母满足莫莉的愿望，所以这个新行为得到了积极结果的奖励。

消退也可以减少良好行为，下面列举一个常见的例子。

艾丽莎是马克思和他的姐姐凯瑞的妈妈，马克思有孤独症。艾丽莎告诉马克思，应该向姐姐提出获得玩具的请求，而不是每次都直接抓过来。当马克思向凯瑞要手电筒时，凯瑞忽略了他的请求。因此马克思没有得到奖励。尝试三次之后，马克思一把抓过电筒开始玩。他抓取的行为得到了奖励，因为他拿到了玩具；他的请求却被忽略了。如果这种情况继续发生，他将不再提出请求了。他提出请求的行为很快会消失，因为这不能成功地帮他达成目标，他将继续抓取想要的东西，因为这是成功的。

以下是改变这种状况的一种方法：

马克思和凯瑞怎么样了？ 马克思向凯瑞要手电筒。凯瑞忽视了他的请求。艾丽莎走过来，拉着凯瑞的手把手电筒递给马克思，并确保马克思拿到了手电筒。马克思提出请求的行为得到了奖励。那么凯瑞呢？她也应该得到奖励，因为她把手电筒交给了马克思。幸好，艾丽莎手边还有一个手电筒，她马上把手电筒给了凯瑞。凯瑞高兴地接过手电筒。所以凯瑞也因为满足马克思的请求，把手电筒给他而得到了奖励。两个孩子都因自己成熟的表现得到了应有的奖励。

在现实生活中，并不是任何时候都有一个现成的物品（你不一定能事先知道孩子们会为什么而争执，一个手电筒、一把叉子，还是一个玩具），并且让大一些的孩子放弃手电筒或其他物品可能会让这个孩子心存不满。给其他兄弟姐妹一些"补偿"可能会对他们的合作有帮助。向他们解释你将如何帮助有孤独症的孩子学会沟通，这很重要。这样一来，当他们让出一样东西时，他们会感到自豪（这算是一种奖励），会得到你的赞扬（这算是另一种奖励），甚至可以得到一个不同的、吸引人的物品。

"不幸的是，孩子的兄弟姐妹并不总是能接受他友善且礼貌的请求。我曾鼓励我的大女儿去帮助弟弟学会与她分享，但即使她弟弟礼貌地要求，她也很难放弃自己心爱的玩具。但我还是想找个办法奖励他礼貌的请求。我们已经设计出了一套可能会有帮助的系统。如果我女儿有一件她无论如何都不愿意分享的玩具，那么她应该把它一直放在自己的房间里，或是她弟弟看不见的地方。如果她在家里的其他地方玩玩具，她就应该和弟弟分享。如果弟弟通过抢夺获得一个玩具，那他就不能玩这个玩具，我会把它拿走，以避免他和姐姐为了玩具产生争执（我们约定好他俩谁都不能抢走玩具，即使对方用不合适的方式拿走了玩具）。如果弟弟友好地要求玩玩具，姐姐至少应该把玩具给弟弟看一下，但她可以马上把玩具要回去（比如她玩游戏玩到一半，不想被打断）。如果她友好地提出要求，那他就应该配合地把玩具还回去。如此一来，弟弟在分享这方面做得很好，他甚至愿意分享自己最珍视的玩具。"

规则 5　除此之外，另一种通过结果逐渐改变行为的方法是：一种行为引起的结果（通常是消极的结果）降低了这种行为的频率，我们称其为惩罚（punishment）。在这种情况下，惩罚并不意味着罚孩子坐在角落里或类似的事。它仅仅指提供孩子（或大人）不想要的结果，从而减少惩罚前发生的行为。

凯瑞和马克思怎么样了？ 让我们想象一下，马克思友好地请求凯瑞和他分享玩具，却被无视了，于是他试图抢走那个玩具。凯瑞为了不让马克思得到玩具，很快地带着玩具离开了房间，于是马克思号啕大哭，并找到了艾丽莎。艾丽莎说："这就是你抢玩具的后果。"那么下次马克思就不太可能抢玩具了，因为抢玩具这种行为导致了不愉快的、消极的结果——他失去了玩具。用专业术语来讲，他的行为得到了惩罚。

长期来看，惩罚和消退都会减少特定行为发生的频率。任何孩子不想要的结果都可以被称作惩罚。对于孩子来说，对她说"不"或"现在不行"、家长或兄弟姐妹拿走了她想要的东西，或在她靠近时推倒了她，这些都可能被称为惩罚性的结果——有意识的行为导致了不想要的结果。

◩ **活动：继续观察孩子的行为**

在这个练习中，花一两天时间观察孩子行为产生的结果，并考虑孩子的目标。想想孩子行为的结果是否达成了孩子的目标，从而成为行为的强化物

有益的建议

快速回顾术语

当一种行为紧随目标的达成，产生了积极的结果，这种行为就被强化了。当这种行为之后一直没有发生任何与目标相关的事情，这种行为就会消退。当这种行为导致了不良事件，使目标没有达成，这种行为就受到了惩罚。

消退和惩罚会减弱用来达到目标的行为。强化则加强这种行为。孩子的反应产生的结果会加强或减弱他们有意识的行为。

（R）；孩子的行为是否导致了不想要的结果／惩罚（P）；或这个行为是否完全没有产生跟目标相关的任何结果，从而导致了行为的消退（EX）。在下一页的表格中，一定记得记录一些孩子有利于社交的行为（目光接触、示意动作、声音或语言）和不利于社交的行为（例如尖叫和扔东西）。针对上述两种行为，要记住强化物就是孩子达成的目标。有时候，表面上似乎是对孩子行为消极的回应（修正、斥责等）也可能成为强化物，如果这个行为能帮助孩子达成目标的话（例如，如果孩子喜欢看见兄弟姐妹不开心，那他们不高兴可能会强化孩子的行为）。如果你需要更多空间，就打印多一些这样的表格。

◘ 步骤 2 小结

如果你遵照要求执行了之前的活动，那你现在已经知道如何去"看"孩子行为的后果，如何强化、惩罚孩子的行为或使孩子的行为消失。这一步仍然需要根据不同的情境，理解孩子行为的功能。下一步我们将介绍如何去"看"在每种情境中孩子出现某种行为的前提，但是现在，看看你是否同意以下清单中的大部分观点。如果是，那么你已经掌握了理解目标与行为间关系的重要技能——你将在步骤 3 中用到这些知识。如果不是，就回顾本章，花更多时间观察孩子，并和支持你的人讨论你观察到的内容，直到你能轻而易举地识别孩子在各种情境中行为的结果和结果的类型。

活动清单：我是否识别孩子行为的结果了？

——我花了一些时间观察孩子，并对孩子的部分行为列了清单。
——我在清单上罗列的行为都是能观察到的行为，而不是状态。
——我列出了一些良好行为的目标和结果
——我列出了一些不良行为的目标和结果。
——我能把大部分结果分类为强化、消退或惩罚。
——在六种目标活动中，我观察到了大多数活动中的行为、目标和结果。

行为的结果达到孩子的目标了吗？

孩子的行为	孩子的目标	结果：R/P/EX
举起手并看着我	想要被抱起来	我把他抱起来——强化（R）
指着狗狗	想要我说点什么	我说："这是一只小狗，小狗这样叫，'汪，汪，汪。'——强化（R）
说"帮帮我"，把玩具放在我的手里，让我修	想让这个玩具能再次动起来	我修好玩具并还给孩子——强化（R）
当妹妹靠近的时候，尖叫并抓紧玩具	想拿着玩具，不想让它落到妹妹手里	妹妹离开，孩子留住了玩具——强化（R）
带我去门边	想去外面	说"不"，没让他出门——惩罚（P）
看着哥哥玩拼图并发出声音	想玩拼图	哥哥忽略了他——消退（EX）

步骤 3 ：弄清楚行为发生之前的状况，学习的 ABC 原则中的 A 即指前提

原理 我们讨论了两个关于学习的重要原则 ：（1）行为的功能是获得或避免某种经历 ；（2）行为产生的结果，会加强或削弱孩子以后在同样的情境中对该行为的使用。现在是时候引入理解和改变行为的第三个关键的原则了 ：（3）在行为发生前出现的因素诱发或提示了行为的发生——我们称之为暗示行为发生的前提（antecedent）或刺激因素。

规则 6 行为是对刺激的反应，这种刺激也叫前提事件（antecedent event）。通常来说，你能从孩子所在的环境中观察到它。孩子会看见他想要的东西（棒棒糖）或不想要的东西（药箱）。他听见了意味着爸爸到家的声音（车库大门打开的声音）。他会看见一只他害怕的狗。他走进奶奶的厨房，看见总是放有薯片的架子。前提也可以是一种感受 ：他饿了，或是他累了。

虽然我们常常很注意一种行为带来的结果，但是我们也需要注意前提。如果我们想让孩子学会一种行为，我们要想一想什么环境事件——即什么刺激——能提示孩子新的行为。接下来要确保我们的教学方式集中于把新的行为和适当的提示或前提联系在一起。这样一来，我们就能在不同的情境中用前提提示孩子做出我们想看到的行为。我们也可以减少前提来帮助减少不良行为出现的概率。

我们要关注什么样的前提呢？我们很容易关注语言提示。我们希望孩子按我们说的做，但本书的大部分内容都是在帮助你把非口语的（或肢体上的）提示作为前提。你向孩子展示如何玩一个玩具（前提），孩子跟着模仿（行为），这会产生一种有趣的效果（结果）。你指着某件东西（前提），孩子看见那件东西（行为），并把她喜欢或想要的东西拿过来（结果）。你和孩子玩追逐游戏，然后你停了下来（前提），孩子开始追你（行为），最终被你抓住然后抛到空中（结果）。你唱了一首孩子喜欢的歌并且用手指做动作（前提 1），然后暂停（前提 2），孩子模仿了你（行为），然后你继续唱这首歌（结果）。在所有的这些例子中，你都用到了肢体动作（即非口语沟通）作为前提。当你读到本书的这部分时，你应该能熟练使用这类技巧了。

还要注意很重要的一点：我们希望孩子学会的很多行为都是独立技能——其他孩子可以在没有指引或帮助的情况下使用这些技能。自己玩，在需要的时候自己去厕所，和下班回家的父母打招呼，妹妹要求分享玩具时会把玩具递给她，这些都是我们希望孩子可以在没有家长指引的情况下做出的反应。如果你仔细研究每一项复杂的独立技能，你也能发现其中的功能和强化。孩子独立地玩耍，因为他们享受活动中的乐趣（正强化）；孩子独立地使用马桶，因为这避免了弄湿衣服带来的不方便和不适（负强化），也因为当孩子掌握独立使用厕所这项复杂的技能后会得到赞美（正强化）；向父母打招呼是一次充满感情的交换（正强化）；分享玩具避免了冲突（负强化）并维持了愉快的社交（正强化）。这些都是孩子熟练掌握的一系列行为，孩子能在没有任何指引的情况下执行，但当他们刚刚开始学习这些行为时，每种行为都有明显的前提和具有强化作用的结果。孤独症幼儿也能学会这一系列复杂的行为，并独立完成这些行为，只要这些行为伴有明显的前提和有强化作用的结果。本书第二部分的每个章节都在教授这些内容。

如果你想教孩子新技能，但又不确定应该使用什么前提，那该怎么办呢？有一个好办法：你可以想想什么前提能使多数同龄幼儿做出你想要的行为。只要有可能，我们想对孤独症孩子使用和其他孩子相同的前提。如果你还不确定，就去公园、学校、教堂、超市或其他地方观察孩子。或者问问朋友或家人，他们的小孩会对什么做出回应。使用其他家长对孩子采用的前提，意味着你的孩子能明白许多其他人可能使用的提示。这就是我们为什么建议你在和孩子沟通时，使用常见（虽然是简化的）的语言和示意动作。你教孩子的语言和示意动作、玩具、歌曲、游戏和日常常规，很可能就是其他家人和朋友使用的。在日常生活中用身边的物品教孩子这些常见的前提和回应，这能让孩子更容易学习前提—行为链。孩子在学习如何在多种环境中回应很多人，而不仅仅是在"教学"环境中回应一些人。

马克思和凯瑞怎么样了？促使马克思抓东西的刺激或前提，是凯瑞在用手电筒玩有趣的游戏。学龄前的孩子看到其他孩子在玩自己想玩的玩具时常见表现是什么呢？抓取是可能发生的一种行为，但理想情况下，他们会请求他人让自己玩一玩。所以，妈妈艾丽莎提示马克思向凯瑞提出玩一下手电筒的请求是正确的。对于马克思的请求，应得的、典型的奖励是他可以玩一下玩具。

这里的目标是教马克思在看见凯瑞玩玩具时（前提），他应该请求凯瑞让他玩一玩（行为），并期望能拿到玩具（结果）。思考下一页表格中这些行为和导致这些行为的前提。填上一些你在孩子身上观察到的东西。如果你需要更多空间，就打印多一些这样的表格。

◨ 步骤3总结

如果你遵照要求执行了之前的活动，你就知道如何在很多情境中"看到"导致孩子行为的前提了。这个步骤将继续帮助你理解各种情境中孩子行为的ABC。下一步将介绍如何运用你学到的所有东西来改变孩子的行为，教孩子技巧。看看你是否同意以下清单中的大部分说法。如果是，那你已经掌握了理解前提和行为之间关系的重要技巧——你将在步骤4中用到这些知识。如果不是，那么再回顾一下这部分内容，多花一点时间观察，同支持你的人讨论你观察到的内容，直到你能在不同情境中轻易就能看出孩子行为的前提。

活动清单：我能识别孩子行为的前提了吗？

——我花了一些时间观察孩子，并列出了孩子的一些行为。

——我的列表上所有的行为都是易观察到的行为，而不是某种状态。

——我知道前提、目标和结果共同导致孩子做出了良好行为。

——我知道前提、目标和结果共同导致孩子做出了不良行为。

——在六种目标活动中，我观察到了大多数活动的行为，以及与它们对应的前提。

理解行为的前提

孩子的行为	在这个行为之前发生了什么——前提
举起手并看着我	我伸出双臂，准备抱起孩子。
指着狗狗	我问孩子："小狗在哪里？"
说"帮帮我"，把玩具放在我的手里，让我修	我问孩子："你需要帮助吗？"伸出手准备接过玩具。
当妹妹靠近的时候，尖叫并抓紧玩具	她的妹妹正走过来，表现出对玩具的兴趣。
带我去厨房，把我的手放在冰箱上	感觉肚子饿了。

From *An Early Start for Your Child with Autism.* Copyright 2012 by The Guilford Press.

步骤 4：把学习的 ABC 原则结合在一起

原理 我们已经讨论过学习的 ABC 原则，如果你尝试过上述练习，你就已经能像行为分析家一样思考孩子的行为了。步骤 4 要将学习的 ABC 原则结合在一起。每一个孩子都有自己独特的行为、反应和与人交往的方式。通过观察孩子的行为，以及这些行为的前提和结果，你就能知道孩子行为的目标和功能——为什么他会做出特定的行为。孩子的行为会告诉你他之前获得的结果，什么样的提示或前提会导致他现在的行为。不良行为，如发脾气和攻击他人，也是孩子行为库的一部分，如果这些行为多次帮孩子达成目标，即积极的结果，它们就会成为习惯。这些都不是"调皮"的行为，对于做出这些行为的孩子来说，它们都有功能。这些行为是孩子尽最大努力来实现目标的表现。你想要孩子做出的行为，如拥抱或者亲吻，也是由于同样的原因而发生的——它们能给孩子带来积极的结果。孩子有意识的行为都符合同样的原则。它们都是截至目前找到的，能帮孩子在有环境提示的情境中达成目标的最有效的方法。无论是不良行为还是你想孩子做出的行为，它们都是功能性的——它们会起作用。

◼ 活动：观察良好行为和不良行为，以及这些行为的前提和结果

这个练习会帮你发现、描述孩子习惯性行为背后的一系列因素。开始发现孩子现有的行为库（包括良好行为和不良行为）背后的一系列 ABC 因素非常重要，因此我们建议在你接下来的几天里学习如何发现这些因素。如果你能掌握好这些技巧，你将能在孩子的一生中有效地运用它们来教授孩子新的行为，让孩子做出更多良好行为，减少不良行为发生的频率。这些原则在小学阶段、青少年阶段和成年阶段均可以起作用。一旦你学会了发现孩子行为背后的 ABC 因素，你将不用再刻意观察，而能自然地发现这些因素，这能给你更多关于如何教孩子以新的、不同的方式对情境和经历做出反应的灵感。先列出孩子的行为（B）和目标，这些是定义前提（A）和结果（C）的关键。当你了解孩子的行为（B）和目标后，就要注意结果和前提，就像你之前所做

的一样。你应该觉得这些越来越容易发现了。确保你既写下了良好行为，也写下了孩子的不良行为——你不希望孩子做的事情。

◙ 步骤 4 总结

如果你遵照要求执行了之前的活动，你就知道如何在很多情境中"看到"孩子的良好行为和不良行为背后的目标、前提和结果了。这个步骤继续帮助你理解各种情境中孩子行为的功能。下一步将介绍如何运用你学到的所有东西来教孩子新技能，增加学习机会。看看你是否同意以下清单中的大部分说法。如果是，那你已经掌握了这项重要技巧——理解目标、前提和结果之间的关系（三者促成了孩子的各种行为）。你将在步骤 5 中用到这些知识。如果不是，那么再回顾一下这部分内容，多花一点时间观察，同支持你的人讨论你观察到的内容，直到你能从各种良好行为和不良行为中，轻易看出导致这些行为的前提、目标和结果。

活动清单：我把学习的 ABC 原则结合在一起了吗？

——我已经花时间观察了孩子的行为，并列了一个行为清单，包括孩子良好行为和不良行为。

——我理解了一些孩子做出的良好行为的目标、前提和结果。

——我理解了一些孩子不良行为的目标、前提和结果。

——在六种目标活动中，我观察到了大多数活动中的不良行为和我希望孩子做出的良好行为，并描述了这些行为的目标、前提和结果。

步骤 5：用 ABC 原则来增加孩子的学习机会，教孩子新技巧和行为

原理 你和孩子的每次互动都是一个潜在的学习机会。只有留意所有出现的潜在强化物，你才能调动更多机会。这些通常是孩子想要的事物——食物和饮料，被关注、喜欢的物品，被安慰和喜爱，安全与保障，有趣的景象，声音和事件，令人愉快的抚摸和动作。这些也可以是孩子想要避免的令人不快的刺激——饥饿感或口渴，讨厌的声音（吸尘器的声音），让人不舒服的感

觉（黏糊糊的手掌或湿湿的尿片），吓人的刺激，或阻碍孩子达成目标的障碍（修理坏掉的玩具、打开橱柜或冰箱）。

◨ 活动：确保孩子成熟地表达自己的目标

为了利用这些机会，你可以在每次满足孩子要求或拿掉孩子不喜欢的东西时，都问自己以下问题：孩子是如何表达她的需求的？她是否用尽可能成熟的沟通行为表达了自己的需求？或者，孩子是否几乎没做任何事来表达自己的愿望，我就提供了强化物？这些都是很重要的问题。一位问过自己以上问题的家长说道："你知道，他就像是小王子。他根本不需要做任何事情——他不用付出任何努力，我们就满足了他的每个需求。"这一问让她顿悟了。她没有要求儿子做那些我们经常期望其他孩子做的事——尽最大努力沟通。回想一下，我们是不是经常对哭闹的孩子说："好好说话。"或让要求"给我更多的牛奶"的孩子加个"请"字？我们是否会纠正一个拿走别人玩具的孩子，把玩具从他那里拿回来，还给最开始在玩玩具的孩子，并告诉他要"友好地提出要求"？我们期望孩子用他们现有的沟通能力来达到目标，提示、引导他们做出我们希望的行为。

因此，想想孩子能轻易进行什么样的沟通：伸手？用手指？有意识地发出声音？模仿声音？在两者间做出选择？看着你？无论孩子能轻易使用哪种沟通方式，那都是孩子用来表达自己的一种方式。当孩子用不良行为来沟通时，如哭闹、尖叫，或发脾气，你就做以下这些事：无视孩子的那些行为（消退）；通过示范或引导，提示孩子做出适当的行为来达成目标（伸手或者用声音表达自己的要求）；期望孩子使用适当的行为；孩子做出适当行为后，让他达成目标（奖励）。

列一张孩子目前使用的沟通方式的列表，包括语言和手势。这些是孩子用来表达需求和愿望的工具。下次给你的孩子提供一些你知道他想要的东西时，想想他的沟通方式。明确地向孩子展示，他想要的东西就在那里，我们称之为前提（A）。但是稍等一下，直到孩子用你列出的沟通方式之一，表达了自己想要这件东西，再把东西给他。等待行为（B）的出现，如果孩子需要帮助，就给他一点提示。一旦孩子进行了良好的沟通，就给他想要的结果（C），即促进沟通的强化物。

如果孩子没有沟通的表现，或做出了不良行为，如哭闹，那怎么办呢？忽略孩子的这个不良行为，提示他做出适当的行为。帮助孩子完成这个适当的动作。如果孩子可以说出一个词，你就示范说这个词。如果孩子会伸手，那就把物品放在他可触及的范围内。如果孩子会用手指，那就示范这个动作。如有需要，手把手指导孩子做出你在教他的回应。孩子完成动作之后，满足他的愿望。经过以上步骤，你为孩子提供了一个学习机会——一个完整的ABC序列。

假设你打算给还不会说话的孩子一个花生酱三明治，你为她设立的沟通目标是，让她发出声音以提出请求。你把三明治切成了 8 小块。如果你把盛有三明治的盘子端到饥饿的孩子面前（A：前提），孩子伸出手并发出"嗯嗯嗯"的声音（B：行为），你把盘子递给她（C：结果），从而为孩子提供了一个学习机会。

假设你们坐在餐桌旁，当孩子伸出手并发出"嗯嗯嗯"的声音时，你就给她一块三明治。孩子吃了三明治，又伸出手并发出"嗯嗯嗯"的声音。你就再递给她一小块。孩子的饮料刚好在你旁边，而她够不着。孩子伸手想拿杯子。你把杯子拿起来，问："想喝吗？"孩子伸出手，说："嗯嗯嗯。"你把杯子拿给她，她喝了一口，你又把杯子拿回来。吃这顿饭的时候，借助三明治、饮料和一些你切好的香蕉块，你为孩子提供了 15 次或更多用声音表达要求的学习机会。这还不算你模仿孩子吃自己的三明治，并发出"嗯，好吃，好吃"的声音，以及其他的模仿交换（更多的学习机会）。

这是一种在孩子的日常生活中创造更多学习机会的重要方式——注意到你想教会孩子的行为之前出现的前提；通过让孩子达成目标来强化行为；在满足孩子愿望前，帮助孩子发展和练习适当的沟通行为。

◪ 活动：观察孩子行为中的 ABC

花些时间回顾一下你和孩子的一天。想想今天你给孩子多少次他想要的东西。想想你多少次拿走或改变了某些孩子不喜欢的东西。在下一页表格的左栏中列出这些物品，作为你提供的强化物或潜在的强化物。对于列出的每件物品，一定要根据孩子的行为——孩子如何表达自己的需求或愿望，有针对性地提供。把这些记在表格右栏中。这些是你在相应情境中提供给孩子的学习机会。如果孩子没有做出任何行为你就奖励了他某物品，那么请在右栏相应位置注明"无"。这是一个错过了的学习机会。在接下来的几天里，看看你能否更注意这些潜在的学习机会，在你提供孩子想要的结果之前，等孩子以某种形式或引导孩子与你沟通，这样你才能把错过的机会转化成学习机会。如果你需要更多空间，就打印多一些这样的表格。

步骤 6：改变孩子的不良行为

原理 和大多数成人一样，孩子也有一些坏习惯。在你刚刚列好的清单里，你可能列出了孩子的一些让你不太喜欢的行为。孩子也许会通过尖叫来表达一个愿望，或是用手拽你、咬人来逃避他人或得到想要的玩具。当孩子的哥哥拿走她的玩具，或你拒绝再给她一块糖果时，孩子也许会跌坐到地上，用头撞地板。孩子为什么要这样做？也许你已经明白其中的道理。在完成本章前面列举的一些活动时，你也许已经注意到孩子的一些不良行为。通过分析这些行为的 ABC 序列，你已经"评估"了这些行为。你已经知道了促成行为的前提和结果之间的功能关系。如果你还不知道孩子身上某些不良行为的 ABC 序列，现在是时候进行分析了。在最后一步中，我们将解释如何帮孩子学习更多人们普遍接受的行为来替代不良行为。

◨ 活动：识别不良行为并找到替代行为

A（前提）	➡	B（行为）	➡	C（结果——孩子想要的）	=	提高行为出现的频率
A（前提）	➡	B（行为）	➡	C（结果——孩子不想要的或其他）	=	降低行为出现的频率

观察孩子行为的ABC

我所提供的强化物	被强化的行为

From *An Early Start for Your Child with Autism.* Copyright 2012 by The Guilford Press.

挑一个孩子经常表现出的、ABC 结构非常清晰且你很想纠正[①]的不良行为。然后回忆学习的 ABC 原则。看看孩子这样做的目标，但不要期望孩子会改变目标。问问自己："他想要什么？他的目标是什么？"在你回答了这个问题后，再问自己："我希望他以什么样的方式来达到同样的目标？"如果他用尖叫来逃避他不喜欢做的事或得到一个玩具，你希望他怎样做来请求停止你正在让他做的事，或拿到他想要的玩具？现在当你拿走他的奶嘴时，他会用头撞地板，你希望他怎样做来达到目标，而不是用头撞地板。我们把你希望看见的、能替代不良行为的行为称为替代行为（replacement behaviors）。

规则 7　好的替代行为必须像不良行为一样容易做到且迅速带来同样的奖励。替代行为只有和不良行为功能——简单、高效——相同时才有作用。替代行为必须是孩子已经掌握且只要一点提示就能做出的行为。

◨ 活动：教孩子替代行为

所以，就像规则 7 所说的那样，关注你想改变的不良行为，并想想孩子能用什么其他行为立即、轻易、有效地达到同样的目标。这就是你需要的替代行为。写下行为的 ABC 序列：前提（A）是什么，替代行为（B）是什么，孩子的目标是什么，替代行为的结果或奖励（C）是什么？明白了吗？

举例说明。前提（A）=你手里的百事可乐。不良行为（B）=孩子用手抓抢。替代行为（B）=用手指向想要的东西。结果（C）=你手里的可乐。现在想想如何引导孩子在前提（A）出现后，不良行为（B）出现之前，立即做出替代行为（B）。准备好引导孩子做出替代行为（B），并在孩子做出替代行为（B）后马上给予奖励（C）。如果孩子已经做出了不良行为（B），请忽

---

①原注：记住有时孩子表现出哭闹、尖叫和发脾气等不良行为（A），是因为孩子不舒服。记得在第一章里我们讨论过，孤独症孩子有时会遇到肠胃不适、食物过敏、睡眠不足和其他健康问题。有时孤独症孩子很难直接告诉我们他们感到疼痛，或是哪里疼。如果孩子的行为突然变化，如突然变得更大惊小怪或有攻击性，且这些突然的改变与特定的前提或结果没有必然联系，须考虑带孩子去儿科医生那里检查一下。如果孩子睡眠不好或吃得很少，他就更难克制自己的怒火和大惊小怪。确保孩子的健康，这样能让孩子更乐于配合，更少出现问题，学得更轻松，总体上成为一个更快乐、更专注的孩子。

视它，仍然鼓励孩子做出替代行为（B），然后再给予他想要的结果（C）。

例如：你拿着可乐坐在沙发上。你的女儿过来想拿可乐。你把可乐拿起来，她看着那罐可乐，你说："想要喝可乐吗？那就用手指着它。指着可乐。"你做出示范，她用手指着可乐，你给她喝一小口，但没有把整罐都给她。你收回可乐，并喝了一口。她再次接近你，你说道："用手指。"她照做，并喝到了一口可乐。就这样重复几次，直到她在没有你的任何提示下自己做出了用手指向可乐的动作。抓抢的不良行为一次都没有出现。

莫莉怎么样了？ 如前所说，当莫莉的姐姐拿着一瓶牛奶时，莫莉会尖叫并试图抢走姐姐的牛奶，爸爸告诉姐姐把牛奶给莫莉，自己去重新拿一瓶。前提（A）= 看到牛奶。行为（B）= 尖叫和抓取。目标 = 想要牛奶。结果（C）= 得到牛奶。爸爸想用另一个行为替代尖叫和抓取，而莫莉还没学会说话。莫莉能用什么行为来要求得到牛奶呢？指着牛奶？做出"想喝"或"请"的肢体语言？发出声音并进行目光接触？莫莉的家人要决定，当莫莉想从别人那里要东西时，应该使用什么样的适当的行为。他们采纳语言治疗师的建议，让莫莉使用一个简单的"请"的手势——她把手放在胸前。现在，她的父母需要创造机会来让她学习这种替代的沟通行为。

前提出现了：莫莉看见姐姐蒂娜从冰箱里拿了一瓶牛奶，就开始尖叫，想从蒂娜那里把牛奶抢过来。爸爸走向莫莉，把她的手从蒂娜身上拿开，放在胸前做"请"的示意动作，同时说："请。"莫莉在爸爸的帮助下一完成这个手势，蒂娜马上就配合地把牛奶给莫莉，自己又去拿了一瓶。虽然这是向正确的方向更进一步，爸爸却认为还有需要改进的地方：(1) 莫莉仍然会尖叫，抓取；(2) 蒂娜仍然失去了本来属于她的牛奶。爸爸为下一次做好了准备。爸爸让蒂娜去拿两瓶牛奶，他自己站到莫莉身后。蒂娜把牛奶拿过来了，当莫莉看着牛奶时，爸爸马上领着她走向蒂娜，并帮助她做出"请"的示意动作。然后蒂娜给了莫莉第二瓶牛奶，并感到非常自豪，因为她在帮助妹妹学习沟通。现在爸爸确保了莫莉因为做出手势而不是尖叫得到牛奶。

看见发生什么了吗？同样的前提（看见蒂娜拿着牛奶）现在与良好行为（一个适当的沟通行为）联系在一起了，获得了同样的强化物（牛奶），而这个强化物之前一直强化不良行为。随着时间的推移，如果一家人都一致强化这个新行为，"请"这个手势会和牛奶（以及其他莫莉想从别人那里得到的东西）联系在一起，因为只有这样，莫莉才会得到牛奶。牛奶现在会支持积极的行为，而不是不良行为。莫莉在学习更多有用的、被普遍接受的沟通方式的同时，还可以得到牛奶。

参照这个例子，想想你的孩子的不良行为，考虑你该如何帮助孩子用替代行为达到目标。想一想你将如何帮助或提示孩子使用替代行为，然后用强化物强化替代行为。一旦想到如何帮助或提示孩子之后，就马上开始练习。

警告！在面对不良行为时，许多家庭有时试图通过减少对孩子的要求和期望，来避免问题行为。虽然这是对孩子发脾气或攻击性表现的自然反应，但这样做会适得其反，因为随着时间的推移这会降低孩子的学习能力。首先，这样做剥夺了孩子的学习机会。如果孩子没有机会获得他想要的东西，那么他就没有学习机会。第二，这样做会强化不成熟的行为，如哭闹或抓取，或其他不良行为，如莫莉的尖叫。用这种方法避免问题行为并不能改变孩子对不良行为的使用。只有积极地教孩子良好行为，你才能真正地改变孩子的行为，孩子可以学会以更好的行为回应。既然孩子能学会用不良行为回应，那肯定也能学会以更好的行为回应。

◘ 步骤 6 小结

如果你遵照要求执行了之前的活动，那你已经知道如何在日常互动中强化良好的社交行为。你也知道了为什么孩子会做出你不希望她表现出的行为，同时也更明白何种结果或奖励会导致孩子的不良行为。你应该已经学会如何用更好的行为替代不良行为的方法，以及避免奖励这些不良行为。你能在孩子的不良行为出现之前，引导孩子使用替代行为，（我们希望）你也能强化这些替代行为了。看看你是否赞同以下清单中的大部分说法。如果是，那你已经掌握了（1）在日常活动中为孩子提供更多学习机会的知识和技能；（2）

让孩子用更为人们接受的、利于沟通的行为来代替不良行为的策略。如果不是，复习本章最后一部分，和一个支持你的人讨论这些概念和你观察到的现象——理想情况下，这个人应该是一个懂得关于行为方面基本常识的人，如孩子的医护人员。掌握这些概念能使你长久受益（对你的其他孩子也适用！）。

活动清单：我能更有效地理解和应对不良行为了吗？

——当我给孩子提供他/她喜欢的物品或常规时，我花时间观察了自己的行为和我与孩子的互动。

——我已经更清楚孩子会用什么样的行为来要求获得他/她喜欢的物品和常规了。

——我正在学习更多奖励或提示孩子使用更成熟的沟通行为的技巧，从而把各种情境变成学习机会。

——我已经成功地用更好的沟通或行为代替了孩子的一些不良行为。

——当孩子表现出不良行为时，我已经意识到我提供积极结果的倾向，而且我犯这种错误的次数比以前少了。

——我看见我学到的新知识在孩子学习用沟通来实现目标的过程中，发挥着积极作用。

——我看见我学到的新知识对孩子不良行为的减少有积极作用。

——在玩耍和照顾活动中，我运用学习的 ABC 原则创造了更多的学习机会。

——我针对六种目标活动中的大多数活动为孩子创造了更多学习机会。

本章总结

可以通过观察行为发生之前出现了什么（前提），和行为发生之后出现了什么（结果）来理解和判断行为。前提、行为本身和结果是在环境中一起发生的一系列相关联的动作、事件和条件。理解前提和结果，以及两者结合起来对行为本身的影响，能让我们理解一个行为对孩子的功能，从而帮助我们理解如何系统科学地教孩子新的行为，减少不良行为。

1. 注意你强化一些你并不想强化的行为的时候。这些行为包括：尖叫，乱扔东西，哭闹，抓抢，大惊小怪，不说话或不给出动作。

2. 注意孩子忽略你的指导或要求，继续做他/她之前在做的事情的时候。在这种状况下，孩子实际上也在因为无视了你而得到奖赏（因为他/她得以继续做他/她想做的事情）。

3. 注意你发现孩子想要某件东西，且在你的指导下他/她进行了沟通，得到自己想要的东西的时候。你强化了好的行为，并提供了重要的学习机会。

4. 注意孩子用不正确的方式，即不成熟的行为或不良行为进行沟通，而你拒绝给孩子他/她想要的东西的时候（以此来帮助他/她改正不良行为）。你不该这么做；相反，你应该引导孩子用正确的方式向你提出要求，随后给他/她相应的奖励来支持他/她学习。

每当你强化了良好行为时，你就为孩子提供了一个学习机会。每当你引导孩子运用更加成熟、更适当的技能，并强化这种新技能时，你也为孩子提供了一个学习机会。每当你示范一种良好行为，孩子模仿你的时候，你也为孩子提供了一个学习机会。每当你确保不良行为没有被强化，而是被良好行为或技能替代，并给孩子他/她想要的东西时，你也提供了学习机会。

孤独症孩子需要学习，也具备学习的能力。教导他们其实就是为他们创造学习机会。理解学习的 ABC 原则能帮你想出如何创造学习机会来帮助孩子成长，积累更多成熟行为的办法。

重要提示

目标：运用学习的 ABC 原则来理解和教授新行为。

步骤：

✓ 任何事情的发生都是有原因的！搞清楚孩子的目标是什么。

✓ 孩子行为之后发生的事情会巩固孩子之前的行为。

✓ 孩子通过做什么来达到目的？这些行为是你想要的吗？

✓ 注意你在过程中提供的奖励和你奖励了孩子的什么行为。

✓ 利用孩子的目标在日常生活中教授他新技能。

✓ 你更希望孩子做什么？回答这个问题，然后用更容易接受的行为来代替不良行为。

✓ 替代行为要和你希望被替代的行为一样简单高效。

✓ 你给孩子的奖励有助于保持你教给孩子的新技能。

第十章

共同注意

与他人分享自己的兴趣

本章目标： 帮助你教孩子如何与他人分享自己对物品的兴趣。

为什么分享兴趣和注意（共同注意）如此重要

我们一直在强调如何提高孩子关注你的兴趣。你已经学会了让孩子注意你的脸、声音和动作的方法，我们也希望你正在使用这些方法。通过教孩子轮流、模仿和肢体语言，并提升孩子的这些能力，你向孩子展示了两个人直接与对方沟通所带来的力量。孩子也意识到，看着你、主动告诉你他的需求、听你的指令（且看到你也听他的指令），以及与他人一起参与活动，这些都能带来快乐，而孤独症孩子通常难以体会这种快乐。无论在结构化的教育体系还是社交世界中，这对孩子的学习潜能都非常重要，因为在这两种背景下，孩子从与他人的互动中都学到了许多信息和新知识。

但仅仅有两点式（来回）的互动是不够的。现在是时候教孩子与他人分享对物品和有趣事件的注意了。这种与他人分享注意的能力被称为共同注意（joint attention），或三角式注意（triadic attention）。三角式指"三个方向"，即注意三角的三个点——孩子、你，以及孩子的兴趣所在。共同注意让人们能分享信息、情绪或一个有趣事件。

想象你和朋友一起吃午饭时，你注意到一些不寻常或有趣的东西。你或许看到了有趣的场景，自然而然地想和朋友分享你看见的景象。你看了一眼那个有趣的场景后，又看着朋友，评论或指向你看到的场景，然后看看朋友是什么表情，看看他是否也在关注你说的场景。此时你和朋友分享了你的注意。这个三角式注意——两个人和一件物品或一个事件之间的三向互动——就是共同注意。这是孩子沟通和语言学习的基础。本书作者及作者的同事开展的研究，以及其他许多研究，均表明孩子的共同注意技能和孩子之后的语言能力密切相关①。

父母和孩子经常有分享瞬间，包括目光接触、微笑或是其他感兴趣的表情、手势（指、展示和给予），以及与对方沟通自己注意到的某个事物时的声音或语言。他们可能会进行这样的沟通：

1. 物品的名字：妈妈把一个蓝色的球状物品拿在手里，女儿伸手抓这个物品时，妈妈说："这是一个气球。"

2. 出现在游戏中的行为：爸爸指着拼图中的缺口，对儿子说："老虎应该放在这里。"

3. 指示：蹒跚学步的孩子喝完了饮料，然后把空杯子递给奶奶，看着奶奶清楚地说："我还想要饮料。"

4. 分享经历：孩子指着街对面的一只狗，妈妈看到并回答："这是一只小狗狗。"

共同注意的基本技能要求是，孩子可以在你和物品间来回转移视线。在孩子的共同注意发展起来之前，他们在玩耍时要么注意一件物品，要么注意一个人，但他们还不能来回转移注意，既关注物品也关注人。大概 6 个月大的时候，孩子开始学习在物品和父母的脸之间转换注意。这个技能对共同注意和相关的社交、沟通和语言学习都有极大帮助。

---

① 原注：Toth, K., et al. Early predictors of communication development in young children with autism spectrum disorder: Joint attention, imitation, and toy play. *Journal of Autism and Developmental Disorders,* 36(8), 993-1005, 2006.

Thurm, A., et al. Predictors of language acquisition in preschool children with autism spectrum disorders. *Journal of Autism and Developmental Disorders*, 37(9), 1721-1734, 2007.

在孤独症孩子身上发生了什么?

孤独症孩子似乎经历着两种困难,这阻碍了共同注意的发展。第一,就像我们之前说的,孤独症孩子的社交倾向本来就不强。和其他孩子相比,孤独症孩子缺少与人分享、参与社交的动力。第二,孤独症儿童很难学会轻松地、经常地在人与物之间转移视线。他们倾向于关注物品而不是人,且可能持续关注物品很长时间。即使没有任何强加的要求,他们也觉得同时关注多个人和事物很困难。有时他们的注意力会"卡"在他们第一个注意到的事物上,并很难灵活地把注意力转移到下一个事物上。多数早期干预措施都强调教孩子在人和物品间来回转换视线。发展孩子的共同注意是为了让孩子与他人交流自己的经历。孤独症孩子最难学会的技能之一,就是在没有干预的情况下自然地发展共同注意技能。

为什么这是一个问题?

由于缺乏共同注意,孤独症孩子往往不想与重要的人分享自己对事物的想法和情绪,因此他们错过了这些加强语言、社交和认知发展的学习机会。共同注意也包括读懂别人的暗示、理解同伴对某件物品的愿望或感受,换句话说,就是读懂同伴的心思。如果共同注意力有限,通过别人的眼神和手势理解任意情境(如,某件事物叫什么,某个物体如何运作,怎样进行一个活动)的能力也将随之受到限制。

同样重要的是,当某件有趣而令人愉快的事情发生时,共同注意似乎能增强孩子去欣赏、评估、寻求他人的注意和赞美的愿望。还记得你小时候多么激动地想与爸爸妈妈分享你做的事情吗?这件事也许是白天你在学校完成的美术作业,也许是你在桌游里走出的很聪明的一步,或是你完成了一件之前认为不可能的事情。当时你很可能直视父母的眼睛,露出一个大大的笑容,在他们祝贺你时笑得更加开心了。孤独症孩子也应该有同样的经历。我们想让他们尽情享受这种由社交互动带来的兴奋、赞美和骄傲的感觉。但要做到这一点,他们首先要理解并使用共同注意。

你能做些什么来提高孩子的共同注意能力？

共同注意最基本的形式是在社交同伴和某个物品或事件之间转换眼神或注视。一旦孩子能轻松地转移注视，孩子就开始用三种主要的姿势分享注意力了——给予、展示或指向某物品或事件——同时进行目光接触。共同注意也包括通过目光接触和面部表情，分享关于某个物品或事件的感受。孩子先看着物品，然后微笑着或皱着眉看着大人，传递她对这个物品或事件的感受。你要如何培养孩子的共同注意能力？在进行之前章节中学到的活动时，你已经开始培养孩子的共同注意了：

1. 吸引孩子注意你的脸和眼睛。（见第四章）

2. 在所有活动中，让你自己处于孩子正前方的位置，以便进行目光接触。（见第四章）

3. 停顿并教孩子用身体（会说话的身体）表达她的需求。（见第七章）

4. 开发一些你们可以一起做的感觉社交和物品常规活动。（见第五章和第六章）

提高孩子的目光接触和肢体语言沟通能力后，你和孩子已经准备好学习提高共同注意能力的三个具体步骤了：

步骤 1：教孩子把物品给你。
步骤 2：教孩子向你展示这个物品。
步骤 3：教孩子如何指向某个物品来分享经历。

接下来我们将描述如何进行每一步，为你提供一些实施值得尝试的活动的方法，并针对你可能遇到的问题提出建议。

步骤 1：教孩子把物品给你

原理 共同注意其实也是一种轮流，除非孩子愿意把物品给你，然后拿回来，否则这种轮流不会发生。由于孩子可能没有以这种方式进行互动的内在动机，你要"从头开始"教他，可以这样开始：对孩子伸出手，表示你想

有益的建议

在与孩子玩耍或是日常照顾的过程中，当你让孩子把某个物品给你时，你一拿到物品就要马上还给孩子。如果孩子没有立刻拿回这个物品，她将不会非常积极地传递物品给你。记住第九章里行为的 ABC 原则：如果孩子给你一个物品的结果是彻底失去这个物品，那么你强化的不是孩子传递物品这个行为，而是他不给你物品的这个行为。

让他把手中的物品给你。你之前教会了孩子轮流（见第六章），这已经为此打好了基础。继续练习轮流这项技巧，为共同注意能力奠定基础。

◪ 活动：教孩子传递物品来获得你的帮助

教孩子在需要帮助的时候把物品给你，这是非常重要的第一步。这给了孩子学习这个手势的动机，因为接下来的动作（你的帮助）是孩子想要的。当孩子学会使用目光接触传达需要帮助的信息时，这个手势的功能会变得更加强大。当孩子与你进行目光接触，并给你一个物品以获得你的帮助时，她已经为她的目标进行了一次强有力的沟通。

以下是关于如何教孩子给你物品以得到帮助的一些建议：

1. 先向孩子展示一个透明的容器（如塑料拉链袋、有盖的塑料容器），孩子自己无法打开这个容器，但容器里面装有孩子很想要的物品。这可以是孩子喜爱的零食，钟爱的浴室玩具或者是最喜欢的玩具的一部分（如拼图的一部分）。孩子能看到容器内的物品，在你把容器给他时会伸手去抓。把容器递给孩子。孩子很可能会想办法打开它。

2. 然后向孩子伸出手并问道："需要帮忙吗？"引导孩子把容器递给你，你迅速打开它，然后马上把容器给孩子并说："这就是（物品名称）啦！"

3. 每天重复这种情境——洗澡时把浴室玩具放在容器里，吃饭时把食物放在密闭罐或容器里，玩玩具时把玩具放在容器里。始终使用同样的提示：向孩子伸出手并说："需要帮忙吗？""让我来帮你吧！""这就是（物品名称）啦！"

4．几天后，当孩子熟悉这个常规后，看他是否会主动提出要求。像往常一样拿出容器，但不伸出手或问孩子是否需要帮助。等待并充满期待地看着孩子。孩子可能会把容器递给你。接过孩子递过来的容器，并在打开的时候说："需要帮忙？我来帮你！"然后说："这就是(物品的名字)啦！"大功告成！孩子现在掌握了一种寻求帮助的方式啦！

5．孩子能自然并经常地把物品递给你以寻求帮助后，你就可以开始在孩子寻求帮助的时候，鼓励他进行目光接触了。像上文描述的那样开始，等孩子主动向你寻求帮助。孩子把物品给你后，等待一会儿。如果孩子把物品给你后进行了目光接触，你就立即打开容器，并像之前一样说"需要帮忙？我来帮你！""这就是(物品的名字)啦！"之类的话。如果在你等待着打开盒子时，孩子没有自发地看着你，不要移动物品，问孩子："需要帮助吗？"如果孩子没有与你进行目光接触，就不要打开容器，而是一直拿着容器，并期待地看着孩子。孩子很可能与你进行短暂的目光接触。如果他这样做了，你就迅速与他对视，并马上打开容器。如果孩子迟迟没有与你进行目光接触，就把容器移到你的脸附近，并看着孩子，或摇一摇容器。等孩子与你对视，然后打开容器。注意现在发生了什么。你改变了强化物（打开容器）发生的时机，现在强化出现在目光接触之后，而不是把物品递给你之后。随着时间的推移，这能增加孩子与你目光接触和把物品递给你以寻求帮助的频率。

6．当孩子能熟练地给予物品和进行目光接触时，等当两种行为同时发生时才给予帮助；当两者同时发生后，马上帮助孩子来作为持续的奖励。孩子会逐渐学会给予物品和进行目光接触是一种强有力的沟通方式。

以下是关于如何创造孩子需要你帮助的活动的一些建议：

1．用一些孩子在没有你的帮助下不能单独启用的玩具或物品：泡泡、气球、卡祖笛或其他乐器、陀螺或陀螺仪。当她把物品递给你时，吹一下，玩一玩，或者让它转起来！

2．把饮料和零食分成许多小份或许多片，然后教孩子如果想要多一点的话，就把碗、盘子或者杯子递给你。

3. 把孩子喜欢的玩具（拼图，积木块，发条玩具，玩具车等）的各个部分装在容器里，然后一边说"需要帮忙吗？"或"让我来帮你"之类的话，一边把玩具一件一件地给孩子。

◨ **活动：在许多情境中教孩子回应伸出手的行为和"给我"的语句。**

以下是关于如何在不同情境中，鼓励孩子在你的提示下给你物品的建议：

1. 在喂孩子吃饭的时候，要求孩子让你吃一小口他的麦片、小饼干或者其他的小食品。伸出你的手，告诉他"给我"，然后假装吃掉了他给的食物。假装的时候要加入声音和微笑，然后把食物还给孩子并感谢他。

2. 如果孩子拿起一块食物但不想吃，对他说"给我"，把食物要回来。或把孩子不想要的食物放在他坐的高脚椅的托盘或他的盘子里。当孩子把它拿起来并试图扔掉时，马上伸出手说："给我。"这样你就可以拿走它了。

3. 在一顿饭结束的时候，让孩子把他面前的勺子、盘子或杯子递给你，然后你再把这些用过的餐具收走，把孩子从椅子上抱出来。这会帮助他养成帮忙收拾餐桌的好习惯。

4. 在换尿片的时候，把尿片递给孩子，然后说："给我。"伸出手，拿走尿片，谢谢他，然后再换尿片！

5. 洗澡的时候，让孩子把她正在玩的各种玩具给你，然后再还给她。

6. 穿衣服的时候，把孩子的鞋袜就放在他的旁边。把袜子递给孩子（同时说"袜子在这里"），然后说："把袜子给我。"同样的做法也适用于鞋子。

> **有益的建议**
>
> 别把"给我"或是"该我了"作为拿走孩子正在玩的物品的方式。如果你不打算把物品还给孩子，那么你应该说"玩（物品名称）的时间就到这里了"。如果"给我"或者"该我了"会让孩子失去物品，他将失去再把东西给你的动机。

7. 玩物品的时候，让孩子"给你"一块积木、一块拼图或随便什么游戏中的小物品。然后把它放在应该放的位置，之后给孩子一个物品。这是一个轮流进行的游戏，你们都给对方一件物品，并轮流进行游戏。非常好！

8. 每天多次练习"给我"这个指令，在每个活动中都练习 2 ~ 3 次，直到孩子学会为止。然后继续下去。

◻ 步骤 1 总结

如果你遵照要求执行了之前的活动，那么你现在已经知道如何帮助孩子在活动中把物品递给你了。这一步是利用共同注意分享物品来获得帮助的开始。下一步中，我们将介绍如何把这项技能扩展到对活动感受和想法的分享中，但现在看看你是否同意下列清单中的大部分说法。如果是，那你已经掌握了教孩子某种特定的共同注意的重要技巧——你将在步骤 2 中用到这些知识。如果不是，开始在玩耍和照顾常规中实践，直到你找到了符合以下每种说法的方法为止。

活动清单：我在教孩子给我物品吗？

——在涉及物品的共同活动中，我和孩子经常进行轮流。

——我知道在轮到我时如何停顿下来，等孩子看着我或用行为回应我。

——我在容器里放了各种小东西，孩子会把它们给我来寻求帮助。

——我伸出手或用简单的语言提出要求，清晰地提示孩子把物品给我。

——我会确保把所有孩子给我的东西立刻还给他 / 她。

——我知道孩子在参与涉及物品的活动（玩玩具、吃饭和洗澡）时需要怎样的帮助。

安德鲁的父母已经创造了几个轮流进行的游戏，准备好开始教 18 个月大的孤独症儿子如何给予物品。他们决定创造一些安德鲁将需要他们帮助的机会，这比直接从安德鲁手中拿走物品更能鼓励他。吹泡泡的时候，安德鲁的妈妈把装有泡泡液的容器放在地上，并确保安德鲁能轻易地看到并拿到它。安德鲁一看到装有泡泡液的容器，就马上兴奋地冲过去，拿起它，准备开始玩耍；但是，他很快意识到自己不能把容器打开。这时妈妈开始行动了！在安德鲁变得沮丧之前，她说："安德鲁，你想玩吹泡泡吗？拿给

我。"然后她伸出手（手心朝上）。她等待了一会儿，看安德鲁能否理解这个动作的含义。当他没有回应时，妈妈补充道："我会打开这个盖子，拿给我吧。"然后再次把手移到离他更近的地方。他没有回应，于是，妈妈快速地帮助他把容器放到自己手里，很快打开容器盖子，同时描述道"打开泡泡液的盖子"，然后说"吹泡泡"。之后吹了许多泡泡，供两人玩耍。

在吹了几次泡泡之后，安德鲁的妈妈盖上泡泡液的容器并把容器还给安德鲁。他试着打开容器，却打不开。妈妈再次说道："把泡泡液给我"然后把手伸向安德鲁。这一次，安德鲁递出了泡泡液，妈妈帮他把泡泡液放到自己手里，说："把泡泡液给我。"她再次快速地为安德鲁打开容器并吹出泡泡让他玩，然后他们一起碰、拍和踩泡泡。她再次盖上容器并把容器递给安德鲁。安德鲁这次直接把容器放到了她伸出的手里。几次练习之后，他习惯性地把容器给妈妈，甚至从桌上拿起容器递给她以获得帮助，但没有每次都和妈妈进行目光接触。

现在，妈妈把容器从他那儿拿走，在打开容器之前短暂地等待片刻，看安德鲁是否会抬起头看她。这是常规动作里的一个改变，安德鲁抬起头看妈妈，看看发生了什么。她立即打开容器并吹出泡泡作为回应，这样做就是奖励安德鲁把手势与眼神结合起来。她并不期望每次安德鲁给她东西的时候都会看着她（没有孩子会那样做），但她希望目光接触发生得更多、更容易一点。

约书亚，一名3岁的孤独症儿童，喜欢火车玩具。他爸爸用一些其他玩具创造了来回互动的游戏和感觉社交常规，但是玩火车的时候互动并不成功。约书亚对火车的保护欲很强，还一定要坚持自己玩火车的方法。他通常是把玩具火车排成队，然后在地板上滚动它们，他不希望爸爸去触碰火车或改变火车的玩法。爸爸认为在玩火车时加入帮助的机会，也许有利于帮他用玩具火车创造一个共同活动常规。他决定使用火车轨道，这是约书亚无法独自完成的事情，而且可能比在地毯上开火车更吸引约书亚。

"我们找到了许多用火车和小汽车来帮助孩子发展共同注意和语言的方法。我儿子很喜欢这两种玩具。我们可以在孩子要求后单独给他汽车或火车。我们可以用火车或汽车做他没有尝试过的有趣事情。我发现帮孩子搭建玩具轨道太慢了，不能持续吸引孩子的注意力（他会找出在轨道没有被正确组装的前提下仍然可用的方法），但也有许多其他可能性，包括让汽车或卡车上下坡，组装车子可以撞上去的东西，和藏玩具的游戏（就像躲猫猫一样），在这些游戏中，我们都不用把玩具拿走太长时间。在准备让一个火车滑下轨道并且发生碰撞的游戏中，我也通过停顿来培养孩子的共同注意，这样孩子会想为什么火车不动了。这鼓励他用语言要求我让火车重新动起来，并逐渐使用更多的目光接触。现在他已经会看着我以试图弄明白为什么我没做他期待的事情了！"

约书亚正在地板上滚动火车时，爸爸开始将一些火车轨道部件连接在一起。他快速地向约书亚展示如何在轨道上玩火车，然后很快把火车还给他。约书亚很喜欢这样玩火车！火车在轨道上比在地板上更容易滑动。约书亚将火车放在轨道上玩了几次之后，爸爸拿走一段轨道，然后又拿走另外一段，直到只剩下很短的一段火车轨道。约书亚希望火车轨道更长一点，他拿了一段轨道，试着把它装好，但做不到。爸爸伸出手来帮他。约书亚还想要装上另外一段，爸爸也帮了他。约书亚又拿起一段轨道，但爸爸这次伸出手并简单地说："需要帮助吗？把它给我吧。"约书亚把轨道给了他，爸爸立刻把轨道装好。约书亚又拿起一段轨道，爸爸再次说道："拿给我。"装好另外一段轨道后，约书亚看着爸爸，并在没有任何提示的情况下把轨道拿给了爸爸——自发地结合了目光接触和手势以获得帮助。

有益的建议

如果你等待了几次，孩子还是不能在给你物品以寻求帮助时自发地与你进行（哪怕是）简短的目光接触，你可以试着把脸靠在离孩子给你的容器或物品很近的位置——要么把它放在面前，要么移动身体，让视线与容器或物品平行。

步骤 2：教孩子向你展示物品

原理 通过让同伴看你的物品分享对物品的兴趣，这就是"展示"。孩子拿着物品站在父母面前，进行目光接触，然后引起父母的注意（通常是通过发出声音的方式），让父母看着他手中的物品，并给出一些评价。这是一种非常重要的技能，因为它让孩子学会给物品命名，并且帮助孩子积累词汇。它也能带给孩子社会关注、赞美、评价和其他许多内在的东西，促使孩子想与他人分享。你要怎样帮助孩子学会展示呢？

▣ 活动：帮助孩子学会展示物品

以下是一些激发孩子展示物品的方法：

1. 首先，向孩子展示一些东西。当你在她面前时，说："看！看这（物品名称）。"同时把这个有趣的东西放在孩子面前。这应该能鼓励孩子注视物品。一旦她这样做了，就说出物品的名字。每天用你孩子感兴趣的物品来重复这项活动。

2. 如果孩子在把视线转移到玩具上后，试图伸手抓住你展示的物品，你应该马上把玩具给她。这是对孩子听从你要求她看的指令的奖励。

3. 想想孩子每天接触的玩具、材料和物品。由于你和孩子已经在轮流使用这些物品了，现在开始，在把物品给孩子前，展示它们叫什么，有什么功能，或孩子能用物品做什么新的事情。

4. 在玩玩具的时候，拿起一个玩具然后叫孩子的名字："亚历克斯，看！"当他看着的时候，告诉他这个玩具的名字（"这是一个球"或者"看这个气球"），然后用它做一些动作（滚动或扔那个球，或放走吹好的气球）。将"展示"和有趣好玩的效果结合起来，也是对孩子看着你的奖励，可以强化孩子的回应。他会知道当爸爸妈妈说"看！"的时候照做会是一件多么有趣而令人激动的事。

5. 在吃饭的时候，当孩子正在专心吃盘子里的东西时，拿一个装了他很喜欢吃的食物的容器，对他说："看，（食物名称）。"并向他展示这个容器。当孩子抬头看了之后，给他一点容器里的食物。

6. 在浴缸里时，向孩子展示不同的材料和新动作。首先叫孩子（"卡丽沙，看！"）；当她看了之后，拿起玩具（"看这个小鸭子"），然后做动作（用鸭子挠痒痒或泼水）。

7. 睡觉之前，当你在和孩子一起看书时，指着图片对他说："看，这是一个（物品名称）。"当孩子把视线转向图片时，制造一个有趣的效果（与这本书有关的一些声音或动作）。

◙ 活动：教孩子如何向你展示东西

在步骤 1 中，通过做出一个具体的手势（伸出手）并说"给我"，然后帮助孩子给出物品，你教会了孩子如何给出物品来获得帮助。现在你要教会孩子如何在"给"的基础上展示物品。如果孩子在你向他展示物品时总是会看着你，你就可以开始教孩子如何展示了。

以下是一些建议：

1. 当孩子拿着物品时，站在她面前说："给我看看，给我看看（物品）。"然后伸出手做出要求她给你东西的样子（在你教她展示之前，孩子应该能很轻松地把东西给你）。务必强调"看"，因为这会提示孩子你并不是在要求她把东西给你，而是让她向你展示这件物品。当孩子试图把东西给你以回应你的请求时，不要接受物品；相反，你要做出非常欣赏的表情（"哇，好酷的熊啊！"），然后让孩子继续拿着物品。孩子已经把物品放在你面前了，而你热情的关注就是对孩子展示物品的奖励。

2. 每天用不同的活动反复练习。你可以通过触摸物品来表达你的欣赏，但不要从孩子那里拿走物品。展示仅仅表示拿出东西给别人看，而不是把东西给别人，这也是你要教会孩子的一点。

3．当孩子经常能在你说"给我看看"时把物品递到你手边时，不要伸出手，看孩子能不能只对你说的话做出回应。如果孩子可以做到，像之前一样表示欣赏。如果孩子没有反应，把手伸到一半的地方（给一点引导）。在后面的练习中，慢慢减少手的动作，直到孩子能够只对你的话做出回应时，撤去手的动作。

4．当孩子能常常向你展示物品后，等等看孩子能否进行目光接触。让孩子向你展示物品，但等到她看着你时你才给出热情的评论。孩子可能会看你为什么没有回应。她一看着你，你就立即热情地赞美物品。继续等眼神与展示同时出现时才做出评论；期待孩子给你展示并注视着你。如果孩子没有看着你，轻唤她的名字，弄出点声音，或让她的手挨着你的脸颊；一旦她开始看着你，立即热情地回应！就这样继续下去，逐渐减少提示。孩子很可能一边和你进行目光接触一边向你展示，并更频繁地看着你。

5．**注意**：欣赏物品的时候一定要说出物品的名字。对于孩子来说，展示是让父母说话的有力方法。展示还能帮助孩子扩大词汇量。我们常用的典型回应就是"车！好（干净、好酷、好大）的车啊"。在这种回应中，孩子可以两次听到关键词。在这个活动（以及任何活动）中，语言学习就是第二目标。

6．想想你平时和孩子完成的日常活动——早餐，穿衣，玩玩具，吃零食，换尿片，感觉社交常规，午餐，出门办事，去公园或操场，看书，洗澡和上床睡觉。你和孩子一共接触过多少不同的物品？利用这些不同的活动帮助孩子学会展示不同的物品。如果你能在每天的 4 ~ 6 次活动中练习 2 ~ 3 次的话，你就为孩子提供了许多学习机会。

7．每次教孩子展示的时候，你一定要继续向孩子展示物品，并使用"看"的指令。因为展示和注视是共

有益的建议

别说"好孩子"、"展示得不错！"或其他称赞的话。说出物品的名字，然后表达你对物品热情的欣赏。你的热情就是最好的奖励。

同注意活动中的两部分。

8. 每天一定要坚持练习"给我"，这样孩子才不会在你主要教"让我看看"时忘记对"给我"的正确反应。

◨ 步骤 2 总结

如果你遵照要求执行了之前的活动，那么你已经教会孩子在你的要求下向你展示物品了。看看你是否同意下列清单中的大部分说法。如果是，那你已经掌握了延伸孩子共同注意的技巧——你将在步骤 3 中用到这些知识。如果不是，回顾这一部分的开头，并在玩耍和照顾常规中实践，直到你找到了符合以下每种说法的方法为止。

活动清单：我是否在教孩子展示物品？

——我知道我能给孩子展示什么物品。

——当我说出"看着（物品名称）"的时候，我能引起孩子对物品的注意。

——当孩子看着物品的时候，我会迅速地说出它的名字，用它做一些孩子喜欢的、有趣的事情作为奖励。

——我知道如何在不同的活动中向孩子展示不同的物品。

——我知道如何通过说"给我看看（物品名称）"，帮助孩子向我展示物品，且如有需要我会伸出手。

——当孩子试图把某个物品递给我来向我展示的时候，我不会伸手接过这个物品，而是以正面的注意和赞扬来热情地回应他或她。

——孩子能向我展示物品，并伴有目光接触（虽然不是每次都有目光接触）。

安德鲁怎么样了？ 安德鲁喜欢玩水，他的父母认为洗澡时间也许是向他展示不同物品和动作的欢乐时光。爸爸像往常一样用泡泡填满浴缸，并把安德鲁放了进去，但这次他没有一次性地把所有玩具都倒入浴缸中，他决定一个一个地向安德鲁展示。首先从一个塑料鱼形玩具开始。爸爸说："安德鲁，快看。"当安德鲁看的时候，爸爸说道："这个是鱼。"并把它递给他。他让安德鲁和鱼形玩具玩了一会儿，同时描述他玩这个玩具的动作，为安德鲁做鱼的鬼脸，让他模仿。接着爸爸说："安德鲁，看

看我手里有什么！"他等着安德鲁抬起头看他，然后用喷水鲸鱼玩具向他喷水，这是他非常喜欢的常规活动。安德鲁笑着用手去拿玩具，爸爸说："这个是鲸鱼。"爸爸一边给安德鲁洗澡，一边继续每隔几分钟就拿着一个玩具给安德鲁看，等着安德鲁抬头看他，然后才叫出玩具的名字。洗澡时间结束后，爸爸十分惊讶和高兴地发现，通过说"看"他多次引起了安德鲁的注意，安德鲁很快学会了这个常规活动。

约书亚怎么样了？ 妈妈想和约书亚一起玩玩具火车。她思考着她能做些什么才可能让约书亚喜欢向她展示玩具火车。她决定增加一些火车声音，唱一些他喜欢的有关火车的歌曲。约书亚下次拿着玩具火车的时候，妈妈说："给我看看你的火车吧！"并伸出了她的手。约书亚并不想把火车给妈妈，因此他无视了妈妈的要求。妈妈重复了一次她的要求，并将伸出的手抬高了一点点。她十分小心地不触碰火车或约书亚的手太长时间，因为她不想让约书亚认为她试图抢走火车。当她帮助约书亚展示玩具火车时，一边回应着："噢，我看见火车了，火车发出嘟嘟的声音。"一边用手画圈。她编了一首很短的歌，边唱边跳："火车咔嚓——咔嚓——咔嚓——咔嚓——咔嚓——咔嚓——嘟嘟。"她停下来，约书亚抬头看着她，想听更多。她再一次叫约书亚把火车玩具给她看，将他的手微微抬起来朝向她，同时唱着这句歌词。妈妈决定拓展这个游戏，完整地唱"红色小卡车"并伴有肢体动作，以使在她让约书亚展示火车之前，约书亚享受这个游戏的时间能更长一点。妈妈唱完歌后说："约书亚，给我看看那个火车吧！"同时指着地上另外一辆火车玩具。约书亚把那个火车玩具拿起来，虽然他并没有把它给妈妈，但他确实看了看火车，然后看着妈妈。妈妈立刻回应说："这里有火车！我看见了！"并拉起约书亚的手伸向自己，然后唱起儿歌。妈妈继续这个常规活动，让约书亚向她展示不同的玩具火车，帮助他做出"展示"这个手势（如果他没有自己回应的话），并热情地回应他。为了让约书亚看她，她也在唱歌前故意短暂地停顿一下，这样约书亚就能和她一起分享游戏的快乐。

步骤 3：教孩子如何指向物品来分享经历

原理 孩子一般在学会了给予和展示后才学会指向物品。这是个很重要的工具，因为孩子可以用它与你分享他对没有接触过的物品和事件的兴趣，如天上飞行的鸟、头顶上的灯、被拴住的狗、动物园里的狮子。这是孩子对他所见事物的另一种评论方法，因此这也是另一种学习机会。就像教其他动作时一样，先教孩子理解动作，再教孩子做出"指向"这个动作，这是最容易的方法。

◪ **活动：帮助孩子跟随指示**

以下是一些关于如何教孩子跟随指示的建议：

1. 为了教会孩子什么是指示，用手指去指、敲，引起孩子对离他很近的一个物品的注意，这个物品是孩子正在寻找或可能想要的东西。当你指向物品的时候，说类似"杰米，看！一块饼干！"这样的话。比如，指着桌上孩子可能想要的一块食物。指着孩子想拿起来放进拼图中的一块拼图片。指着拼图片应该在的地方（"杰米，这一块应该放在这里！"）。当你的孩子跟随你的指示看向物品的时候，帮助孩子完成她对这个物品的目的（这是对跟随你的指示的奖励）。对于孩子想要的东西，不要直接拿给孩子，而是把它放下来并指向它（"车在这里！"）。

2. 如果孩子并不跟随你的指示，调整你、孩子或物品的位置来帮助他完成这个动作。指着一个在你和孩子之间，离你们不远的东西。当孩子拿起物品时一直指着物品，这样孩子就能看出你的指示和物品所在位置之间的关系。

3. 先指向你想让他给你的东西，再做出"给我"的示意动作（一边张开手，一边说："给我。"），帮助孩子把东西交给你。让孩子在各种情境中体验跟随你的指示。在几天之内，孩子可能就会开始跟随你的指示，并理解其中的意义了。当孩子能常常跟随你的指示时，你就知道他理解了其中的含义。

4. 当孩子学会跟随你的指示和触摸时，你一边继续说："斯特菲，看！一个宝宝！"一边增加你和物品间的距离。从离你手指 15 厘米远的物品开始。

接着增加到 30 厘米，然后到 60 厘米，随后变成 90 厘米（地板上、沙发上，或床上的物品都适用于作为距离较远的物品）。现在你知道，孩子已经明白了指示是让他注意重要的东西。确保孩子在跟随指示之后拿到那件物品！

5．把孩子喜欢的物品或玩具放在他够不着的地方，说："蒂米，看！玩偶盒。"等孩子看到物品后，再把物品拿给他。

6．在已有的常规活动中，有很多让孩子跟随你指示的机会。轮到你的时候，想想如何通过指向不同的、孩子可能感兴趣的东西来变化活动。

以下是关于用不同方式展现指示的建议：

1．玩玩具的时候，使用由多部分组成的玩具，这样玩的时候你就能指出下一步到哪了——一块拼图缺漏的地方，积木塔的顶端，形状与木桩或模型对应的洞口。或者把玩具的最后一块藏在附近的地板上，当孩子在寻找最后一块时，你就指着所需的那块说："（孩子的名字），看！"

2．指着由按钮启动的玩具，这样当按动按钮时，好玩的事情会发生。

3．用配有插图的图书，图片要大而清晰（但每页的图片数量不宜过多），这样每一页上都有东西可以指给孩子，展示给孩子看。

4．用一些孩子单独使用时稍有困难的玩具，这样你关于操作玩具的指示能帮孩子成功地玩玩具。

5．在所有情境中，指向你知道孩子可能想要的东西——高脚椅托盘上的麦片、下一个应该串起来的圆环或浴室玩具。

◪ 活动：教孩子指向想要的物品

是时候教孩子怎么指东西了！要学会如何指向，孩子需要学会用手指向远处的物品来提出要求——不触碰物品而表明自己的选择和欲望。你在第八章已经开始做相关练习了。

以下是关于教孩子指向的建议：

1．如果孩子能伸出手来传达要求（而不是直接伸手去抓），你可以把物品拿得离孩子稍微远一点（例如，"你想要喝水吗？"）来激发孩子伸手。然后很快用孩子的手做出指向的动作（"指；指向杯子。"），之后让孩子的食指指尖触摸想要的物品。随后马上给孩子这个物品（"给你杯子。"）。如果你将物品放在你不常用的那只手里，并用常用的那只手帮助孩子做指的动作，效果可能会更好一些。别担心孩子的动作不完美。你只需要帮助孩子伸出食指，不停地练习，就一定能帮孩子收起其他手指，做出正确的指的示意动作！

2. 对于孤独症孩子来说，学习指向是一种挑战。因此，如果孩子非常想要某样物品，你就要帮助孩子练习，每天练习很多次（指向物品后得到物品是对孩子的奖励，这能强化孩子的这项技巧）。吃饭、玩玩具和洗澡都是练习的好时机。当孩子在活动中用身体来"要求"得到物品时，试着在这些活动中反复练习。你把物品递给孩子后，让她单独玩几分钟。你不能马上拿走物品，然后让孩子再指一次，因为那样对孩子来说就太扫兴了！

3. 慢慢你就会发现孩子开始独立地伸出食指，而不用你帮忙了。太棒了！不要期望一个完美的示意动作，示意动作会随着时间的推移越变越好的！孩子在没有你的帮助下做出主动自然的指的动作，比做出完美的指的动作重要得多！

4. 在孩子开始自己指向物品后，你就可以教孩子在不触摸物品的情况下指向物品。这就叫"远端指向"（distal point），近一点的即是"近端指向"（proximal point）。教孩子远端指向时，把物品放在他够不到的地方。当孩子伸手指向物品时，直接给他，且别让他的手触摸到物品。从 1 ~ 2 米的距离开始，这时孩子能轻松指向差一点就能够到的物品，再增加至 4 米，然后增加到 5 ~ 6 米。现在孩子能进行远端指向了。现在把物品放在旁边或上方。帮助孩子指向各个方向的物品。

5. 孩子掌握了远端指向，为他提供两个可供选择的物品，同时说出这两个物品的名字（"安德鲁，你要玩具汽车还是卡车？"），这样孩子可以用手指向他选择的物品。这对更大一点的物品同样适用，如麦片盒、衬衫、装牛奶或水的玻璃杯、浴室玩具等。指物选择是一项非常有用的技能。你一定要说出可供选择的物品名称，这是扩大孩子词汇量的好机会。

"对我儿子来说，图画书是很好的学习资源。我们能找到画有他喜欢的物品的书，然后通过书中的图画发展出很多东西。起初，我们仅仅用图画书鼓励他用手指向画中物品。他学会了按要求指向画中物品后，他开始指向他最感兴趣的画中物品来分享他的快乐。随着时间的推移，我们可以提出越来越复杂的问题。最开始，我们要求他指向画中物品，然后再具体到颜色或形状，再到物品的部件（如"车轮在哪里？"），然后到更抽象的东西（如"你最喜欢的汽车是哪一辆？"），诸如此类。我也找到了一些展示面部表情的图画书，这些书在练习表情识别时有很大的帮助。一旦他学会了指向书中的东西，就开启了各种学习的可能性。"

就像教孩子给予和展示一样，我们最开始教指向时也不应期待孩子与我们进行目光接触。但是，当孩子能轻松地、经常地通过指向事物来提出要求，做出指向手势时，你就要开始期待孩子与你进行目光接触，然后再把孩子要求的物品给她。这需要你面对着孩子，并从孩子的正前方把物品递给孩子，这样孩子才容易与你进行目光接触。孩子指向某个物品之后，你要拿着这件物品，耐心等待孩子的目光接触，然后才把物品给孩子。如有必要，叫孩子的名字或者发出一些声音来鼓励她看着你。慢慢地增加期望值，即希望目光接触常规性地出现在指向物品的动作之后。

以下是一些关于如何教孩子指向事物来提出要求的具体建议：

1. 你可以通过控制多部分组成的物品，如拼图片、一个形状分类器的某些部分、小钉板上的小钉子、乐高积木或智力玩具①，为孩子创造许多练习机会。让孩子指向他想要的玩具，然后把玩具递给他。

2. 在物品上放一些小圆点或贴纸作为"指向的目标"，帮助某些孩子更

---

① 译注：一种来自美国，发明于 1914 年用于激发儿童想象力的玩具，玩具套装中含有大量的不同尺寸的小木棍等各种部件。

快地学会指向事物。每次指向事物时他们都会用手碰那些小圆点。当他们能自然稳定地做出指向的动作时，你就可以拿掉贴在物品上的小圆点了，这时孩子还是会继续指向事物。

◼ **活动：教孩子用指向来展示或评价**

孩子能用指向表达几种含义。手指指向可以代表"我想要这个东西"（发出请求），也可以代表"这样做"（规范另一个人的行为），还可以意味着"处理一下这件事"或"我对这个很有兴趣"（起到展示或发表意见的作用）。指向所起到的发表意见的作用对孩子的语言、词汇和社交技能的发展都很重要。普通儿童通过这种方法使父母说出他们感兴趣的东西的名字。我们已经讨论过教孩子通过指向提出要求，通过给予来获得帮助或让他人移动某物。现在我们将介绍如何帮助孩子用指向和注视来展示或发表意见。

以下是一些关于教孩子用指向和注视来展示或发表意见的建议：

1. 通过手指指向来展示是一种更复杂的展示方式。在你开始教孩子展示前，孩子需要熟练掌握按要求展示的技巧。鼓励孩子通过指向来展示或评论的最好方法之一，就是围绕每一页都有几幅清晰图片的书籍、画册或带图片的谜语，创设可以展示评论的常规活动。在这些常规活动中，面对孩子，轮流指向一幅图片。当孩子看着图片时（短暂的停顿），你说出图画名称（在教孩子跟随指示时，你已经做过这件事了）。当你这样做时，你是在示范如何通过指向来展示或评论。当孩子在关注你时，发出一些有趣的声音来使孩子更投入。确保孩子关注了你指着的每一幅图片。当孩子开始对活动失去兴趣时，活动就该结束了。以同样的方式用同一本书练习一个星期左右，这有助于提高孩子对这个常规活动的熟悉程度，也有助于扩展孩子的兴趣和注意力。

2. 当孩子喜欢上并真正理解了这个指向和命名的活动时，你可以在活动中加入一些变化。确保你与孩子面对面。活动开始后，你指着图片，但不说话。不要说出图片的名字，只是做好说话的准备。孩子可能会抬头看你为什么没有说出图片的名字。当孩子看着你的时候，你再说出这个图片的名字，并辅以声音。如果孩子没有看你，回顾一下前一节中提到的办法。用常规的方法多做一些指图练习来建立活动模式或设定主题，然后再加入这个停顿的变化。持续几天这样的活动。你可能会看见孩子学会用目光接触来提示你命名。你已经教会孩子用目光接触来使他人给物品命名，这也是一种发起评论的方式。

3. 下一步则是教孩子自己指向事物来让你评论。站在孩子面前。现在，你不要去指图画，相反，让孩子来指。如果她自己主动指向图片，那就太棒了！反之，拉着孩子的手，帮助孩子指向图片，然后像之前一样，立即说出与图片相应的词语或发出相应的声音。这成为常规活动后，慢慢减少你的协助，直到孩子能自己指着图片引导活动，当她指着每幅图片时，你用对应的词回应她的动作。

4. 一旦孩子主动指向图片来等你命名，就开始进行活动。当孩子指向图片时，不要说话，只是做好说话的准备。孩子很可能抬头看你为什么没有给图片命名，当孩子看着你时，给图片命名并辅以声音。接下来的几幅图片，孩子一指向图片你就命名，不用等孩子与你进行目光接触。然后继续在活动中加入等待目光接触的变化。持续练习几天，你就可能看到孩子已经学会指向并看着你来提示你说话。你已经教会孩子结合指向和注视让人给物品命名——这就是发起评论的方法。同普通孩子的发展一样，孩子现在可以结合指向和注视来发起并理解评论了。

5. 在各种情境中玩指向命名游戏，从而让这项技能得到泛化。浴室玩具可以用于指向命名游戏。高脚椅上排列整齐的饼干可以用于指向和数数游戏。你也可以将地板上一排排的积木、玩具车、咖啡桌上的物品或桌上的餐具用于指向命名游戏。

6. 通过指向和命名来给孩子展示外面的物品。用指向命名游戏帮助孩子向你展示外面有趣的东西———一朵花，一条狗，一只鸟，一个运行中的喷水器。（记住展示常规活动也是一个命名常规活动。）当你在越来越多的情境中进行指向和展示时，你会发现孩子已经会主动指向物品来向你展示，希望你为之命名。这是一个很大的进步，开启了孩子分享想法、感受和语言的新世界。

◫ **步骤 3 总结**

如果你遵照要求执行了之前的活动，那么你已经教会了孩子如何通过给予、展示、指向物品来进行各种沟通（要求一件物品、寻求帮助、进行评论和分享经历）。看看你是否同意下列清单中的大部分说法。如果是，那你已经掌握了扩展共同注意的重要技巧。如果不是，开始在玩耍和照顾常规中实践，直到你找到了符合以下每种说法的方法为止。

活动清单：我教会孩子跟随我的指示和指向物品了吗？

——孩子能跟随我的指示去注意、定位并捡起玩具、食物或其他物品。
——当我拿出一件或两件可供选择的物品时，孩子能做出指向的动作（如果需要的话，我提供帮助）。
——孩子能在看书时跟着我的指示看向图片。
——当我指向书上的图片并停顿时，孩子会看向我。
——在读书时，孩子会指向图片并看着我。
——我相信我和孩子有彼此分享活动的途径。

安德鲁怎么样了？ 安德鲁很喜欢气球，因此他的父母想出了很多在玩气球时帮他练习指向的方法。首先，常规活动开始于安德鲁让父母吹气球，然后松开气球，让气球在屋子里飞来飞去。这样进行几次后，父母跪在安德鲁的旁边放飞气球，这样安德鲁就不会立刻看见气球降落的方向了，以此在游戏中加入一些变化。由于他的父母知道气球在哪里，他们就能指向它的位置，帮助安德鲁根据他们的手势来捡起气球。他们时刻待在安德鲁身边，确保他不会把气球放进嘴里（防止窒息）。他们指着安德鲁手中的气球，让安德鲁把气球交给他们。由于安德鲁的父母一直在教安德鲁给予物品，他不必等到父母伸手才理解要求，而是直接把气球交给父母。他的父母重复新游戏，即安德鲁要求他们吹气球，放开气球，站在安德鲁旁边等气球落下来，然后指向气球的位置。这个方法非常好，现在安德鲁甚至在气球落地之前，就看着父母向他们寻求提示。

接下来，安德鲁的父母继续教他如何进行指向。妈妈向气球里吹一点点气，然后指着微微鼓起的气球问安德鲁："还要吹吗？"安德鲁发出一点声音作为回应，于是妈妈就把气球再吹大一点，又停下来。这一次，她帮助安德鲁在发出声音时指向气球，然后在停下来之前吹了两次气球。她再一次指着气球问安德鲁："还吹吗？"又握住他的手指向气球，然后继续吹气球。她这样吹了几次气球，直到气球足够大，可以放飞了。接着她放飞了气球，安德鲁一看向爸爸，爸爸就指出气球落下的方向。安德鲁把气球交给妈妈之后，妈妈重复这个常规活动，每当安德鲁指向气球时，妈妈就向里面吹一点气。虽然安德鲁不能做出完美的指向动作，但安德鲁确实可以大致地用手指碰气球了，这对爸爸妈妈来说已经非常棒了！

约书亚怎么样了？ 约书亚有几本他和妈妈通常在睡前看的与火车有关的书。妈妈通常把书放在两人中间，然后指向约书亚正在看着的图片，说："你看这个卡车。"或"是的，这里在冒烟。"在评论了几页约书亚看的内容后，妈妈指向书中约书亚没有注意的图片，说："约书亚，看！那儿有一辆黑色的火车。"并加入火车鸣笛的声音。约书亚看着妈妈，于是她又指向下一页的一辆火车，再次发出鸣笛声。她既指向约书亚看着的图片，也指向约书亚没注意到的图片。

妈妈逐渐地在指出图片后停顿，因为她想约书亚能看着她。一旦他做到了，她就会发出鸣笛声或说出那辆火车的名字。过了几个晚上，这便成了新的火车书籍常规活动，第二周妈妈开始在命名或发出鸣笛声前，帮助约书亚指向对应的图片。她自己也继续指向图片，这样约书亚就不必指向每一页上的图片。让他一夜之间使用新技能太困难了。但在每天晚上的睡前常规活动中，妈妈都会帮助约书亚多做一点——帮他多指向几幅图片，或在翻页前停顿，等他看着她了再翻页。接下来的两周里，约书亚与妈妈分享书籍内容的能力有了明显提高。他急切地选择想要和妈妈一起在睡前看的书，在他妈妈问"红色的火车在哪里？"或"你看见列车长了吗？"时，约书亚能指向图片说"火车"或简单地发出声音。

最近他开始自己指向书上的图片了，因为他期待着妈妈会认出这些图片，并做出对应的音效。约书亚有不同方式来表达和分享喜悦之情后，他和妈妈都更享受看书的时光了。

本章总结

孤独症孩子在理解和运用共同注意来与他人合作、分享兴趣这方面有较大障碍。随着时间的推移，缺乏分享往往会减少孩子的学习和沟通机会。但是孤独症孩子能从共同注意和其他类型的非口语（以及口语）沟通中受益许多。最重要的技巧包括创造出许多让你与孩子互相分享注意力的机会，对孩子做出示意动作，引导孩子做出示意动作来回应。要记住普通的幼儿一天到晚都在同成人进行非口语沟通。他们一天有上百次（也许上千次）的学习机会。你正是要为孩子创造这些各种各样的机会。这是口头语言发展的必要环节。你所做的事都在为孩子开口说话做铺垫。正如我们在第七章中谈到的，手势和目光接触是我们的第一语言——我们在社交互动中永远都在使用的一种语言。共同注意让孩子能分享自己对世界上事物的喜恶、愿望、兴趣、想法、要求和感受。手势、目光接触和面部表情能使人直接感受他人的想法和感受。在日常活动中教孩子如何运用手势和眼神来表达自己的喜好和兴趣，能帮助孩子理解沟通的意义：沟通是一个有意识的、强有力的系统，时刻影响着他人。

学会用手势和眼神进行沟通能避免与孤独症有关的一些行为问题，因为这给了孩子有用的沟通工具，让他们得以表达自己的需求、喜好和愿望。通过构建有效、自然的奖励，为孩子进一步的语言学习提供了一个坚实的基础。

重要提示

目标：通过运用关键的共同注意行为——给予、展示和指向，教会孩子如何与你一起注视物品或玩具，并分享对这些事物的兴趣。

步骤：

✓ 给予是有力的求助方式！

✓ 教孩子给你东西，并立刻把物品还给孩子。

✓ 给孩子物品之前让孩子先"看"。

✓ 展示从给予开始，但没有"拿走"这一步。

✓ 指向能告诉孩子要"看"哪里。

✓ 孩子的指向是在要求语言和动作。给孩子这个强大的工具。

✓ 在每一步中加入眼神注视作为结束。

第十一章

游戏时间

本章目标：帮助你（1）增加亲子玩具游戏中的学习机会；（2）支持建构性、多样、独立的玩具游戏。

为什么多样灵活地玩玩具对学习如此重要

年幼的孩子用大量的空闲时间来游戏。如果他们没有处于照顾活动中或小睡中，他们就一定在与周边的人和物品玩耍。游戏时间有几个重要功能：

1. **年幼孩子通过游戏培养新技能**——一次又一次地尝试爬楼梯、把东西从收纳盒里拿出来又放回去、推玩具车、玩拼图，或者仅仅排列他们的玩具。

2. **他们也通过游戏来练习已经掌握的技能。**你很容易看到孩子在游戏中"练习"技能时获得了多少快乐。

3. **他们丰富游戏的内容并尝试以创造性的新方法来使用玩具和其他物品。**他们能将大部分东西都当成玩具——塑料收纳盒、碎布、盒子、木棍、沙盘和祖母送来的最新的创意玩具。

4. **孩子也通过玩玩具练习社交技能。**从他们喜欢别人加入他们的游戏，我们就能看出这一点。他们通过观察别人学习如何玩玩具，同时也学习分享、轮流和在玩玩具时与人合作。在和别人玩假扮游戏时，通过玩娃娃、玩具厨具、玩具医疗器械和动物公仔，他们也在练习日常生活中的社交常规活动。他们将在生活中看到的别人做的事和自己经历过的事表演出来。当然，有玩伴的时候，游戏时间同时也是语言学习的时间。

在孤独症孩子身上发生了什么?

虽然所有孩子都喜欢重复玩一个游戏(在高脚椅上用勺子敲出咚咚的响声,在洗澡的时候泼水,拖拉玩具),但是大部分孩子都会在常规中加入变化。在游戏时间他们会玩不同的游戏,并以几种不同的方式玩同一个物品。年幼的孤独症儿童通常也很喜欢玩具游戏,他们会玩一系列的东西。孤独症孩子和同龄人一样,通常喜欢玩拼图、积木、玩具车、秋千和滑梯,游戏方法也相似。但是,孤独症孩子与同龄人游戏方式的区别主要体现在以下几个方面:

1. 他们比同龄人更容易重复一个动作。

2. 他们长时间玩最喜爱的玩具,并一直做同样的事情。他们不像其他孩子那样很快感到厌倦。

3. 他们的游戏方式可能比同龄人更简单。他们用几个月或几年前学到的技能,以简单的方式玩简单的玩具,而且玩得很开心。他们通常不会通过游戏练习新技能。

4. 他们可能玩不同寻常的物品,或以不同寻常的方式游戏。他们可能更喜欢一手拿一辆玩具车到处走,或排列玩具车,而不是开玩具车。他们也许更喜欢玩绳子、鞋或其他物品,而忽略传统的玩具。

5. 在假扮游戏中,他们不像同龄人那么兴致勃勃,使用的技能也更少。他们似乎对玩餐具、娃娃或毛绒动物玩具、医生工具箱、过家家和其他类似的游戏没什么兴趣,似乎也不理解这种玩法。

6. 相比同龄人,他们更喜欢单独玩玩具,独自游戏的时间更长,他们似乎并不渴望让父母、兄弟姐妹或其他人加入他们的游戏。

为什么这是个问题?

毫无疑问,孩子单独游戏时获得的语言学习机会比和父母、祖父母、兄弟姐妹游戏时少得多。此外,孤独症孩子与同龄人游戏方式的差异,也在以下两个方面限制了他们的学习机会:

1. 重复简单地玩少量玩具让游戏过程没有新意，从而大量减少了新的学习机会。

2. 独自游戏不仅限制了孩子向父母学习新语言的机会，也限制了在玩物品时学习新的游戏概念和社会技能的机会。由于孤独症孩子模仿他人有困难，因此他们实际上需要更多而不是更少时间与他人玩耍，以从社交游戏中获得与普通孩子同样多的益处。

你根据本书第四至十章的内容鼓励孩子进行的游戏活动，都旨在培养孩子的语言、社会认知和沟通能力。围绕本章主要介绍的建构性游戏和下一章主要讲解的假扮游戏或象征性游戏，我们将主要介绍如何游戏。当孤独症孩子学会以社交互动的方式，和不同的人或物游戏时，他们会从游戏中学到更多。提高孩子游戏的乐趣，你就能增加孩子从游戏中得到的学习机会的广度。

如何增加亲子玩具游戏的多样性、灵活性和学习机会

警告！教授新的、多样的游戏方式需要使用物品来模仿他人的动作。如果孩子还不能经常做到这一点，在使用本章策略之前，稍微多花点时间练习第八章介绍的活动。使用物品模仿他人的动作是发展更成熟多样的游戏方式的基础。

从模仿中发展游戏技能

好消息！你已经知道如何教孩子拓展游戏了！因为教游戏技能就如同用物品教孩子模仿一样。模仿将是你教孩子游戏技能的主要工具，你将用教其他技能的共同活动"四步走"框架来教孩子游戏：

1. 遵循孩子的兴趣创造物品游戏的机会。提供有趣的材料和活动来鼓励孩子和你一起游戏，遵循孩子对材料的兴趣，你和孩子开始一起游戏。

2. 创设一个游戏常规，包括和孩子一起玩玩具、轮流和设定主题。

3. 在活动中加入变化，向孩子展示新的游戏方式，把材料递给孩子，帮助她模仿新的游戏方式。

4. 对于结束 / 过渡，当孩子对活动失去兴趣时，你就结束活动，一起把材料收起来，过渡到下一个活动。

决定教孩子玩哪种游戏

你该如何决定教给孩子何种游戏技能呢？对于这个问题，你比你自己认为的知道得多。你知道孩子有什么玩具，喜欢什么玩具，会如何玩这些玩具。你可能需要了解一下要教给孩子的新的游戏技能。

你可以通过两种主要方式来拓展孩子的游戏技能：（1）增加孩子会玩的玩具；（2）帮助孩子增加游戏的难度。我们先讨论如何增加孩子会玩的玩具。首先，你要挑选"符合"孩子现有技能的玩具（和适于游戏的日常用品，如量杯、会发出声音的锅垫、擀面杖和面团）。所有孩子都有许多游戏技能，你的孩子也不例外。他的有些技能可能只是简单的游戏，且他使用这些技能已经很长时间了（如摇晃、击打、让物品从手中掉落、观察物品移动和用嘴巴做动作）。孩子也有更加成熟的游戏技能，包括操作物品以达到某种结果，如把积木块放进形状分类盒中、拼拼图，或在地板上驾驶小车。（我们将在下一章讲解假扮游戏的玩具。在这一章里，你将主要了解能制造有趣效果的玩具。）

首先，列一张孩子较成熟的游戏技能可能需要用到的玩具的清单。然后圈出孩子目前在没有引导的情况下自己会玩的玩具。这些被圈起来的玩具就是你的保持玩具（maintenance toys），即孩子了解且很可能喜欢的玩具。确保每天玩的时候都使用一些这样的玩具。在保持玩具上标记 M。现在看看列表中剩下的玩具，可能有很多是孩子拥有但不怎么会玩的玩具。圈出五个你认为孩子可能喜欢且容易学会玩的玩具，这些很可能就是你接下来要教孩子玩的玩具。在这五项旁边标记 G——这些是你的目标玩具（goal toys）。

有益的建议

我们重申一次：电子玩具可能会让孤独症孩子进行重复性的、孤立的游戏。因此，当你正努力拓展孩子的游戏方式时，我们建议您收起电子玩具，关掉电视和电影。让孩子把注意力集中在简单的建构性玩具、家用物品和假扮游戏的玩具上。

把这五件玩具都收集起来，整理好放在方便拿取的地方。这些就是你首先要集中教授的玩具。接下来，我们将教给你教学策略。孩子学会玩这五件玩具之后，你需要把这五件玩具也标记 M，然后选五个新玩具作为目标玩具。保守估计，如果你每天都和孩子玩玩具，并帮助孩子学习，那么孩子每周都能学会用简单的方法玩一两个新玩具。这样一来，你就能逐渐增加孩子玩玩具的技能了。

玩含有因果关系的玩具

确定了一些有因果关系的目标玩具或家用物品后，首先帮助孩子学习如何根据物品的核心主题（即通常人们使用物品的方法）使用物品。用共同活动框架来确保孩子既学会物品的主要使用方法，也学会更多变化。你在帮助孩子模仿对物品的操作时（见第八章），就已经这么做了。本章我们主要关注用同样的方法增加孩子的技能。

帮助孩子学会许多玩具或物品的核心主题

多数孩子的玩具都至少有一个核心主题。对书籍来说，主题就是看里面的图片和文字；对形状分类盒和拼图来说，主题就是匹配形状并将物品放进合适的地方；对于钉子来说，主题就是将它们放进洞里；对于积木来说，主题就是堆积和建造。你要确保孩子学会与物品匹配的主要动作。如果孩子不知道如何玩一个或更多玩具，那就从主要玩具的主要主题教起。你只需要为游戏创建一个动作的主题。如果你不知道主题是什么，观察孩子操作物品的动作，或想想那些物品的核心功能。物品的核心功能是滚动、堆积、弹跳、推、拉、进出，还是上下移动？给动作命名，然后和孩子轮流完成这个动作。

顺序如下：

1. 拿出玩具。不管是在地板上、站着、坐在小桌子边或咖啡桌边，你都与孩子保持较好的面对面的位置。

2. 把玩具放在你们之间。拿起玩具的一两个部件，向孩子快速地展示应该如何操作，辅以好玩的音效或简单的语言。

3．孩子觉得游戏有趣吗？他有没有看着这个玩具，想伸手拿其中的某个部件，坐下或关注你的动作？如果有，递给孩子玩具的一个部件，看他是否会模仿你。如果他模仿你，为他欢呼，你自己再做一次，然后再给孩子一个部件。他在正确地玩这个玩具！如果他没有模仿你的动作，你就给他身体上的引导，帮他完成动作。你可能需要重复这个动作，夸大动作的效果，或放慢这个动作，这样孩子才能观察和消化这些步骤。或许你也可以开始这个动作，然后让孩子来完成它。如果这样也没有效果，就再次从肢体上帮助孩子完成动作。为孩子欢呼，递给他另外一个部件，然后再次帮他完成动作。

4．孩子对这个玩具还感兴趣，怎么办？好极了！快速完成自己那一轮，然后给孩子另外一个部件。看她是否正确地做出了这个动作。如果是的话，等她做完这个动作，为她欢呼，如果她还感兴趣，就再给她一个部件。如果她不能做出动作，充分地帮助她，让她成功地做出动作。

5．试着给孩子 3 ~ 5 次机会来完成游戏中的单个动作，如果他似乎还有兴趣（保持坐着、试图触碰、观察），就多给他几次机会。与孩子轮流玩，把玩具的部件递给孩子，根据需要帮助孩子。玩得开心，为孩子欢呼，欣赏孩子为学习付出的努力。

6．如果可能的话，当孩子正在学习操作目标玩具时，每天都和孩子玩这个玩具。重复的经历可能对孩子来说更有趣。

7．记得每天也让孩子玩几种保持玩具——每天都拿不同的保持玩具——这样孩子就能继续练习和享受玩熟悉的玩具。

8．如果孩子能正确地玩目标玩具的一个部件，你就可以鼓励他同时玩多个部件，来扩大他游戏的范围。像从前一样把玩具准备好，但不要一次拿玩具的一个部件给他，而是在地板或桌子上放两三个玩具部件。拿起一个部件，玩一下，然后等孩子拿起另外一个部件。当孩子能一次拿起两个玩具部件，并顺利完成操作，你就可以拿出更多的玩具部件了。记得要轮流游戏，给物品和动作命名，为孩子的努力感到高兴并表现出来，当孩子对游戏失去兴趣时，就换新的玩具。

有益的建议

大多数孩子的玩具都有很多的部件。如果孩子还不能根据玩具的主题独立完成操作，就不要一次把玩具的全部部件给孩子，而应该每次给他一到两个，因为这样孩子就不会被大量的玩具部件分散注意力。同样，如果孩子面前只有一件玩具供他玩耍，这可能会帮助他专心学习你正在教授的技能（玩具会是孩子注意力的焦点），避免孩子因同时有太多玩具材料而困惑或分心。

以下是孩子可能没玩过的玩具：

1. 书。

2. 艺术材料。

3. 球类游戏。

4. 拼图、形状分类盒、颜色分类盒、钉板。

5. 建筑或编织类玩具。

6. 花绳类玩具。

7. 音乐类玩具（尤其是节奏类乐器、敲击琴和键盘）。

8. 户外游戏，如玩沙子或水。

9. 洗澡时的游戏。

10. 假扮游戏套装，如模型农场或洋娃娃屋（详见第十二章）。

教孩子在游戏主题上加入变化：变化能增加难度

灵活的游戏对孩子的学习非常重要。当孩子可以用一个玩具玩出多种花样时，他就能灵活地玩耍了。因此，当孩子学会了玩具的主要使用方法（即玩具的主题）后，你应该引入一些变化。积木可以用来堆，也可以用来铺成一条汽车或者火车驶过的小路。连接型积木（如乐高、益智积木）可以搭建成直升机、冰激凌甜筒，或云霄飞车。孩子们可以用马克笔来涂颜色，也可以用蜡笔、粉笔或者刷子来涂颜色，还可以用它们做标记、画线、画点、描画图形或给图形填色。

另一种为游戏增添变化、提高游戏难度的方法是增加孩子玩同一个玩具

关于选书的有益建议

- 注意书每一页至少有多少字，多少图片。
- 看书中的故事是否简单，有重复性，押韵。
- 立体图书（书中有镜子、立体伸缩页等）可以很好地调动孩子积极性
- 看书的内容是否关于普通孩子感兴趣的东西（宝宝的脸、情绪、动物、动作、孩子们的日常安排等）。
- 当孩子开始学习新技能时，如上厕所、洗手等，把讨论相关话题的书融入日常常规中对孩子会很有帮助。
- 最重要的一点：让孩子主导！任何有可能的时候，让孩子自己选书。你可以去当地的图书馆让孩子练习选书，这样还能为孩子提供更多选择。

的动作或步骤，对目标玩具和保持玩具均适用。有三种方法可以增加玩具的难度：（1）增加部件数量；（2）增加动作；（3）增加游戏的"层次"或者步骤。增加游戏的难度能提高孩子的思考能力、记忆力、组织能力和计划能力。这样也能让孩子对一种玩具的注意力持续得更久，因此增加游戏的难度就是加强孩子的思考能力！

增加部件是一种简单地增加难度的方式，这也是上述方法之一。孩子刚学会玩一种有因果关系的玩具时，只需要知道一个部件是如何进出或旋转的。但是，当孩子同时操作很多部件时，整个游戏就变得复杂了。如果是拼图、小型钉板或类似的玩具的话，加入所有部件就引入了"完成"的概念，因为每个部件都需要归位，而不仅仅是一个部件。游戏的目标变得更复杂了，孩子要把每个部件都归位才能完成目标。根据孩子的需要慢慢增加部件的数量，帮助孩子保持注意力集中和完成目标的动力。剩余部件的数量会在一段时间内决定"终点线"在何处。当孩子彻底学会了如何使用一种玩具后，空隙的数量，如果看得见的话，也决定了终点线在何处。

为了增加更多部件，你可以考虑增加更多动作。玩五孔钉板会用到什么动作呢？如果你固定了板子，首先放进 1 颗钉子，然后拿 1 颗给孩子，那孩子只有 1 个动作可以做：把钉子放进去。如果你 1 次给孩子 5 颗钉子，然后

她一颗一颗地放进去，那她做了 5 个放进去的动作。如果你把 5 颗钉子都放在桌子上，孩子一颗一颗地拿起来然后放进去，那她就完成了 10 个动作，拿起来和放进去是 2 个连续的动作。如果在完成后，你鼓励孩子把钉子再拿出来并放回桌上，你就增加了另外 10 个动作：5 次拿出来和 5 次放下去。所以，当教孩子玩玩具时，你可以通过增加相关动作和鼓励孩子做出简单的动作序列来增加游戏的复杂性，这样能提高孩子游戏的独立性，并使孩子保持专注。无论你和孩子玩的是目标玩具还是保持玩具，你都想想如何增加这些简单的动作序列，让孩子用每个玩具部件做出更多相关动作。

增加复杂性的最后一个方法是在游戏过程中增加更多阶段或步骤。开始和结束 / 过渡常规就是这样的两个阶段。在开始时，从架子上选一个玩具，把它放在地板上或是桌子上，打开，把玩具的部件拿出来，这一系列动作本身就是孩子可以学习的动作。把部件拿起来、带到桌子边、放在桌上并把部件摆出来，这些又是与开始玩玩具有关的另一系列动作了。这些可能使孩子在游戏开始前就完成 10 个不同的动作，从而增加了游戏的复杂性，提供了更多刺激和语言学习机会，保持了孩子对玩玩具的目标注意力。

结束 / 过渡阶段也是相似的。当你和孩子决定不再玩一个玩具时，孩子帮忙把这些玩具部件放入容器里，关上容器，站起来，拿起玩具，把它们收起来，孩子又完成了另一系列的动作，并受益于完成动作过程中的思考、规划、注意和沟通。

游戏中的每个变化都是一个阶段或步骤，以增加游戏的复杂性。假设你和孩子一起玩橡皮泥，游戏开始后的第一个主题是将橡皮泥搓成蛇形，然后首尾连接成环形。对孩子来说，这涉及多个动作：(1) 揪一团橡皮泥，(2) 把它放在桌上，(3) 把手摊平，用手来回滚动橡皮泥，直到面团变得像蛇一样，(4) 双手抓住两端并将其合拢。做出每一条蛇形橡皮泥都需要四个动作。你演示用儿童剪刀将蛇切割成小块 (这可以帮助孩子学会切割) 作为变化。现在，孩子要完成前三个动作，才能做出一条蛇形橡皮泥，然后 (4) 拿起剪刀，(5) 拿起一条蛇，(6) 切割蛇，(7) 再次切割。每条蛇形橡皮泥都涉及这七个动作，这七个动作构成了一个动作序列。

所以，如果孩子已经经历开始、结束／过渡、主题和变化这四个阶段，他很有可能在你的帮助下，在 15 分钟的活动中完成了 100 个动作——一系列涉及多个目标、计划、语言、沟通机会和持续关注的复杂动作。这就是你要努力的方向，长期和孩子练习复杂的玩玩具活动，在这样的活动中孩子要进行理解、独立完成动作并玩得开心。看看这类活动能帮孩子的独立游戏和与幼儿园小朋友的游戏做好多少准备。

在这一部分，我们一直在讨论如何教从蹒跚学步到学龄前的孩子玩含因果关系的玩具，以及增加游戏的复杂性。对这类玩具，游戏的主题是物品呈现的因果关系，变化也集中在主题的因果关系里。然而，还有一种孩子玩耍物品的方式，即学习社会上传统的使用物品的方式，比如玩具手机、灶具、收银机等的使用。这通常被称为功能性游戏（functional play）或是常规游戏（conventional play）。我们将在第十二章结合假扮游戏，继续讨论这类游戏。

你能如何帮助孩子独立地游戏

你的孩子除了要与他人一起游戏，还要有建构性地独自玩玩具的能力，每天独自游戏一两次，这样你才能有机会做点别的事——洗衣服、做饭、整理床铺、洗澡、回邮件、与朋友聊天等。虽然大多数孩子十分乐意独自观看影碟，但是建构性地独立游戏并不意味着重复地观看影碟。合适且富有变化的独立游戏会让孩子在你做其他事情期间像别的孩子一样继续学习和游戏。要实现这一点，孩子首先需要想出无须模仿你的、适合自己玩的游戏。孩子能独立游戏 10 ~ 15 分钟是一个比较合理的目标。

当孩子能轻松且经常地模仿你示范的动作，可以用不同玩具形成许多游戏常规，能用每个玩具做出一系列动作时，包括在你的帮助下一起开始、结束／过渡，这预示着教孩子独立游戏的时机到了。要让孩子能自发、独立地玩耍，你得改变一下策略。你的新策略是支持孩子选择一个玩具、做好准备和开始玩玩具，在这个过程中你不需要扮演任何示范的角色。怎样才能达到这种效果呢？以下是成功所需的五个步骤：

步骤1：组织独立游戏。

步骤2：淡出游戏玩伴的角色。

步骤3：减少对游戏开始、结束／过渡阶段的帮助。

步骤4：经常更换玩具。

步骤5：远离孩子。

步骤1：组织独立游戏

你如何组织孩子的玩具对孩子独立游戏有很大影响。

以下是一些可供参考的建议：

1. 限制孩子可接触的玩具的数量。太多的选择会让孩子感到混乱，且难以把注意力集中到一个玩具上。把其余的玩具放到柜子里或高一点的架子上。孩子有六个可供选择的现成玩具就足够了。

2. 把玩具有条理地放在孩子能够到的矮一点的架子上，尽量不要把玩具放在地上。不要堆积玩具，应把玩具分开放置，这样孩子就能轻易地拿一个玩具再放回去。

3. 放一些孩子喜欢的不同的含有因果关系的玩具，孩子能独立对这些玩具做出不同的动作。例如：拼图、形状分类盒、能串联的珠子、塑料积木、钉子和钉板。在你开始教孩子独立玩耍时，避免使用电子玩具。

4. 把玩具放进收纳盒、框子或者篮子里，这样孩子能轻易地选择和收好一个玩具。把一个玩具的多个部件放进袋子里；用干净的鞋盒子收纳所有的部件。孩子应该能一次性独自把玩具从架子上拿到地上。如果架子上的玩具都掉落出来了，或他不得不来回多跑几趟，那么他有可能失去对目标的关注。观察孩子在尝试选择一个玩具和准备玩耍时发生了什么，如果这个阶段对他来说比较困难，考虑如何才能让它变得容易点。是否要把玩具放在孩子更容易够到的地方？是否要减少玩具部件？是否要降低操作玩具的难度？

5. 确保孩子能独立打开和关上玩具收纳盒。

6. 确保孩子的附近有小桌子、小椅子、毛巾、毯子或垫子（从游戏区到玩具所在地的距离为1~2米最佳）。这是在为独立游戏做准备。

7. 不要开着电视，不要在附近放准备好的食物。这些都是分散孩子注意力的东西。尽量设置好孩子的游戏区域，使家里的其他成员在做他们自己的事情时不必穿过这个区域。

如果你需要一些游戏的点子，看看同龄孩子在玩什么。有许多步骤的玩具是拓展孩子建构性游戏技能的恰当玩具，如积木套装、套娃玩具、杯子、简单的形状分类盒、乐高 / 都普乐①、磁石画板、带有多色钉子的钉板和拼图。如果你需要更多这方面的点子，看看给父母准备的网站。从浏览关于孩子同龄人游戏的点子开始。如果网站提供的点子对你的孩子来说过于成熟，那么降低一个年龄阶段，直到找到符合他能力和喜好的点子。当孩子知道如何像其他孩子那样玩耍同样的材料时，那么他已经具备了加入其他孩子的游戏，通过模仿他们进行学习的技能——其他孩子同样也能从你的孩子身上学到东西，因为你已经通过许多玩具和游戏培养了孩子的游戏技能。

步骤 2：淡出玩伴的角色

你的新策略是支持孩子选择玩具、准备，然后开始玩耍，你不再做孩子的玩伴或模仿对象。

以下是一些可供参考的建议：

1. 当你和孩子玩她能轻易掌握的最喜欢的玩具时，试试这样做：她一开始玩，你就向后退一点，把身体转向旁边一点，让孩子不那么容易接触你。你只需要静静地观望，看孩子会做什么，孩子能在没有你帮助的情况下独自玩几分钟吗？如果孩子能做到，她就已经能自发地玩了！你可以再离她远一点，然后对孩子的行为进行认可性的评价（"对，球放在篮子里！"或者"你摇了它！摇！摇！摇！"）。这种关注和解说能强化孩子的独立行为。

2. 如果孩子在你停止参与轮流后没能继续独立游戏，这也没关系。你可以帮他建立起这种技能。你可以引导孩子继续，如果有必要的话，轮到你时你继续参与活动。下次轮到孩子时，做一个更积极的观察者：解说，表现出兴趣，微笑，赞同地点头，等到孩子停止自己游戏时，你再开始玩玩具。试

---

① 译注：乐高玩具的儿童版。

着让孩子自己玩几分钟，尽量少给孩子引导，让孩子以一种合适且多样的方式来游戏。接下来支持孩子结束和过渡到下一个玩具。

3. 注意为了让孩子持续玩 3~5 分钟，你需要帮助他多少次。随着孩子逐渐习惯没有你的支持也能独自游戏时，你会看到这个数字也在逐渐变小。

4. 当孩子开始对游戏失去兴趣时，鼓励他收拾好玩具，然后自己把玩具放到架子上。在他需要时帮助他，但是要从旁边或背后帮忙。如果孩子没有把玩具放到架子上，引导他这么做，然后引导他选一个别的玩具。祝贺你！孩子刚刚已经展现了一些合适的、自发的游戏行为！

步骤 3：减少对游戏开始、结束 / 过渡阶段的帮助

当孩子可以熟练、独立地根据玩具的主题和变化玩玩具，且能持续独立玩几分钟时，她就需要学习如何独立地开始和结束 / 过渡游戏了。

以下是针对四个步骤的建议：

1. 开始：让孩子看架子上所有的盒子，然后让他自己选一个。根据孩子的需要，从孩子身后提供必要的帮助，帮孩子把玩具拿到游戏区域中。看孩子朝什么方向走（向着桌子或想坐到地上），然后根据孩子的需要帮他把盒子放到地上或桌上，坐下，拿出所有的部件，摆在他面前。你可以和孩子坐在一起，但不要坐在他的正前方或坐得太近。坐在一旁是一个不错的位置，但最终你应该坐到孩子的后面。

2. 主题：你应该等孩子自行开始游戏，看着孩子确立游戏的主题，偶尔叙述孩子的活动。

3. 变化：用语言、引导和手势来鼓励孩子在游戏中做出变化。在直接参与游戏前，试试这几种引导：

- 说出想让孩子做的事："能把车开快一点吗？"
- 提供、展示、给予或指出孩子可能会做的事："看（同时用手指），车可以开到那里去。"或 "车可以撞向砖块吗（递给孩子砖块）？"
- 根据孩子的需要，示范或提示孩子在游戏中加入变化，但之后不要轮流玩玩具。继续观察和评价孩子。

"我认为儿子要再大些才能学会有条理地拿出玩具，玩玩具，再把它们收起来。因此，我没有督促他在没有帮助的情况下去做这些事（我会经常鼓励他把玩具收起来）。当开始上学前班时，他就能在没有鼓励的情况下完成所有步骤。这使我意识到我低估了他可以做什么，并因此妨碍了他的进步。"

4. 结束/过渡：当孩子对游戏失去兴趣时，鼓励她把材料放回盒子里，清理游戏区域。然后让孩子站起来、拿起盒子，把盒子放回原处，并选另一个盒子。结束即是下一轮准备的过渡。根据需要从孩子的后面或旁边给予提示，而不是从前面，这样你就是在教孩子如何自己进行过渡。孩子能够用多个玩具持续独立地游戏，这是独立游戏的关键。

步骤 4：经常更换玩具

每天或每两天换掉一两个可供选择的玩具，但是不要全部换掉。一定要确保轮换所有的玩具，甚至是孩子最喜欢的玩具，这样孩子就能独立地玩越来越多的玩具。当孩子有一个新玩具时，和孩子轮流玩，直到他学会玩这个玩具的所有步骤。然后，这个玩具也可以成为孩子独立游戏的玩具之一了。

步骤 5：远离孩子

以下是一些建议：

1. 当孩子开始玩玩具时，你就慢慢地离她远一些，让孩子不那么容易找到你（看一两页杂志、收拾东西、把东西搬到另一个房间）。不要提供超过孩子需求的支持和帮助；实际上，尽量少提供一点。当常规建立好之后，让孩子遇到点困难挣扎一下是完全可以的，这样她就能在独立游戏时解决出现的问题。此处的关键是帮助孩子学习独立地在玩具间过渡，很快这也可能是唯一需要你提供帮助的地方了。

2. 请记住，我们的目标是培养孩子的独立性。不要期望孩子独自游戏的时候，也可以像和你玩时一样充满创意，即使他有可能做到。这里的目标是让孩子独自建构性地游戏，而不是练习每种你教给他的技能。

3. 当孩子能很好地独立游戏，可以选出几个不同的玩具，并且可以独自很好地进行过渡时，你可以在孩子独立玩耍的玩具中增加一个电动玩具，看看会发生什么。如果孩子优先选择电动玩具并"卡在"那个玩具上，就把它收起来。这对孩子高度重复且持续玩耍的任何玩具都适用。重复玩耍并不会带给孩子多少学习机会，这就是为什么你需要常常变换可供孩子选择的玩具。防止重复游戏，增加孩子游戏的多样性和灵活性，避免孩子感到无聊。

步骤 1～5 总结

如果你遵照要求执行了之前的活动，那么你已经在建立共同活动常规，教孩子独立灵活地玩玩具了。看看你是否同意下列清单中的大部分说法。如果是，你已经掌握了拓展孩子游戏方式的重要技能——你将在下一章中用到这些知识。如果不是，开始在游戏和照顾常规中实践，直到你发现了适用于以下每种说法的方法为止。

活动清单：我是否在教孩子灵活独立地玩耍？

——我在教孩子玩玩具的新动作，首先鼓励孩子模仿他 / 她已经掌握的动作，再引入和玩具有关的新动作。

——如果孩子没有模仿我示范的新动作，我会引导他 / 她做出该动作，并逐步减少引导。

——我用共同活动"四步走"框架（开始、主题、变化和结束 / 过渡）来教操作物品的传统动作。

——通过组织独立游戏、逐渐淡出玩伴的角色，以及减少对开始和结束 / 过渡阶段的支持，我鼓励他独立地玩耍。

——我会不时地轮换玩具来保持孩子对玩具的兴趣。

——随着我在游戏中的参与越来越少，孩子能更独立地游戏了。

你可能有的疑问

孩子的兄弟姐妹怎么办? 当你不需要去关注其他普通孩子时,如他们在打盹或玩自己的游戏,如果你能将注意力集中在教孤独症孩子学习独立游戏上,他很可能学得更快一点。但是,如果你做不到,你也可以教孩子们独立游戏的常规,用语言教导普通孩子,同时近距离地引导孤独症孩子。这也是教每个孩子尊重他人物品的机会——如果他们同时想要玩同一个玩具,一方须等另一方游戏完毕后再玩。

如果孩子在游戏中不增加动作怎么办? 首先,确定孩子对这个游戏是否有兴趣。他是否伸手去触及这些玩具,轮流玩耍,观察你的动作?孩子要对这个游戏有兴趣,并喜欢这个游戏,才能学会新动作。其次,当孩子在观察你的时候,一定要示范新动作,否则他不可能关注你正在试图教他的新技能。再次,不要手把手教孩子如何做动作。相反,用玩具向孩子示范几次动作,加入一些有趣的效果来增添孩子模仿的动力,并用语言和手势鼓励孩子。如果你不得不从身体上帮助孩子,请务必将这看作最后的办法,然后继续让孩子练习新动作,强化他学到的技能。

本章总结

本章主要讲解如何拓展孩子玩耍不同类型玩具及用各种动作玩耍的能力。花许多精力到玩玩具上有两个主要目的:(1)培养孩子的思考、语言和社交技能;(2)帮孩子准备好参与普通儿童早期经历的各种情境。用儿童在任何时期会玩的不同类型的玩具培养孩子玩耍的能力对实现这两个目标十分重要。同时,你也在培养孩子的好奇心、对他人的意识和成就感。

同时,我们也主要讲解了如何培养孩子独立游戏的技能。建构性地独立游戏的能力对每个孩子来说都是一项重要的技能。学龄前的孩子通常可以独立游戏。我们提供了培养孩子游戏独立性和各种游戏技能的步骤。建构性游戏仅仅是我们鼓励孤独症儿童进行的活动之一。另一种是假扮游戏,也被称为象征性游戏。我们将在下一章中着重讲解。

重要提示

目标：增加建构性的、多样的、独立的游戏活动。

步骤：

✓ 教孩子玩游戏！由易到难，循序渐进。

✓ 首先示范，如有必要，再引导。要尽快撤去引导！

✓ 运用共同活动"四步走"框架（准备、主题、变化、结束／过渡）
　 教孩子更多的游戏技能。

✓ 通过良好的组织、坐在孩子身后、慢慢离开孩子来鼓励孩子独立
　 地游戏。

✓ 轮换玩具以防孩子觉得无趣。

第十二章

让我们玩假扮游戏吧

本章目标：为你提供帮助孩子发展自发的、有创造性的、灵活的假扮游戏的策略。

为什么假扮游戏如此重要

假扮游戏（许多人也称之为象征性游戏）能帮助扩展孩子的思考能力，因为它涉及的点子更多地来源于孩子的想象力而不是物理环境。孩子拿起一块拼图并放在对应的位置，这是完成一项物理材料设置好的任务；而孩子拿起一个动物玩具，假装让它走路、咆哮或是吃东西，这些主意都是孩子自己想出来的。假扮游戏在智力层面上与语言和思维的其他方面紧紧相连，所以假扮游戏是孩子智力或认知发展的重要部分。

在孤独症孩子身上发生了什么？

孤独症孩子在学习和运用假扮游戏方面有一定的困难。尽管他们对玩具很感兴趣，但是他们似乎不能自然地学会假扮游戏。孤独症孩子也许会很擅长玩拼图、积木、形状分类，甚至字母和数字游戏，但是当他们面对玩偶、瓶子、勺子或盘子时，他们似乎不知道如何操作这些物品。假扮游戏不只是简单地使用物品本来的功能（例如，拿着一把叉子放进嘴里），还是一个非常重要的起点，它还需要运用源自想象而非物品本身的想法，例如，假装碗里有冰激凌，舀起冰激凌，吃掉，然后再舀起一勺冰激凌，并说"想来点冰激凌吗？"这样的话。

孩子通常 2 岁时开始玩假扮游戏。你会看见他们把一块积木当作蛋糕，用积木块"梳"洋娃娃的头发等。但是，大多数孤独症孩子不会自然地开始玩假扮游戏，他们需要别人教他们玩假扮游戏。关于为什么孤独症孩子不能自然地学会假扮游戏的一个理论是，孤独症孩子大脑中对抽象思维起重要作用的部分，如额叶，发展得比同龄孩子缓慢，且不能很好地和大脑其他部分连接起来；而大脑中负责感知和记忆具象世界，了解具体信息和事实的部分功能完好——事实上，在某些情况下，会比其他孩子更强。这就解释了为什么许多孤独症人士对具体的细节有超强的记忆力，而在假扮游戏和之后的抽象理解方面会遇到一些困难。

假扮游戏的技能和语言能力有密切的联系。事实上，研究已表明当孤独症孩子在假扮游戏上取得进步时，他的语言能力也会提高，即使治疗只专注于提高假扮游戏的能力，而不是直接训练语言能力[1]。为什么呢？因为假扮游戏有助于孩子形成与他人分享经历和共同注意的技能。这提供了一个提高、使用和练习语言的背景。

为什么这是一个问题？

正如刚刚解释的，象征性游戏、语言发展和抽象思维之间的紧密联系突出了孤独症相对薄弱的一个重要区域。假扮游戏的主题是关于人们及其生活，因而发展假扮游戏的技能将拓展孤独症孩子对社交世界的理解。假扮游戏的能力也会帮助他们参与普通同龄人的游戏，通过这类互动增加学习机会。这让他们能通过假装体验其他人所体验的事情，了解别人的感受和想法。最终，在假扮游戏里，想法的世界凌驾于客观存在的世界之上。对很容易理解物理世界的孤独症孩子来说，这种让想法支配物理世界的能力是非常重要的。当一块积木成了车子引擎的钥匙、给洋娃娃洗澡的肥皂或给玩具马的一把食物时，孩子就是在按照自己的想法塑造周围的物理世界。

---

[1] 原注：Kasari, C., et al., Language outcome in autism: Randomized comparison of joint attention and play interventions. *Journal of Consulting and Clinical Psychology,* 76(1), 125-137, 2008.

如何提高孩子的象征性游戏技能

孤独症孩子能学着展开和享受象征性游戏，就如他们能学会并熟练使用语言一样。他们需要接触、练习和指导来发展这项技能，亲子游戏就是发展假扮游戏的有力工具。你可以用第十一章中提到的教授其他游戏技巧的方法，即共同活动常规，来教孩子象征性游戏。当孩子会玩许多不同的玩具，在玩耍中可以结合物品和对单个玩具的不同动作时，就可以引入象征性游戏了。在发展更多想象性的、假想性的游戏之前，孩子要知道如何模仿，如何参与共同注意，如何在功能性玩耍中自发地、互惠性地使用许多物品。

象征性游戏包括三类游戏技巧：

第一类叫拟人游戏（animate play），即假装洋娃娃和动物有生命，能自行操作物品，如拿起杯子喝水，用梳子梳自己的头发或皮毛。

第二类叫象征性替换（symbolic substitution），即把一件物品当作其他物品使用，例如孩子把吃雪糕剩下的棍子在杯子里搅动，假装那是一把勺子，或在空中挥舞积木块，假装是直升机。

第三类叫象征性结合（symbolic combinations）——结合几种不同的假扮游戏来创造更复杂的情境。例如，假装空茶壶里有水，用勺子搅一搅，然后盖上盖子，把水倒进杯子里，然后喝一口，发出喝水的响声，也许还用勺子搅一搅。这个动作序列包括六种不同的、有逻辑性的象征性动作，就像真实的场景一样。这就是象征性结合。

以下是用来实施以上三类游戏技巧的五个具体步骤。

步骤 1：教授常规或功能性游戏的技巧。

步骤 2：假装洋娃娃和动物玩具有生命。

步骤 3：从模仿过渡到自然的象征性游戏。

步骤 4：教授象征性替换。

步骤 5：发展象征性结合。

接下来我们将描述如何实施以上每个步骤，并给予一些活动的参考意见，对你可能遇到的问题提出建议。注意这个过程将需要很长的时间。通常情况下，蹒跚学步的孩子在 12 个月左右开始发展出这些技能，发展过程将持续到孩子 36 个月大，甚至更长。你可以把这视为一项可能需要 1~2 年完成，但要立即开始的长期活动。

步骤 1：教授常规或功能性游戏的技巧

原理 常规（功能性）游戏包括操作有社会意义的物品——即物品的意义由人们如何使用来定义。常规游戏教会孩子人们动作的社会意义：物品的意义不仅仅在于物理特征或因果关系。换句话说，物品的意义是由社会而不是其感官特征定义的。例如，梳子的意义在于人们如何使用它，而玩偶盒的意义是由物理上的因果关系决定的（打开开关与小丑跳出盒子的关系）。因果关系定义了玩偶盒的意义，但是梳子、牙刷、纸巾或勺子的意义是由人们如何使用它们定义的。常规或功能性游戏即是，孩子捡起玩具茶具并在空杯子里用勺子搅拌，或假装把杯子放在嘴边喝水，或捡起梳子并用梳子快速地碰头发，或把帽子戴在爸爸头上，或试着戴上妈妈的太阳镜。孩子像是在说："我知道人们怎么使用这件物品，应该用在鼻子上。"或"这是喝东西用的。"孩子在游戏时，通过自己的动作给玩具"命名"并赋予社会意义。

◨ 活动：教孩子在常规游戏中使用实物

常规游戏是游戏发展的重要步骤，因为它意味着孩子已经通过观察别人学会了某种行为。这是社会性学习的表现——观察别人在做什么然后模仿。你可以运用正常共同活动"四步走"框架来帮助孩子发展常规游戏技能：

1. 在开始阶段引入物品（如玩具电话）。

2. 示范并提出主题（如把电话放在你的耳边然后说"你好？"）。

3. 通过模仿，帮助孩子协调自己和你的身体动作（如把电话给孩子，放在她耳边，鼓励她应答）。

4. 在游戏中加入变化或扩展游戏，使其他"角色"参与进来（如把电话放在洋娃娃或者其他家庭成员的耳边）。

5. 将游戏扩展成其他活动，尤其是照顾自己的活动和家务活动（如让爸爸真的打来电话，让孩子接听）。

以下是适应这些步骤的方法：

1. 开始：提供游戏所需的功能性物品，把诸如玩具动物、梳子、刷子、杯子、叉子、纸巾、帽子、珠子、镜子、玩具食物、洋娃娃、茶具套装、玩具医用工具箱、墨镜、电话和牙刷等物品放在盒子里，拿给孩子。如果孩子很感兴趣，那就像在其他操作物品的常规中一样，让她选择一件物品来探索。

2. 主题：当轮到你的时候，示范常规地（社会性地）使用物品的方法，示范过程中使用相关的行为动词（示范梳你的或孩子的头发时，说"梳头发"；快速滑动玩具车时，说"嗡嗡，嗡嗡"；用杯子喝水时发出喝水的响声并说"嗯，果汁真好喝"等）。示范之后，把物品还给孩子，然后像教模仿其他物品时一样，通过引导、调整、逐渐减少引导，来鼓励他模仿你。

3. 角色互换：当你示范常规游戏动作时，既在自己身上示范，也在孩子身上示范。当孩子拿起物品时，引导她在你和她自己身上使用物品。当你这样做的时候，你们两个就在互换角色了！你应该鼓励更多的角色互换游戏（例如，你把帽子给孩子戴上，然后孩子把帽子给你戴上）。帽子、珠子、刷子、杯子、墨镜、勺子和很多其他玩具或物品都是很好的角色互换的道具。用两个相同物品来做实验，游戏很可能发展成愉快的、模仿性的角色互换活动。当你在这些游戏中练习角色互换时，叫自己的名字和孩子的名字来表示轮流（"妈妈的头发，杰罗德的头发"，"轮到艾米莉了，轮到我了"）。

4. 变化：利用洋娃娃、玩具动物、手偶和其他人。当孩子既能模仿你的动作，也能自发地对你和自己做出传统动作时，就该将其他"角色"引入游戏了。面部特征清晰可见的大玩偶、毛绒动物、艾蒙①或甜饼怪兽等手偶，以及其他家庭成员，将这些角色纳入角色互换游戏中能扩展游戏，并使孩子离象征性游戏更近一步。要引入这些新角色，首先要在自己身上示范一次常规游戏的动作，同时给动作命名（加入一些音效）。然后对洋娃娃或动物玩具做

---

① 译注：美国儿童节目《芝麻街》中的角色。

同样的动作，同时使用相同的描述性语言，如"给维尼熊喂食"，"给泰迪熊刷牙"，"给宝宝戴上帽子"来鼓励、引导孩子。

5. 扩展：最终，你可以扩展游戏中传统物品的数量、示范动作的数量，和运用这些动作的情境的数量。你可以在洗澡时示范对物品的传统动作，用毛巾擦脸或手臂，然后把毛巾递给孩子。刷牙的时候，首先用你自己的牙刷在你自己的牙齿上示范刷牙的动作。吃饭的时候，示范用叉子吃水果的动作，并鼓励你的孩子模仿你。当孩子需要擦一下脏脸蛋时，首先示范用餐巾纸擦你自己的嘴，再鼓励孩子这样做。如果有什么东西撒出来了，示范如何用纸巾擦干净撒出来的东西，并鼓励和引导孩子模仿你的动作。如果你正在搅拌用于摊饼的面糊或用于炒蛋的鸡蛋和牛奶，向孩子示范搅拌的动作，然后鼓励她试试搅拌。在日常生活中，当孩子在场时，帮助孩子学习许多常规物品的社会意义。当你做事务时，让孩子参与几分钟，这能给孩子更多机会向你学习人们在生活常规活动中如何操作物品，使用的相关词汇是什么意思。常规游戏是象征性游戏的基石。

以下是更多关于活动的参考建议：

1. 运用一些孩子知道的主题：洗澡、吃饭、穿衣、睡觉、熟悉的歌曲和手指游戏、玩秋千和滑梯。用毛巾假装你正在擦洗玩具熊的手、脸蛋和肚子，加入"香皂"以确保真的把玩具熊洗干净了；或者同时为孩子和他最喜欢的毛绒动物玩具穿衣服，轮流为孩子和玩具穿上衬衫、短裤和袜子。也许你每天把孩子放在床上后会给他喝牛奶或水，唱歌，然后给他一个道晚安的吻；帮孩子给她的洋娃娃也做出这些动作。在你把孩子放在床上时，对洋娃娃做出这些动作，并鼓励孩子也这样做。

2. 出去玩——特别是体验新的活动，例如去动物园或去医生的办公室——能为孩子提供新的假扮游戏素材。在游戏中，将近期的经历表演出来：买动物园的门票，在房子周围走来走去，观赏不同的动物，并假装给可爱的动物喂食；或者用玩具医用工具箱测量动物玩具的体温或血压，给它打针，为它包扎，并给它一支棒棒糖。

3. 感觉社交常规也可以用动物和洋娃娃表演出来。如果孩子有一个最喜欢的关于歌曲的动作序列，例如"绕着玫瑰转圈"，你可以在这首歌的常规中加入一个洋娃娃，当作参与游戏的另一个人。你也可以拿着两个小人偶，假装它们手拉着手，并让它们将这首歌的动作序列表演出来。或者，如果你和孩子每人各自牵着一个洋娃娃或动物玩具的手，你们可以按着歌曲"伦敦大桥垮下来"的节奏来回摆动玩具。

4. 照顾自己的活动能很好地融入这个主题。给孩子洗澡，把她放进被窝，一起吃饭或给她刷牙，这些时候，你都可以在你自己、一个大洋娃娃或孩子最喜欢的动物玩具身上做相同的动作。鼓励孩子在你或洋娃娃身上做相同的动作。

5. 在看书活动中，在孩子旁边放一个洋娃娃或动物玩具。让孩子看图片，说出图片中物品的名字，然后对旁边的动物玩具也这样做。

6. 做家务也可以是这种角色游戏的机会。可以让孩子的洋娃娃、动物玩具或玩偶假装帮忙给花园浇水、喂狗或参与其他活动，就像你让孩子加入这些活动时一样。

如果孩子对常规游戏不感兴趣，怎么办？起初活动可能需要更多地关注使用的物品，而不是其社会意义。例如，吃饭是和盘子、碗及餐具联系在一起的。鼓励孩子用她的勺子喂你一口，或与你分享她的奶瓶。向她展示怎么用叉子给坐在桌子上的洋娃娃或动物玩具喂食。加入有趣的效果和声音，孩子每次试图参与时（包括只是看着你在做什么），都要热情地赞美来增加游戏的社会吸引力。在过渡到下一个活动前，试着增加孩子继续游戏的动作数量或时间长度。这个理念对其他日常常规也适用，比如换衣服或洗澡。你可以和孩子轮流给洋娃娃、动物玩具或对方打扮，还可以用毛巾假装给每件玩具洗澡。让活动一直富有创意，这样孩子才会对你向她展示的材料更感兴趣。

◨ **步骤 1 总结**

如果你遵照要求执行了之前的活动，那么你已经知道如何在日常共同活动中，用实物教孩子进行象征性游戏（即功能性游戏）的第一步了。你也在功能性游戏中引入了洋娃娃或其他角色。看看你是否同意下列清单中的大部分说法。如果是，你就已经掌握了拓展孩子游戏方式的重要技能——你将在步骤2中用到这些知识。如果不是，开始在游戏和照顾常规中试验，直到你发现了适用于以下每种说法的方法为止。

注意：这是进展到下一个章节的好时机。继续阅读本章，并专注于发展孩子假扮游戏的技能，但同时开始读第十三章。第十三章专注于提升语言能力，而本章介绍的游戏将会帮助孩子在语言方面取得进步。

活动清单：我在象征性游戏活动中使用实物了吗？

——和孩子玩耍时，我知道该用现实生活中的何种活动。

——我知道如何将洋娃娃／动物玩具融入这些活动中。

——我准备了一箱常规游戏物品，可以用在我自己、孩子和洋娃娃／动物／其他角色身上。

——我在试着用上面提到的共同活动"四步走"框架（开始、主题、变化、结束／过渡）教孩子不同的象征性游戏动作。

——我让共同活动保持简短有趣。

——我知道如何停顿并等孩子自己对物品做出功能性游戏的动作。

——我知道用物品示范不同的功能性游戏动作，让孩子在我和洋娃娃／动物玩具／其他角色身上模仿我的动作。

——我和孩子正在共同活动中（吃饭、洗澡、穿衣、换尿片、户外活动和做家务）练习几种不同的功能性游戏常规。

格雷西2岁多了，最近开始使用单个词来表达问候、反对和一些要求。格雷西的妈妈想拓展她的功能性游戏技巧，从而为假扮游戏做好准备。格雷西很喜欢她的嘎巴玩偶[①]，经常手拿一两个在房里走动。吃零食的时候，格雷西的妈妈开始把玩偶加入常规中。格雷西自己坐在椅子上，妈妈坐在她对面，两个玩具立在她们之间的桌子上。格雷西从妈妈准备的饼干和饮料中选择了果汁，妈妈把果汁倒入格雷西杯子里，然后假装

[①] 译注：美国儿童剧《嘎巴宝宝》（Yo Gabba Gabba!）中的角色。

倒一些果汁到玩偶的杯子里，并在倒的同时模仿"嘘"的声音。妈妈假装给玩偶喝饮料时，格雷西专心地看着妈妈。玩偶喝的时候，妈妈发出"啧啧"的声音，格雷西觉得很有趣。格雷西喝她杯子里的饮料时，妈妈让玩偶模仿格雷西。格雷西喝完果汁后，妈妈鼓励她让玩偶喝一口饮料，并用自己的杯子示范。格雷西看着妈妈，模仿妈妈的动作把杯子递给玩具。妈妈发出"啧啧"的声音，格雷西开口大笑。格雷西又举起她的杯子，直视妈妈，好似示意妈妈再发出"啧啧"声。妈妈立即发出"啧啧"声作为回应，让格雷西知道她明白了格雷西的动作。然后，格雷西的妈妈又向她展示如何给玩偶喂饼干。当玩偶吃饼干时，她又发出咀嚼的声音。妈妈拿出果汁和一碗饼干，让格雷西选择用哪个来喂玩偶。格雷西说"b"，即选择了饼干，妈妈给了她两块，她立刻吃掉了其中一块，在妈妈的帮助下她把另一块喂给玩偶。玩偶吃饼干时，妈妈发出咀嚼声，格雷西不禁笑起来。妈妈给玩偶喝果汁时，故意洒了一点在它脸上。她向格雷西指出玩偶的脸脏了，递给格雷西纸巾，让她把玩偶的脸擦干净。格雷西先擦了自己的脸，但妈妈指着玩偶又解释了一遍后，格雷西帮妈妈把玩偶的脸擦干净了。妈妈和格雷西继续重复这三个动作——喝饮料，吃和擦干净——几分钟后，格雷西表示她已经吃完了，点心时间也结束了。

本的妈妈常常觉得很难在买菜时管住她4岁的孤独症儿子。他经常发牢骚，想要离开手推车。她决定用假扮游戏教他一些合适的行为。在家里，她写下一张食物清单，然后把这些食物（香蕉、胡萝卜、玩具比萨、番茄酱瓶和一盒动物饼干）放在家里不同的位置。然后她推着本的妹妹的迷你手推车，告诉本他们要在家里逛杂货铺！她读出清单的内容，并告诉本他们需要在家里某个地方找出香蕉。他们在家里走来走去，直到本出声并指出香蕉在沙发上。他们跑过去把香蕉放进了手推车。接下来，本的妈妈问是找番茄酱还是比萨。本选择了比萨，于是搜索开始了。本在电视机旁边找到了比萨。妈妈在清单里选择了一个东西，并给了本一条这个物品所在位置的线索。这个游戏一直持续，直到他们找到了清单上的五件物品。最后一件物品是一盒动物饼干——这是本的最爱。他们把小推车推到厨房，妈妈把东西收起来，让本把动物饼干放在桌子上。之后他们一起坐在桌边，桌上放着动物饼干和一瓶饮料，准备庆祝他们的购物之旅。

步骤 2：假装洋娃娃和动物玩具有生命

原理 步骤 2 能帮助孩子理解洋娃娃也可以表现人及其动作。行为传递的媒介，也就是人和动物，在世界上自发地做出动作。他们导致行为的发生，而这就是定义他们为行为传递媒介或有生命的物体的依据。玩具和其他没有生命的物体不能自发地行动，但有生命的东西（人或动物）可以。孩子很小的时候就明白有生命的物体和没有生命的物体的区别。他们在操纵洋娃娃和动物玩具，让它们做出动作时，如走路、咆哮、挥手、吃饭、喝水、跳舞等，就表现出自己对这一区别的理解。上述策略都能教孩子如何轻松地用洋娃娃和动物玩具进行许多假扮游戏活动。下一步就是要帮助孩子理解这些物品也可以独立地"行动"。

你将继续用到共同活动常规，提供物品，遵从孩子的兴趣，轮流进行活动，共同参与，共同向活动中加入新的点子，以及跟随孩子的提示以决定什么时候结束活动。

◪ 活动：让洋娃娃做出人的行为

以下方法可以使共同活动常规更适于让孩子假装洋娃娃和毛绒动物玩具有生命且能做出动作：

1. 开始：准备一箱传统的、人们在身上使用的玩具或物品（如刷子、梳子、太阳镜、帽子、项链、手镯、杯子、喂孩子吃饭的餐具、盘子、塑料食品玩具、毛巾、香皂、电话、餐巾、纸巾等）。让孩子选择其中一个玩具，向孩子展示一个她已经知道的动作，或让孩子为你展示一个操作物品的功能性动作。动作指向你的身体或孩子的身体。

2. 主题：当你们两个在做这个动作时，说出动作和人物的名字（例如，

"给妈妈喂饭","约书亚喝水","梳头发")。

3．变化：正如你们之前做过的一样，拿出一个洋娃娃或动物玩具，一边说出动作和洋娃娃或动物玩具的名字，一边对这个洋娃娃或动物玩具做出动作（例如"给奥斯卡喂食"，"给猫咪刷牙"），然后把这个玩具递给孩子，鼓励他做出和你一样的动作（"约书亚，给猫咪喂食"，"约书亚，给小宝宝喝水"）。如有必要，给孩子一些身体上的引导。然后，轮到你自己时对玩具再做一次动作。你和孩子轮流几次，你和孩子在玩具、孩子、自己身上做动作，同时说出动作的名称和接收动作那一方的名字（例如，"喂妈妈"，"喂宝宝"，"喂约书亚"）。

4．变化：现在让洋娃娃自己"做"动作。把物品放在洋娃娃手里，操作洋娃娃的手臂做出动作。为孩子描述这个动作（"瞧，艾蒙正在吃东西"，"宝宝在梳头发"）。让洋娃娃在孩子身上做出这个动作（"艾蒙在梳凯特琳的头发"）。在这个步骤中，洋娃娃似乎活了过来，自己做出了动作，它变成了能独立做出动作的个体。

5．结束／过渡：如果你没什么新的主意了，或孩子开始对游戏失去兴趣，拿着箱子问孩子："玩够了吗？"同时把你的玩具放进箱子里。如果孩子也把他的玩具放进箱子里，你就说："和奥斯卡的游戏就到这里了。"（或"和猫咪的游戏就到这里了。"等）并让孩子帮你把装有玩具的箱子收起来，然后选另一项活动。

你刚才已经向孩子展示了洋娃娃是如何独立完成动作的。现在，当你围绕步骤1中通过功能性游戏发展出来的主题展开游戏时，将以下步骤加入日常活动中：让洋娃娃或者游戏里的角色在它自己身上、你的身上和孩子的身上使用物品。在孩子熟悉这一切之后，轮到孩子时帮孩子操作玩具，让玩具自己做出动作。除了让玩具操作物品，还可以让玩具跳、跑和睡觉。动物玩具可以"喝"碗里的水，"吃"盘子里的食物和行走。它们可以侧躺下来睡觉。这些动作都源自你一直在和孩子扮演的生活场景，通过操作玩具让它们自己做出动作，帮助孩子学会模仿这类动作。孩子能在游戏中轻松地对他人、洋娃娃或毛绒玩具做出这些动作后（喂食、喝水等），你就可以示范如何让洋娃娃或毛绒玩具做出这些动作了。

现在，在与孩子的日常假扮游戏中，确立游戏主题后，让毛绒动物玩具或洋娃娃经常参与游戏的动作，并帮孩子完成这些动作。在你让孩子多次成功地完成模仿之后，等一会儿，看孩子是否会自发地或在你的引导下让一个玩具独自地做出动作。如果孩子在没有任何身体上的引导下让玩具做出了动作，立即在你自己身上模仿这个动作，并热情地回应孩子！如果孩子没有做到，就多尝试几次。当孩子从假扮游戏中培养出更多的想法和技能，获得更多快乐时，他就会让玩具创造动作了。

以下是关于拟人游戏的更多参考建议：

1. 你可以将拟人游戏的动作融入各种日常常规中。在浴缸里放一个大洋娃娃，你和孩子给它洗肚子、头发、脸和脚，就像你给孩子洗肚子、头发、脸和脚一样。吃饭时可以让玩具宝宝或艾蒙坐在孩子旁边，系上围嘴儿，吃点东西，喝点饮料，用餐巾擦擦脸。孩子用了便盆后，可以让狮子也用一下便盆。你给麦迪逊换了尿片后，也可以给洋娃娃换一片尿片。你推着婴儿车带孩子散步回来后，孩子也可以推着婴儿车带好奇的乔治去散步。小火车托马斯可以坐在孩子旁边，和他一起荡秋千或和孩子轮流玩滑梯。饼干怪兽可以和孩子一起去看医生，检查耳朵、测量身高和听听心跳。它也可以陪孩子去剪头发。探险家朵拉可以自己用蜡笔画画。把玩具融入孩子的日常生活中，突出玩具的"人类"特征，从而帮助孩子理解假扮游戏背后的理念。

2. 你也可以用身体上的动作来展示玩具与人相似的特征。让玩具向孩子踢球，在蹦床上跳上跳下，在床上弹跳，以及做出孩子熟悉且喜欢的关于歌曲的动作序列。玩具还可以泼水，吹泡泡，开轿车和卡车，参与"绕着玫瑰转圈"的游戏。鼓励孩子在这些活动中加入玩具，如有必要，引导孩子这么做，然后继续做出动作，这样一来就有一个好玩的理由让游戏进行下去。

◙ 步骤 2 总结

如果你遵照要求执行了之前的活动，那么你已经找到孩子让洋娃娃或其他玩具在自己身上、你身上和孩子身上做出动作的常规了。你也向孩子展示了如何做到这一点，且孩子在模仿你让玩具"动"起来。看看你是否同意下列清单中的大部分说法。如果是，你就已经掌握了促进自发的象征性游戏产生的重要技能——你将在步骤 3 中用到这些知识。如果不是，开始在游戏和照顾常规中试验，直到你发现了适用于以下每种说法的方法为止。

活动清单：我让洋娃娃/动物玩具成为能自行完成动作的独立个体了吗？

——孩子喜欢在游戏中使用洋娃娃、动物玩具或其他玩具。

——我知道如何提供多种物品供孩子选择，让孩子有继续进行共同活动的动力。

——孩子和我能用物品（洋娃娃/动物玩具/其他玩具）进行传统游戏。

——孩子可以在不同情境下用玩具模仿我的动作，包括让玩具独立做出动作。

——孩子和我能一起整理物品，并选择下一次活动需要的物品。

格雷西怎么样了？ 格雷西和妈妈一直遵循共同活动要求，轮流喂洋娃娃饼干和果汁。在读完本章节中的建议后，格雷西的妈妈在吃零食的常规中加入了一点变化。她将格雷西带回房间，进行假装吃零食的游戏，然后两人一起摆放杯子、茶碟、勺子、盘子和纸巾，与玩具一起坐在地上。妈妈拿出围嘴儿，让格雷西帮忙给玩具戴上（在游戏中加入变化），然后假装把果汁倒在每个杯子里，包括玩具的杯子。妈妈操作洋娃娃的手，让它们自己喝水，让玩具示范她计划好的游戏动作，如倒饮料，用勺子在杯中搅拌，把食物放在盘中，擦嘴等。妈妈示范之后，就轮到格雷西了，格雷西模仿对自己做出这些动作。她在模仿玩具的动作！下次轮到妈妈的时候，她用玩具喂格雷西一口真的饼干。格雷西吃完后，给了玩具一块饼干。玩具又把饼干递给妈妈。他们继续做出吃零食的动作，这样三个参与者（格雷西、妈妈和洋娃娃）不断地轮流。当格雷西对活动渐渐失去兴趣时，妈妈就让她帮忙把材料和玩具放进容器里，然后他们进入下一个游戏。在这个常规中，玩具扮演了独立的个体，而格雷西也把玩具当成独立的个体来对待。

本怎么样了？相比其他洋娃娃或动物玩具来说，本更喜欢他的玩具汽车，所以妈妈决定让他玩汽车玩具。她告诉本汽车需要洗澡，然后他们去浴室拿了毛巾、香皂、身体乳和浴巾（所有她给本洗澡要用的物品）。她也拿了玩具埃尔尼。对于本来说，这是个新的常规，因此妈妈用第一辆车示范每一步（把水倒进洗脸池，在毛巾上涂上香皂，用毛巾擦车，冲掉香皂泡沫，用毛巾把车擦干，涂上乳液），帮助本练习每一步。在给接下来的几辆车洗澡时，本能在妈妈的引导下完成更多事情了。妈妈现在让埃尔尼也加入洗车的游戏中，埃尔尼递给本一些道具，并帮助执行一些步骤。妈妈现在让埃尔尼代替她来作为玩伴。本喜欢这个新活动，并开始模仿埃尔尼；当妈妈提出建议时，他也给了埃尔尼一辆车和一块毛巾。当洗完所有车时，本和埃尔尼把水倒掉，收好道具，把干净的车放回车库。妈妈很高兴，因为她想出了一个 4 岁孩子可以参与的共同活动。这是本第一次把玩具视为人。

步骤 3：从模仿过渡到自然的象征性游戏

原理　当你和孩子用各种道具和玩具（洋娃娃、动物玩具等）做出越来越多的动作时，孩子正在积累更多关于假扮动作的点子。孩子知道的点子越多，她就能更好地把这些点子传递给你。你们尝试的主题越多，用到的道具也就越多，装实物和玩具的箱子也会越满。当孩子选出一些玩具时，再添置足够的新玩具，以便你和她能在情境中做出不同的动作。

▣ 活动：让孩子主导自发性的游戏动作

有序地准备好材料（例如，把杯子摆在茶碟上面，在盘子里放上餐具；杯子和餐巾纸；一罐或一碗玩具食物；两个不同的可做动作的物品）。接下来，不要示范动作，而是充满期待地看着孩子，看看她最先会做什么。当孩子自发地做出游戏动作时，首先评论这个动作（"猫咪在吃东西"），然后通过模仿孩子或做出相关的动作来加入孩子的游戏（让另一只动物玩具与猫咪一起吃东西）。如果孩子等着你先开始，你就提供两个可供选择的物品，然后看孩子会不会开始做动作，而不是你直接做出动作。只提供孩子需要的帮助，让孩子对玩具、你或她自己做出动作。（这叫作从少到多的分级引导。给予尽可能少的帮助来使他成功。）让孩子主导游戏，模仿孩子的动作，这能强化她自发的游戏行为。这些是孩子自发游戏的关键：提供孩子熟悉的且有趣的材料，等待，在孩子的主导下加入游戏，让孩子的主题变得更加好玩、有趣。当你关注自发性时，你要让孩子主导，不要像你在开始所有这些常规时那么积极。你可以加入新的点子来使活动保持生动有趣，但是你加入的变化应该是对孩子的回应，而不是对孩子的引领和指导。这样一来孩子的自发性就得到了强有力的支撑。

◘ 步骤 3 总结

如果你遵照要求执行了之前的活动，那么孩子已经能发起假扮游戏常规，还可能开始把物品（洋娃娃、动物玩具、雕像）视为有生命的东西了。看看你是否同意下列清单中的大部分说法。如果是，那你已经掌握了教孩子其他各种象征性游戏的重要技能，你将在步骤 4 中用到这些知识。如果不是，开始在游戏和照顾常规中试验，直到你发现了适用于以下每种说法的方法为止。

活动清单：孩子能用道具和能做动作的物品来进行自发的游戏吗？

——孩子已经能从盒子里为角色游戏选出不同的物品和道具了。

——我知道如何有序地准备材料，以帮助孩子开始进行游戏。

——我知道如何等待并让孩子主导，遵照从少到多的分级引导来鼓励孩子用玩具做出自发的游戏动作。

——我知道当孩子选择对洋娃娃 / 动物玩具 / 人偶做某个动作时，如何让孩子主导游戏。

——孩子能用不同的道具或者物品对自己、我和玩具做出不同的游戏动作。

——我知道如何做示范和帮助孩子用洋娃娃 / 动物玩具 / 人偶来表现不同的游戏动作。

——我、孩子和玩具每天在日常常规中可以表演不同的情境。

本怎么样了？正如你之前读到的那样，本对洋娃娃或者动物玩具并不是很感兴趣。本的妈妈通过教本用不同的物品和道具对汽车玩具做出动作，并让一个玩具角色来帮助他，向他介绍了假装玩具有生命这一概念。然而，他只有在玩汽车的时候才进行玩具角色游戏。本的妈妈试着想出一些新的角色游戏。她想到本非常喜欢他的闪电麦坤①枕头套，上面画了迪士尼动画片《汽车总动员》中的一辆赛车。她在想是否假装这个枕头是有生命的玩具。因为本可以轻松地给玩具汽车喂食，本的妈妈决定在吃午饭时把枕头放在本旁边的椅子上，并告诉本这个枕头饿了。当本并没有做出回应时，她就问本麦坤是不是想要吃一口他的花生酱果冻三明治或苹果。本拿起了一块苹果来触碰那个枕头，她很高兴自己给本提供了选择，而不是自己首先喂枕头食物。本的妈妈尽可能地模仿了麦坤的声音，并谢谢本分享了食物。接着，麦坤要求吃一口本的三明治，本给它吃了三明治。然后，麦坤说它口渴了，询问本能否给它一个杯子。本的妈妈站起来拿了一个空杯子给了本。本并没有把杯子放到枕头的面前，于是麦坤说道："嘿，兄弟，不要忘了我现在很渴。请给我喝一口水吧。"本笑着把杯子递到枕头的面前。麦坤和本继续吃他们的午餐，妈妈也不会有被忽视的感觉。

步骤 4：教授象征性替代

原理 孩子将发展的下一种假扮游戏是把物品当作其他物品对待。你也许见过孩子虚构出一些玩具的场景，例如递给你一块想象中的饼干吃，把麦片碗像帽子一样戴在头上，或像坐在车里一样坐在纸箱里。就像用玩具玩角色游戏一样，这对假扮游戏和思考能力都是非常重要的一步。这表明思维和想法能引导动作——它们不再受客观世界的限制。相反，孩子的心智正变得越来越强，也更加抽象化，他们能把自己的想法加入客观世界中。这对孤独症孩子来说是巨大的进步，对于思考能力、语言能力和社交发展都是非常重要的一步。象征性替代能帮助孩子们明白同龄人在玩的游戏，并作为合格的玩伴参与其中。

---

① 译注：迪士尼动画《汽车总动员》中的一名角色。

▣ 活动：帮孩子学会在游戏中创造假想的物品

你会用之前用到的共同活动模式教孩子所有其他游戏技能。在这种类型的游戏中，你将示范使用含有多重意义的物品——这类物品通常本身并没有明确的功能——把它们当作在假扮游戏常规中孩子常用的道具。

为了达到这个目的，以下是一些使用共同活动常规的参考建议：

1．开始：使用你在假扮游戏中一直使用的道具，如那些含有多重意义且能代表孩子喜欢的玩具的物品。这些物品本身没有十分明确的定义。例如，用一块圆形纸板来替代玩具饼干：它只是形状像一块饼干，但是其本身并没有明确的身份定义。具有多重意义的物品应该类似于实物，能在某些关键的物理特征上替代实物。例如，冰淇淋棍子能很好地代表勺子、叉子或餐刀。但是，它并不适合替代毛巾。一小块布料可以很好地替代毛巾、帽子、尿片，却不适合替代勺子。然而，它们都是具有多重意义的物品，两者都不具有明确的身份定义。积木尤其适合充当多重意义的物品。一块圆柱形积木适合替代婴儿水瓶或水杯。一块方形积木可以替代饼干或肥皂。一小块布料、冰淇淋棍子、小纸片、婴儿毯、鞋盒和其他任意的家居物品都可以用作多重意义的物品。试着找出两个多重意义的物品，来替代你与孩子每个游戏场景中的两个关键物品。把它们放进假扮游戏的物品盒里。

现在，盒子里已经有这些道具了，让孩子挑选一些熟悉的物品并选择主题，你也可以建议主题，然后让孩子引导你进入假扮的场景。当然，场景中会有能做动作的玩具角色和多种相关道具，所有物品都是现实的物品，除了一两个你为这个场景选择的多重意义的物品。它们将在游戏中代替真实的物品。

2．主题：就像你们经常做的那样，先用真实的物品（而不是有多重意义的物品）将情境表演出来，对彼此、洋娃娃、动物玩具或是人偶做动作。把有多重意义的物品放在真实的物品旁边。

3．变化：在用可替代的真实的物品设定了游戏的主题后，用有多重意义的物品来重复动作，同时像平常一样描述和示范动作。用真实物品的名字称呼有多重意义的物品："看，这是我的（梳子、鞋子、饼干等）！"如果游戏的目标是让孩子假装三角形积木块是婴儿奶瓶，那么在孩子面前准备好积木、瓶子和宝宝玩具。首先准备好道具，示范用瓶子给宝宝喂奶，让孩子模仿，你和孩子轮流完成动作。之后，马上用三角形积木块给宝宝喂奶，并称其为瓶子，鼓励孩子模仿这个动作。这样来回玩几次，同时与喂奶相关的动作中也用到其他真实的道具。这时最好有两个可用的人偶，这样当孩子用瓶子喂一个人偶时，你可以用积木来喂另一个人偶，反之亦然。使用替代品模仿孩子的动作能帮助孩子强化替代的概念。

4. 结束 / 过渡：像往常一样，当孩子对游戏失去兴趣，或你想不出新的主意时，可以开始有组织地结束活动并过渡到下一项活动。

5. 如果孩子对此不是很明白，重新用真实的、小型的道具和洋娃娃或其他人偶玩一会儿假扮游戏。继续增加孩子能用真实道具扮演的主题的数量。正如我们之前所说，孩子一般更喜欢真实的道具，而不是有多重意义的物品，用真实的道具设定假扮游戏的主题为孩子学习用有多重意义的物品替代真实道具做好了铺垫。当你很好地设定了孩子喜欢的主题，且孩子能在没有引导的情况下玩所有物品时，再试试用替代品。把孩子最喜欢的一个主题里的关键真实道具删掉，只用一个有多重意义的物品来替代。当你们一起玩的时候，让孩子拿出需要的物品。假装不知道没有真实的道具了，在只有压舌板

有益的建议

其他有多重意义的物品包括：

- 冰激凌棍子、林肯房积木、益智玩具。这些都可以用来替代餐具、冰激凌甜筒壳、宇宙飞船、铅笔 / 钢笔、温度计、刷子 / 梳子、钥匙。

- 积木块和鞋盒。这些可以代替玩具轿车、卡车、飞机、食物、枕头、床、路、房子、车库。

- 酸奶和奶酪容器，垂直切成两半的果汁盒。这些可以替代玻璃杯、碗、盘子、浴缸、游泳池、帽子和太空船。

- 项链、人造花环、珠子。这些可以代替蛇、皇冠、皮带。

- 布料。这些可以代替浴巾、毛巾、围巾、尿片、围嘴儿和纸巾。

的时候，说："我需要一个勺子。"指着压舌板，说"这是一个勺子"，帮助孩子把压舌板递给你，并把它称作勺子，马上用它吃碗里的"麦片"。加入声效（"嗯，嗯，真好吃！"），然后用"勺子"给孩子喂"麦片"。鼓励这种扮演，然后给孩子一个压舌板，让他把它当勺子使用。如果有需要，帮助他完成动作。之后用真正的勺子来模仿孩子吃麦片。这些就是教孩子进行象征性替代的步骤。

6. 让孩子明白，许多有多重意义的物品可以代表各种不同的道具。在装着每个游戏主题材料的盒子里，准备几个可以替代主题中必需道具的、有多重意义的物品；确保孩子已经学会使用有多重意义的物品，并能用多种方式使用。例如，冰激凌棍可以有多种使用方式：当成喂饭的勺子，当成粉笔写字，玩医生游戏时当作温度计。随着游戏的发展，孩子可能会自己开始使用有多重意义的物品。如果孩子这样做了，热情地说出有多重意义的物品所替代的物品的名字。如果孩子没有主动这么做的话，继续把有多重意义的物品递给孩子，然后说出它代表的物品的名字，并要求孩子使用（例如，喂宝宝、去给宝宝梳头发等）。

▣ 活动：帮助孩子了解隐形的"物品"

在此顺序里的下一个活动是使用由动作和手势代表的隐形的"物品"。在孩子能自发地在游戏中使用多个有多重意义的物品来代表真实的物品后，再开始这项活动。在开始教这项技能之前，确保孩子已经真的理解如何替代物品。用教孩子替代物品的方法，来教孩子理解隐形的"物品"。但是，现在你要从假扮游戏的物品中彻底拿走一套关键道具。例如，在喂宝宝的场景中，你可能拿走用来喂宝宝的奶瓶。在这种情况下，你还是会呈现孩子熟悉且喜爱的喂宝宝的场景——不过当要用到瓶子，而你和孩子都没找到瓶子时，你就假装手里握着"瓶子"，说："假装这是个瓶子。"轮到你喂宝宝时，使用你平时一直使用的语言。接着轮到孩子时，你说："瓶子在这里，现在你来喂宝宝。"同时把隐形的"瓶子"递给孩子。假装孩子手里正握着一个瓶子，帮助她完成同样的动作。要求她把"瓶子"交给你，再次用手势将这个常规表演出来，和孩子轮流进行，这样来回玩几次。最后，拿出真正的瓶子，让孩子用真正的瓶子喂一个人偶，而你则用隐形的"瓶子"喂另一个人偶。

当孩子能用手势代表隐形的"物品"来呈现一个关键的道具时，可以用同样的方法处理其他假扮游戏的道具。拿走孩子喜欢扮演的场景中的主要道具，如玩具饼干、杯子、梳子、方向盘，用手势来扮演隐形的"物品"，像平常一样进行常规活动。一定要使用与平时相同的语言与动作，这样

> **有益的建议**
>
> 在你扮演的每个主题或场景中，用来替代关键物品的隐形的"物品"不要超过一个。孩子偏好使用真实的物品或有多重意义的物品，而不是隐形的"物品"。但是，让孩子明白隐形的"物品"或用手势代表的"物品"是非常重要的，有两个原因：这能让游戏更有创意，不受道具的限制；其他孩子有时也会这样玩，而你的孩子要理解这一点才能加入游戏。许多孩子会觉得这是件很有趣的事情，很享受假装喂你吃东西或喝其实并不存在的饮料。温柔地坚持，这样孩子就能慢慢开始理解它了。

孩子才能真正理解你在做什么。然后帮助孩子模仿你表演的隐形的"物品"。当孩子学会表演一种隐形"物品"时，用手势向孩子的其他假扮游戏主题中逐渐加入隐形的"物品"，并且帮助孩子理解。慢慢从一个常规过渡到另一个常规，如果孩子觉得困惑，将真实的物品与隐形的"物品"混合使用。如果这对孩子来说非常困难，倒回去再次温习使用替代物品，然后再尝试隐形的"物品"。没有什么好着急的，因为这对孩子来说是高级的假扮游戏。

◘ 步骤 4 总结

恭喜你！现在你已经让孩子学习了象征性替代的整个过程。对于所有孩子来说，学习假扮游戏和替代这个过程都要花较长的时间。认识越来越多的场景、了解越来越多呈现场景的途径，以及学习越来越多的道具和语言，这些都是循序渐进的过程。你的孩子也能学会！这些过程都将促使孩子理解假扮游戏、参与同龄人及兄弟姐妹的游戏和通过假扮游戏理解社交世界。看看你是否同意下列清单中的大部分说法。如果是，你就已经掌握了教授最后一

种象征性游戏的重要技能——你将在步骤 5 中用到这些知识。如果不是，开始在游戏和照顾常规中试验，直到你发现适用于以下每种说法的方法为止。

活动清单：孩子能在游戏中替代物品了吗？

——在和孩子游戏时，我知道可以用哪些多重意义物品或隐形的"物品"。

——我知道如何准备，以及如何用真正的物品和洋娃娃 / 动物玩具 / 人偶来和孩子设定第一个游戏主题。

——我知道如何用有多重意义的物品为孩子示范动作，让他 / 她模仿。

——孩子能以不同的方式用有多重意义的物品代替真实的物品。

——我知道如何用隐形的"道具"为孩子示范动作，让孩子模仿。

——当我准备好游戏时，孩子能用几种隐形的"物品"做出游戏的动作。

本怎么样了？ 本和他的妈妈假装他的玩具汽车需要修理师进行修理。他们把汽车开到"车库"，用一些枕头搭建了车库的框架，并让一个毛绒玩具熊充当修理师。本和他的妈妈将一些充当修理工具的吸管、塑料叉子、勺子和磁带递给玩具熊。他们轮流帮助玩具熊说出在修理每一辆车的过程中它正在做的事情。因为本对汽车的部件十分了解，他能提供许多的对话。接着，本的妈妈担任了修理师的角色，并在本解释如何修理某些特殊零件的时候，通过用手势代表"工具"示范动作。然后，她和本互换角色，让本成为修理师，并建议他修理某些东西。本很喜欢这个主意，并根据妈妈给他的建议，用手势表现给"油箱"加油和给"轮胎"加气的动作。本的妈妈确保本也在同时描述他正在做的事情。

步骤 5：发展象征性结合

原理 你要帮孩子发展的最后一种假扮游戏涉及不同类型的假扮游戏的组合，孩子需要假想生活中的一个完整的场景，而不仅仅是一两个相关的动作。试想一下孩子生活中的某个场景，例如上床睡觉，想想这其中包含多少不同的动作。对一些孩子而言，上床睡觉是从洗澡、换上睡衣和刷牙开始的。接着，父母和孩子也许会一起走向卧室，坐在床上读同一本书。之后，父母会把孩子塞进被子里，为她盖好被子并给她一个道晚安的吻，唱一首歌，给孩子一个她最喜爱的玩具或小毛毯，关灯，再关好门。以上每个活动其本身都包含了许多动作，当你把它们作为整体考虑时，在这一连串事情中也许有50多个不同的动作。现在，孩子也许能完成把洋娃娃放在玩具床上，为洋娃娃盖好被子这两个动作。即使只在活动中加入书本、讲故事、道晚安的吻、关灯这些动作也能使场景变得更加复杂。孩子能在一个假扮游戏场景中轻松地组合一两个动作后，你就可以帮孩子增加场景中涉及的动作数量，以使这个假扮游戏变得更加丰富、充实。

■ **活动：将象征性游戏的动作融入"生活中的场景"**

当孩子可以轻易地和你表演多个不同的主题（吃饭、洗澡和上床睡觉均为独立的主题），并可以在每个主题中模仿和对物品自发地做出几个不同的假扮动作时，就可以开始专注于结合动作了。

以下是关于运用共同活动常规来达成这个目标的一些参考建议：

1. 开始：让孩子从一些物品中选择一个作为假扮游戏的主题。再让孩子选择一两个玩具角色加入游戏，你们一起坐下，给道具命名并组织好这些道具。至少准备四五个道具。

2. 主题：等孩子开始扮演动作；如果他不开始，就鼓励并帮助他开始。这就是主题。在平行游戏中模仿孩子，这样你就加入这个主题了。

3. 变化：下次轮到你时，扮演并描述主题动作，然后再加入一个动作，这个动作在真实生活中发生在孩子做出的动作之后。通过这样做，你展示了生活场景中的一系列动作（比如，从瓶里倒水，搅拌，从杯子里喝水；之后把杯子放在茶托上，用纸巾擦嘴），同时描述动作（"倒果汁。搅拌一下。喝果汁。嗯，味道真好。哦！我洒了一点果汁出来。"）。之后和孩子分享道具，并鼓励孩子也"喝一点果汁"，无论用什么引导也要让孩子结合多个动作。用两套玩具可能会有帮助，这样你就可以示范多个动作，通过模仿引导孩子。你的目标是建立一个动作序列，比孩子现在能轻松完成的多两个动作。

4. 结束／过渡：当孩子开始对游戏失去兴趣，或感觉游戏太重复时，你就提议结束游戏，并拿出整理箱。如果孩子不想收拾，那就提供另一个主题的盒子，看看孩子是否会做出另一个选择。如果是，拿出新的材料并鼓励孩子帮助整理假扮游戏的道具，这样她就可以去做不一样的事了。

以下是一张假扮主题和相关动作的清单，供你参考。

1. 让玩具角色去睡觉：脱掉衣服，把衣服放进洗衣篮，换上睡衣，刷牙，拿起书，哼催眠曲，亲一亲／抱一抱，关灯。

2. 让玩具角色起床：穿好衣服（脱掉睡衣，放进洗衣篮，换上干净的衣服），洗脸，刷牙，梳头。

3. 吃饭：摆好餐具，倒上果汁，准备好食物，吃，喝，擦擦脸，整理干净。

4. 跑跑腿：假装上车去邮局、杂货店、玩具店或餐厅。走几步，然后回家。（可以用纸盒子当车。）

5. 外出：去幼儿园、见医生或牙医、参加生日派对、去祖母家或动物园。

6. 在公园玩：玩秋千、跷跷板、爬上爬下的阶梯或建造沙城堡。

7. 洗澡：给浴缸装满水，倒入泡泡，洗一洗，擦掉香皂，然后擦一擦。

8. 故事扮演：孩子已经完全了解故事后，将孩子喜欢的书籍、电影和经典童话中的主题表演出来。

9. 看医生：进门，签字，测量体重，进入检查室，坐下，让医生检查心跳频率，检查耳朵和口腔，检查双脚的反应能力。

10. 看牙医：进门，签字，进入检查室，坐下，戴上围嘴儿，稍微往后仰，张开嘴，用镜子检查，轻敲牙齿，擦牙齿，喷点水，坐直，取下围嘴儿，拿新牙刷。

注意：你和孩子可以用家里的物品作为道具一起演绎这些主题，当孩子越来越会玩时，也可以用洋娃娃、房子、车和其他道具演绎主题。也可以购买玩具套装，这样玩具角色就可以去动物园，去看医生，去露营，去公园等。你和孩子可以用这种方式将喜欢的书或电影中的主题表演出来。帮助孩子学习用这些玩具创作故事，这能为孩子加入其他孩子的主题游戏做好准备。

◩ 活动：用假扮游戏在真实生活中帮助孩子

令人惊奇的是，这种扮演生活场景的游戏也能帮助孩子懂得真实生活的更多方面。当你们扮演这些场景的时候，你可能发现随着孩子在游戏中学习和练习的步骤越来越多，那些对孩子来说很困难的日常活动（刷牙、准时睡觉、剪头发等）变得越来越简单了。假扮游戏让孩子做好接受那些可能很吓人的新情景的准备。为孩子在新经历中可以预期的事情创作"脚本"即是事先准备。研究表明，这项策略能有效地让孩子熟悉一系列事件中需要用到的技能和行为。

以下是用假扮游戏为孩子第一次看牙医做准备的建议：

1. 在看牙医之前的两周，先和小熊维尼、米老鼠或孩子喜欢的其他玩具角色（最好是有牙齿或至少能张开嘴巴的玩具），将看牙医的情景表演出来。和孩子一起在玩具角色上做出简单的几个步骤：坐上椅子，戴上围嘴儿，张开嘴，牙医用镜子照一照牙齿，用棍子碰一碰牙齿，然后躺下。用椅子，灯，围嘴儿和压舌板简单地开始。这个游戏叫"扮演牙医"。让孩子连续几天和玩具来回玩这个游戏，孩子、洋娃娃或动物玩具和你轮流扮演牙医。

2. 孩子熟悉了游戏主题后，再加入几个步骤，在可能的情况下和另外一个人一起玩假扮游戏。如果妈妈已经玩过这个游戏了，可以让爸爸或祖母来充当病人。要记住在"检查"结束时为"患者"欢呼。当孩子对主题感觉比较熟悉时，有时可以轮到孩子当"患者"——坐下，把头向后仰，穿上衣服，张开嘴巴，你用舌压板碰碰几颗牙齿。然后取下她的围嘴儿并为她欢呼。孩子现在已经有了看牙医的"脚本"，这为即将可能发生的事情做好了准备。

3. 在你安排孩子去看牙医的几周之前，询问医院你能否进行一次"预先拜访"，由一个助理在你和孩子身上演示你已经在自己和孩子身上练习过的步骤，这样孩子就能够在新的地方看到熟悉的脚本，从而知道将会发生什么事情。带上相机和孩子喜欢的洋娃娃或其他玩具角色！当你到医院的时候，让接待员问候孩子和她的玩具，然后为接待员照一张相。接着走进一间牙科室，看看那把椅子，可能的话把玩具角色放在椅子上。为椅子照一张相。让一个助理为孩子演示椅子如何升高和降低，展示的时候把玩具放在上面，接着你自己坐上去，如果孩子感到放松，你就抱着她和玩具坐到椅子上，如果孩子看起来很紧张，就只抱着玩具坐上去。然后抱着孩子和玩具一起，向后倾斜，让助理用器具检查玩具和你的口腔。为助理检查玩具的口腔这个画面拍一张照。如果孩子感到比较放松，你可以鼓励孩子让助理也检查她的口腔。尽量为这个场景拍一张照。活动结束时，为孩子和玩具欢呼。照一张相！如果可能，给即将为孩子检查的牙医也拍一张照。然后像游戏中练习过的那样庆祝。拍一张照！

4. 把照片打印出来，按顺序排列，整理成册。在真正地去看牙医之前，每天和孩子一起阅读。一定要以庆祝的照片和故事来结尾。

5. 当整件事情结束时，在当天和以后继续在假扮游戏里重现这个场景。你可以加入越来越多的道具（口罩、杯子、灯等），这可以成为孩子今后假扮游戏的一个主题。

随着孩子有了新的生活经历，这些经历都会成为假扮游戏的主题，既可以作为准备也可以作为温习。关键的社交事件都是假扮游戏的重要主题：参加生日派对，看医生和牙医，清洗、包扎伤口，和他人一起玩圆圈游戏，坐在餐厅里，去图书馆听故事，家庭常规活动和假期常规活动，参加宗教活动——任何你与孩子一起做的重复活动或让孩子感到焦虑的活动。随着你不断增加道具、玩具角色和动作，你也会自然地增加使用的语言，孩子既会学习将要发生的动作，也会学习每个事件伴随的语言。

◘ 步骤5总结

这一步主要集中介绍帮助孩子通过将假扮游戏的动作结合成符合逻辑的序列，学习创造一些生活中的情景。你增加了孩子在假扮游戏中结合的动作的数量。在某一刻，孩子会知道这些主题从开始到结束的全部"脚本"，并能和你、兄弟姐妹、学校或家里的其他孩子一起扮演这些主题。看看你是否同意下列清单中的大部分说法。如果是，你就已经掌握了所有教孩子象征性游戏的必需技能。如果不是，开始在游戏和照顾常规中练习，直到你发现了适用于以下每种说法的方法为止。

活动检查清单：孩子能组合象征性游戏动作吗？

——我知道我能和孩子将真实生活中的哪些事件和熟悉的故事表演出来。

——我有一些能让孩子和我重现真实生活事件的必要道具、洋娃娃/动物玩具/人偶和其他物品。

——我知道如何运用共同活动常规来帮助孩子将几个假扮游戏的动作组合成一个序列。

——我知道如何使用其他策略（预先拜访，创作一本故事书作为脚本，用一些角色或者自己演绎事件）来帮孩子理解真实生活事件，并在事件中使用游戏中的动作。

——在家里和至少其他两个社区情景中，孩子能轻松地组合不同的假扮游戏动作。

　　格雷西怎么样了？ 格雷西的妈妈喜欢在日常常规中运用洋娃娃和动物玩具。现在，妈妈正在教格雷西上厕所，她认为让格雷西的嘎巴玩偶也用便盆，可能会鼓励格雷西模仿如厕的动作。因为格雷西已经可以用物品在妈妈、自己和洋娃娃身上做出动作了，所以妈妈直接让洋娃娃自己做出动作。当洋娃娃走进浴室（妈妈发出"我要去便便"的声音）和完成如厕训练常规的每一步时（"脱掉裤子""脱掉内裤""请帮我坐在便盆上""嗯嗯""擦一擦""穿上裤子""冲一冲""洗洗手"），妈妈都帮洋娃娃发声。妈妈鼓励并表扬洋娃娃完成的每一步，格雷西在旁边观看。妈妈甚至给洋娃娃一点奖励来鼓励它的积极配合——一个可以绑在头上的蝴蝶结（格雷西很喜欢在头上绑蝴蝶结和发夹）。然后妈妈让洋娃娃对格雷西说："轮到你了。"接下来洋娃娃经妈妈之手帮格雷西完成如厕训练的步骤。之后，洋娃娃让格雷西选择要绑在头发上的蝴蝶结。格雷西有了绑在头发上的新蝴蝶结，十分兴奋，在常规活动结束时愉快地把洋娃娃收了起来。

"学好假扮游戏技巧对我儿子很重要。因为他对玩具车很感兴趣，我们帮助他围绕汽车展开了复杂的冒险游戏（与妹妹轮流在玩具车库中给玩具车加油、斜坡比赛、卡在斜坡上）。现在，他可以自己构建复杂的故事情节，也能独自或与妹妹一起玩耍较长时间。我认为这同样有助于培养他的同理心，因为我们可以谈谈汽车为什么开心或伤心，或妹妹为什么因为一件事开心或伤心。无论巧合与否，与此同时他看图并描述图中人物感受的能力也提高了（例如，'妹妹很伤心，因为她从自行车上摔下来了。'）。"

本章总结

假扮游戏是很重要的发展性技能，它能提高儿童的思考语言和社交能力。假扮游戏尤其能帮助孩子理解社会期望和社会角色，帮助他们学习社交事件中的"规则"。假扮游戏也可以帮孩子为真实生活中的情景做准备。当孩子理解了假扮游戏，学会了一些语言，可以自发地想出游戏中的动作时，你就可以帮助孩子用假扮游戏来练习即将到来的事件了。可以用假扮游戏常规（包括漫画故事和故事书）练习新的情景——第一次坐飞机，去医院，新小组项目的第一天，参加生日派对，去教堂，家里添了一个孩子，适应新宠物。它们可以帮助孩子渐渐不再害怕某些刺激：风、洗头发或剪头发、吸尘器、割草机和淋浴喷头。你也可以用象征性游戏来帮孩子练习小组游戏和活动的规则。对于丢手绢、圆圈时间、抢凳子和"停止再前进"①等游戏的规则，当你、孩子和洋娃娃一起将它们表演出来时，这些规则就会变得很有趣。

用洋娃娃练习参加生日派对、看牙医、问候和其他常规，这样孩子就能学到这些常规的社会脚本。练习当朋友受伤时，孩子该做什么、该说些什么。这就是孩子学习如何正确回应他人的途径。孩子将会从你教的模仿和语言技能中学会这些，这是所有孩子（乃至成人）学习社会脚本的方式。因此，假扮游戏对孤独症孩子同样有用：帮助他们感知真实的生活，与其他孩子一同游戏。

---

① 译注：一种给孩子玩的桌面游戏。

重要提示

目标：帮助孩子发展自发的、创造性的、灵活的假扮游戏。

步骤：

✓ 在游戏中使用日常用品。

✓ 让洋娃娃、动物玩具和玩具角色自己做出动作。

✓ 用物品替代其他东西。

✓ 结合动作来演绎生活场景。

✓ 日常生活中的事件就是很好的游戏主题。

✓ 演绎社交互动和其他新经历能帮孩子理解它们。

✓ 演绎喜欢的电影和书中的情节是很好的高级假扮游戏。

第十三章

进入言语阶段

本章目标：帮助你支持孩子通过与他人、他们的面部表情和手势积极地社交互动来使用并理解语言。

为什么言语发展如此重要

言语是我们表达自我和社交互动的主要方式，也是孤独症孩子家长通常最担心的技能。你很可能在看本书其他部分之前就已经翻阅本章。也许你也在疑惑为什么我们到现在才讨论这个重要的话题。这是因为我们之前所讨论的都是孩子言语发展基础的一部分。就像孩子在走路前必须先学会坐直和站立一样，在学会言语的意义和运用前，孩子必须先能注意到父母，模仿他们的声音，用手势进行沟通和在物品和人之间来回转移注意力。因此，如果你还没有看完第四至十二章，请在运用本章所提到的策略之前读完上述章节。

学会说话涉及两个技巧：使用词语向别人表达愿望、经历、感受和想法，即表达性语言（expressive language）；理解他人所说的话，即接受性语言（receptive language）。孤独症孩子通常很难学会理解和使用语言，但是大多数孩子都能够在父母和专家的帮助下，很好地学会用词语进行沟通①。

---

① 原注：有少数孤独症孩子没有学会运用口头语言。但是，这些孩子可以学会用图片和其他视觉设备与他人沟通。所有的孩子都必须学会用言语或其他沟通方式进行沟通。

在孤独症孩子身上发生了什么

虽然不是所有的孤独症孩子的语言发展都有延迟，但大多数孩子都是。许多孩子在学习使用言语时都有困难，但本章讨论的策略能帮助大多数孩子。许多孤独症孩子在所有方面（如认知、社交、沟通）均发展较慢，这也意味着他们在语言学习方面也会较慢。此外，正如第四章提到的，孤独症孩子在关注他人方面也有特殊的困难。最后，有些孤独症孩子除了以上的问题还有特殊的言语障碍。但是，大多数孤独症孩子在足够且正确的支持下都能学会使用言语。

为什么这是一个问题？

孤独症对孩子社会交往能力方面的影响（降低社交主动性、社交反应性和社交参与度）减少了孩子聆听、学习和回应语言的机会。因此，我们必须增加社交互动的机会，这也将促进语言的发展。我们用大量篇幅讨论了如何减少孩子单独游戏，在屋里闲逛，看电影和与人互动程度相对较低的时间。你已经通过增加孩子每天和他人一起参与有意义的社会活动的时间，来帮助孩子学习讲话。

你已经知道帮助孩子学习语言，就意味着随时帮助孩子与自己和家人面对面。看电影、玩电动"教育"玩具和电脑游戏可能很有趣，但孩子通过和其他人互动才能学会沟通。他们通常不会用在电影台词或电子游戏中学到的词语来和他人沟通。孩子通过与他人的互动来学会用于沟通的语言。

你需要料理家务事，可能某些情况下还要外出工作，照顾其他家庭成员，因此你不可能一整天的大部分时间都坐在地上陪孩子玩耍。然而，在你和孩子自然相处的一些时刻，如吃饭、洗澡或在操场上，你可以通过运用本章所介绍的策略，大幅度地增加你为孩子提供的语言学习机会。让孤独症的孩子参与更多家务事，让你和孩子已有的照顾和游戏常规更具互动性，更加专注于语言学习，你就能帮助孩子在语言能力上有所进步。因此，我们接下来将讨论提高语言能力的具体策略。我们将首先讨论表达性语言能力，然后讨论接受性语言能力。

你如何能提高孩子的表达性语言能力？

孩子会发出声音吗？即使他还没有学会说话，孩子会用声音作为一种沟通的方式吗？孩子会模仿你发出的简单声音吗，如动物的声音或在玩汽车玩具时的汽车声？你和孩子会彼此互相发出一些声音吗？培养这些技巧能为孩子学会说话打好基础。以下是培养孩子表达性语言能力的步骤：

步骤 1：建立孩子的声音库。

步骤 2：用孩子的声音形成发声游戏。

步骤 3：增加孩子倾听和回应他人发出声音的机会。

步骤 4：以能促使语言发展的方式跟孩子讲话。

步骤 5：在示意动作中加入声音。

接下来我们将讲述如何执行每一步，给你一些可供尝试的游戏方法，并就如何解决你可能遇到的问题提出建议。通过这些方法，我们在教孤独症幼儿说话方面已取得极高的成功率。大多数孩子在一年内说出了第一句话。

步骤 1：建立孩子的声音库

为了学会说话，孩子必须能经常发出许多声音来回应你。

原理 通常，孤独症孩子只能发出很少的声音，特别是辅音。对孩子来说，元音（如 "ah"，"ee" 和 "oh"）比辅音—元音组合（如 "ba"、"da" 和 "ta"）更容易些。首先要让孩子经常发出许多简单的元音，对你发出的类似的或其他声音做出回应。如果孩子还不能做到这一点，这就是你要关注的地方——提高孩子发声的频率并增加孩子发出不同声音的数量。

◨ 活动：把声音当作词语对待，并重复孩子发出的声音

你能用到的最有效的方法之一就是回应孩子发出的声音，假装这些声音是词语——回答孩子，模仿孩子的声音或发出类似的声音，就像它们都是某些具体的词语。如果孩子正在自言自语，走过去并模仿他的声音。选择一个

利于引起孩子注意的好位置（参见第四章），重复孩子正在发出的声音，然后停顿。孩子也许会再次发出声音。如果他这样做了，你就再次回应他。然后，看看你和孩子能这样来回进行多少次。这是一段小型对话，它表明孩子可以控制自己的声音，能选择"打开"和"关闭"自己的声音，并有轮流发声的意识。如果孩子停止发声，那没关系！这并不代表你做错了什么，或孩子不喜欢这样。也许孩子现在很难发出声音。也许这对孩子来说是新的体验，他不得不思考一下。也许他只是很惊讶。你已经做了正确的事，继续坚持下去。当孩子有了足够的经验，他就可能在你重复他的声音时发声回应了。坚持就是胜利，不要轻言放弃。

步骤 2：用孩子的声音形成发声游戏

孩子能轻易地和你互相轮流发出声音后，你就可以试着在孩子发出声音前开始发声游戏了。

◪ 活动：利用一项日常活动发出孩子通常会发的一个声音

当你和孩子面对面，且处于利于引起孩子注意的好位置时——在高脚椅上、卫生间里给孩子换衣服的桌子上、你的大腿上或床上，试试这个活动。看着孩子，发出你知道孩子能和你相互轮流重复的声音，充满期待地等着孩子的"回答"。如果她回答了，回应孩子并继续开展你们的"对话"。用你和孩子使用的各种声音来玩轮流发声游戏，开始练习这些活动。当孩子在自己开始的游戏中，能维持与你的来回互动，且在你开始的游戏中，能用她掌握的各种声音回应你的时候，孩子在学会说话的路上又更进了一步。

> **有益的建议**
>
> 有些家庭喜欢在冰箱上或厨房的橱柜上贴一张孩子发出的声音的列表。看着表单随着时间的流逝越来越长，你就知道你的付出有回报了。

有益的建议

能回音或传递声音的玩具迷你话筒也许能鼓励"安静"的孩子试着发出他们的声音。在孩子看着你的时候，尝试对着麦克风发出（或唱出）一个拉长的元音，类似于"oh—oo—oh—oo—oh"或"la—la—la—la—la"的声音。当你完成这些后，将麦克风递给孩子。他可能会看着它，对着它做口型，拿着它靠近嘴巴，或把麦克风放在你嘴边以求更多声音。过一会儿你就把麦克风拿回来，又发声，然后再次递给孩子。你也可以用手指轻拍孩子的嘴唇，以此鼓励嘴巴的动作和即将发出的声音。你发声的时候也试着这样做，然后再对孩子这样做。在一组回合中这样多重复几遍，每天都玩一两个游戏。在接下来的几天里，你就可能看见孩子开始对着麦克风发声，或轻拍你的嘴唇来开始玩发声游戏了。

如果你开始玩发声游戏时孩子没有回应你，不要担心。在某个时刻，她也许会的。继续模仿孩子，利用她的发声形成一些小型的来回互换，每天多次尝试这样的游戏。孩子很可能在不久后就会跟随你的指引了。

　　萨布丽娜20个月大了，她非常安静，很少一直坐着，对物品也缺乏兴趣。她很少发声，只有在房间里走来走去时会发出声音。她的妈妈，克丽丝蒂，一直模仿她，但是萨布丽娜始终没有回应。克丽丝蒂每天也对着萨布丽娜唱很多次歌，还辅以生动的面部表情、声音和手势。然后她发现萨布丽娜特别喜欢"一闪一闪亮晶晶"这首歌。当克丽丝蒂开始唱这首歌时，萨布丽娜就停下来、转向她，并走过去靠着她，观察和聆听她唱歌。

　　克丽丝蒂运用本书介绍的方法几周后，她听见萨布丽娜发出一些唱歌一样的声音。这些声音听起来有点像"一闪"，所以克丽丝蒂重复唱着她所听到的。萨布丽娜转过来接近妈妈，之后克丽丝蒂停止了这首歌，萨布丽娜又开始"唱"起来。她们这样相互轮流了很多次。

　　克丽丝蒂认为这意味着她需要扩充孩子的歌曲库了，于是在给萨布丽娜穿衣服和换衣服的许多常规中也开始唱歌——她自己编的小调。一两周内，她就开始听到萨布丽娜唱歌时的"歌词"了；她的女儿在学习音乐中的词语。当萨布丽娜开始唱歌时，克丽丝蒂就接着唱。她发现当她唱萨布丽娜喜欢的歌，并在快唱完的地方停下来时，萨布丽娜就会补充剩下的歌词。萨布丽娜发出的元辅音和类似词语的声音都在唱歌时稳速增加，克丽丝蒂也开始在萨布丽娜的自言自语中听到这些声音了。

她们来回练习了很多次，当克丽丝蒂模仿萨布丽娜的声音时，萨布丽娜已经开始做出回应了。她重复这些声音，两人轮流发声或唱歌。萨布丽娜已经能发出许多声音了，克丽丝蒂把这些声音加入游戏常规中。萨布丽娜很喜欢喂洋娃娃和看泡泡。克丽丝蒂把萨布丽娜发出的"叭叭"声融入两个常规活动（分别涉及瓶子和泡泡）中。只要参与这两个常规活动，萨布丽娜就会模仿这种"叭叭"声。几周内，萨布丽娜就已经从不会发辅音或模仿声音，发展到每天多次来回互动发声和唱歌，还可以用已掌握的声音大致模仿克丽丝蒂选的常规活动中的一些词语了。

步骤 3：增加孩子倾听和回应他人发出的声音的机会

另一个用来帮助刚会控制声音的孩子运用声音的技巧就是，通过非言语的声音、歌曲和诗歌来拓宽你提供的声音范围。

原理 游戏中动物的声音、汽车声音和其他声音，都是语言发展过程中极其重要的步骤，即使这些并不是说话的声音。与歌曲和感觉社交常规有关的活动通常都以常规、好玩的方式运用词语以吸引孩子。

▣ 活动：增加孩子听到非言语声音的次数

当你和孩子玩玩具时，在你和玩具进行社交互换时加入一些声音效果。

以下是一些关于活动的建议：

1. 拿起电话时，夸张地发出"铃铃铃"的声音。

2. 玩玩具火车、汽车和飞机，或看关于交通工具的书或玩关于交通工具的拼图时，发出引擎的声音。

3．如果在看书或玩拼图时看见了动物，就发出动物的声音。

4．在换尿片、吃饭、玩玩具和感觉社交常规中，发出你能想到的任何好玩的声音，如咂舌头、咂嘴巴的声音，嘴唇发出噗声。

观察孩子的反应，重复那些吸引孩子兴趣和注意力的声音。发出每种声音，然后耐心等孩子开始模仿或发出声音回应。无论孩子是否回应，都开始下一轮。声音的可预测性能帮助孩子学习模仿发声。

◨ **活动：增加孩子听到词语的次数**

以好玩的方式将词语或声音融入诗歌、游戏常规或歌曲中。你可以用带有词汇和姿势的"宝宝的游戏"，如躲猫猫，追逐游戏／"我要抓到你啦"，大黄蜂，"绕着花园转圈"① 和"这只小猪"。也可以用带有动作的歌曲，如一些童谣——"听，谁来了"，"高贵的约克公爵"，"伦敦大桥垮下来"和"绕着玫瑰转圈"。包含吹泡泡和戳破泡泡的泡泡常规活动，球类、跳跃、秋千和滑梯等涉及"各就各位，预备，开始！"和"一，二，三！"等口令的常规活动，均提供了让孩子听到有规律的、可预见性的词语的机会。当孩子正在进行有节奏的活动时，如跳跃、摇摆或敲击，随着节奏加入一些词语，如"跳，跳，跳"（或在孩子荡秋千时加入"前，后"，或孩子朝你荡秋千时发出欢呼声"哟"）。

这种有节奏的社交声音和动作常规似乎特别吸引孩子，且孩子通常会在这些活动中说出人生中的第一个词。尝试每天用这类声音、词语和歌曲创建许多有趣的感觉社交常规。听这些声音有助于孩子掌握越来越多的声音，并学到声音在社交方面的更多意义和一些词语的更多含义。

步骤 1～3 总结

到目前为止，我们都在讨论如何帮助孩子发出声音以生成语言，以及在来回互动的模仿游戏中使用这些声音。看看你是否同意下列清单中的大部分

---

① 译注：一种手指游戏，家长一边唱童谣一边根据歌词内容，在孩子的手掌上做出动作。

说法。如果是，那么你已经掌握了帮孩子学习说话和使用语言的重要技能。在孩子学习语言的第一阶段，你都将用到这些技能——发展孩子已经掌握的声音，在有趣的语境中提供新的声音和词语，帮孩子在有意义的活动中扩展声音。如果你觉得自己还没有完全掌握这些技能，回到本章开头，让孩子的言语语言治疗师观察你与孩子的互动，并给你一些反馈或技术上的辅导。最终，这种与孩子的交谈会变得很自然，你甚至不必刻意去想它。也许，现在就已经是这样了！

活动清单：我是否在帮孩子发出新的声音？

——我了解孩子常常发出的声音，无论是元音还是辅音。
——当孩子发出声音时，我通常会模仿他 / 她，且尽量使自己处在可与他 / 她目光接触的位置。
——在我发出声音后，我知道如何停顿并等待孩子发出声音。
——我知道如何展开一些与孩子来回轮流的声音游戏。
——我会用到许多声音、词语、歌曲常规活动和"宝宝游戏"，这些均结合了动作和简单的词语或声音。
——在进行声音或词语游戏时，我会规律性地暂停并等待孩子看看我、做出动作或出声，然后再继续。

步骤 4：以能促使语言发展的方式跟孩子讲话

原理　父母与孩子讲话的方式对孩子的语言发展有着很大的影响，对孤独症孩子来说也是如此。父母应常常与孩子说话（面对面使用简单的语言），谈论孩子正在做的事情、看到的事情和经历的事情，为孩子的动作和玩具命名，进行活动的同时进行解说，这能促进孩子说得更

> "与孩子讲话实在太重要了！许多父母谈论孩子，在孩子身边说话，但因为孩子不会用言语进行有声沟通，父母就会放慢或停止与孩子沟通。"

有益的建议

如果你不知道应该用多少个词语，请想象自己是孩子的翻译员，专注于对表达动作的内容：说出孩子正在看、玩耍、触摸或是使用的物品的名称。只使用描述孩子动作的关键动词和名词。

多，帮助孩子发展更大的词汇量。只在给孩子指令或纠正孩子时才使用语言的父母限制了孩子的语言学习机会。每天在游戏和非游戏活动期间，以及任何孩子可能注意你的时候，你都要确保自己在和孩子说话。

说些什么好呢？ 最容易的就是谈论孩子正在做的事情。"你想要一个球吗？""这是一个球。""对，就是这样滚球球！"跟随孩子的注意力。你知道孩子注意的事物也就是他正在想的事物。用上一些词语："这是床。""你想去床上吗？""到床上去！""该睡觉了。"你想让孩子说什么，就先说给他听。说出孩子在看的物品的名字。说出孩子操作物品的动作的名称。如果孩子正看着你做事，就描述你正在做的事情。如果孩子注视着你，就说点什么。做孩子的旁白者或翻译员；说出孩子正在看、玩、触摸或使用的是什么。

你应该使用多复杂的语言呢？ 对还不会说话的孩子来说，你要使用简短且直接描述重点的句子。只用简单的名词或动词描述孩子的动作。

◨ 活动：使你的语言比孩子的语言复杂一点点

总体来说，你说的话要比孩子说的稍微复杂一点。如果孩子还不会说话或刚开始说一些词语，以下这些 1 ~ 3 个词的短语就正好。

以下是一些建议：

1. 给人命名：
   - "这是妈妈！"
   - "嗨，爸爸！"
   - "奶奶在这儿。嗨，奶奶！"
2. 给物品命名：
   - "这是球。看这个球。"

有益的建议

你的语言只需要比孩子的复杂一点点。这就是我们说的"多一个规则"（one-up rule）：你的句子比孩子说的话多一个词语。如果孩子还不会说话，或孩子刚开始说词语，那么用 1 ~ 3 个词语的短语就好了。如果孩子能结合几个词语（如，孩子说"敲鼓"或"大车"），那么就用稍微长点的短语（"好的，快速敲鼓。"或"这是一辆红色的大卡车。"）。

- "那是小狗狗。"
- "那是灯。"

3. 给动作命名：

- "砰，砰，砰地打鼓。"
- "跳，跳，跳。"（在床上）
- "拍，拍。"（浴缸里的水）
- "倒水。"（在厨房的水池里从一个杯子倒进另一个杯子）
- "拧开。"（当孩子拧开水龙头时）"关上。"（当她关上水龙头时）

你可以想些简单的、你想孩子学会的词语，然后经常使用这些词语（一天多次），直到孩子学会它们。给孩子在日常生活中遇到的物品和动作命名。每件物品都需要一个名字——感觉社交常规、食物、玩具、人和宠物——强调动作和给物品命名同样重要。对刚开始说话的孩子来说，无须专注于颜色、数数或文字。这些以后再进行。开始时，只需要关注名字、物品的名称、孩子参与活动和操作物品时的动作。

> "对孩子来说，仅仅给环境命名都是有意义的，即使孩子不能和你进行互动对话。"

曼纽尔 16 个月大了，他的父母在解说他的活动方面做得非常好。就像与家里其他成员沟通一样，他的父母混合使用西班牙语和英语。在他们家里，孩子掌握两种语言十分重要，因为他们的祖父母只会西班牙

> "我认为父母太关心同龄孩子的发展水平,以至于他们认为自己的孩子也需要了解诸如颜色、文字、数字一类的东西,但是他们都没有意识到,孩子根本还没有这样的基础。"

语。曼纽尔的哥哥也有孤独症,但他也会两种语言,所以父母相信曼纽尔也可以学会两种语言。以下是曼纽尔在茶几上玩迷宫球时爸爸所说的话。

曼纽尔走到茶几前,将一个球放进桌上玩具的洞口里。

他的爸爸拉蒙,也走到茶几边,并坐在曼纽尔对面(与曼纽尔的眼睛处于同一水平线,且离曼纽尔很近)。拉蒙放下球,用西班牙语说:"这儿,球。"同时指着球。曼纽尔敲打着球,拉蒙同时说:"砰,砰,砰。"然后他伸出手对曼纽尔说:"给爸爸吗? 这个球? 谢谢!"曼纽尔把球给了爸爸。曼纽尔把几个球推进洞里,拉蒙说:"推进去,推进去。"

然后拉蒙拿起锤子和一个球。他把两个都给曼纽尔,并用西班牙语问他:"你想要锤子还是球?"曼纽尔伸手抓球。"球? 是吗?"曼纽尔拿到球时,拉蒙说:"是的,球。"当曼纽尔又伸手拿锤子时,拉蒙说:"你想要锤子,给你。"当曼纽尔用锤子敲球时,爸爸说:"砰,砰,砰。"然后要求曼纽尔把物品给他:"给爸爸,这里。"同时指着自己的手。曼纽尔拿给他时,他说:"谢谢。"拉蒙说:"轮到爸爸了。"然后一边敲一边说:"一,二,三。"之后他又说:"轮到曼纽尔了。"然后把物品递给了曼纽尔。曼纽尔一边敲一边说:"砰,砰,砰。"拉蒙递了一个球给曼纽尔,说道:"曼纽尔,你想要球吗?"他把三个球都给了曼纽尔,曼纽尔把它们一个一个放进洞里,同时拉蒙数着:"一,二,三,三个球!"

在这段叙述中,我们看见了之前谈论过的所有特征。爸爸拉蒙用简单的词语和短语描述了曼纽尔所有的动作和他正注视着的物品。他和儿子轮流操作物品,并在自己做动作时辅以简单的语言。他的语言具有重复性,句子也只包含一两个词语,对还不怎么会说话的孩子来说正好。他使用了声音(如

"砰砰")和规律性的短语("一,二,三"),当他向孩子提出要求时,他还做出了简单的动作(如伸出手)。他帮助曼纽尔遵守简单的语言指令,并在整个过程中都使用欢快、积极的语调。

拉蒙也会加入曼纽尔选择的活动,他让自己处在一个位置,在这个位置上他能轻易地跟随曼纽尔的动作,注视曼纽尔,并为曼纽尔当时正在注意的事物命名。这就是我们所说的以合适的难度"解说孩子的活动"。在这项活动中,曼纽尔只发声了 3 次(我们没有给出具体描述)。但是,在一个月内,曼纽尔就开始模仿活动中用到的很多词了,也能自发地说出很多,例如,"一,二,三","谢谢","球","请","更多"(西班牙语),"水"(西班牙语)。在 18 个月大时,他的语言能力提高了更多,22 个月大时,他已经能用西班牙语和英语说简单的短语了,掌握了 50 多个词语,并能听懂父母用西班牙语和英语说的简单的话了。

步骤 5:在示意动作中加入声音

原理 我们已经讨论了如何帮助孩子做到以下三件事情:(1)发展出更多声音和词语;(2)培养"打开"声音的能力;(3)与你和他人轮流说出词语或发出声音——"迷你对话"。对能完成这三件事情的孩子来说,下一步就是在他们的声音中加入肢体动作,增加非口语沟通。我们在第七章中介绍了如何教孩子更多手势和肢体语言。现在是时候将声音加入那些动作中了。

为了帮助孩子学会将恰当的词语或声音加入手势中,你需要非常一致地示范这项技能。这个过程的步骤如下:

1. 选择一个示意动作和一个孩子经常使用的词语或听上去像词语的声音,和孩子一起示范它们。

2. 在孩子所有的示意动作中加入声音或简单的词语。

3. 如果孩子在做示意动作时能发出声音,但不能说出词语,那就在简单的声音中加入听上去相似的词语——名词或是动词。

以下是关于实施这个过程的一些建议：

1. 选择一个示意动作和一个词语或听上去像词语的声音作为目标。选一个孩子已经能发出的声音。选一个孩子经常使用的，且容易与所选声音配合的示意动作。例如，孩子已经学会伸手去触摸或指向一件物品来提出要求，且每天多次以这种方式提出要求（因为每天你都提供了许多选择——你做得很好！）。现在，想想孩子使用的什么声音或词语可以与指向动作进行搭配。孩子会说"嗒"吗？孩子在你说"嗒"后会重复这个声音吗？如果孩子会这么做，那"嗒"就是一个很好的搭配指向动作的声音——它很接近单字"那"的发音。孩子会说"啊"吗？会重复发出"啊"这个声音吗？它听上去也有点像"那"的发音。

选定了打算使用的手势和词语之后，在游戏过程中让孩子把东西递给你，指着东西的同时说："我要那个。"你刚才示范了你想要孩子学会的内容。当孩子指向或伸手试图触摸什么的时候，在你把东西给他之前，模仿孩子指着这个东西，同时说："那个？你想要那个吗？"等等看孩子是否会在你给他这个东西之前，试图说"啊"或是"嗒"来模仿"那"的发音。如果他发出任何声音，就把物品给他。如果他只是看着物品，却没有发出任何声音，也把物品给他。每天当孩子提出请求的时候，都示范这个过程。孩子可能很快就会在表达要求的手势中加入声音了。

2. 以同样的方式在你孩子的示意动作中加入声音或简单的词语。在你们玩的手势游戏中，试着加入一致的声音——当孩子玩躲猫猫露出他的脸时发出"嘘"的声音，当孩子挥手说再见的时候发出"拜"的声音，当孩子抗拒并推开某种他不想要的食物或物品时，发出"不"的声音。根据以上我们列出的建议找到一个简单的"词语"———一个能搭配孩子手势的声音。开始示范这个词语的发音，并努力让孩子模仿这个发音。与动物声音有关的游戏、书籍以及你在玩具游戏常规中制造的音效，都可以用于鼓励孩子模仿你搭配手势的声音。

记住！孩子第一次模仿你说的词语和示意动作后，立即模仿孩子说的话和做的示意动作作为回应，尽快把玩具给孩子，让游戏继续下去。不要立刻让孩子再次模仿你。尽管你很想这样做，但这是一个全新的技能，也许孩子很难连续做两次。继续游戏并完成你的部分，只是再示范几次。然后让孩子再试一次。她可能

> **有益的建议**
>
> 　　当你开始使用正确的词语发音让孩子模仿时，尽量不要使用"再来"或"请"这类词表达要求，而应使用物品或动作名称作为目标词。这样能扩大孩子的词汇量并避免过度使用"再来"这样的词。同时，孩子也能理解物品或动作的名称，并开始使用它们进行沟通。

会模仿手势和声音，也可能不会。但在第二天或下次进行这个常规活动时再试一次。当这个常规活动对孩子而言变得轻松一些以后，你就可以期待更多，也可以期待孩子能连续多次地进行模仿了。但是你始终要循序渐进。

3. 在简单的声音里加入名词或动词。此时，孩子可以在宝宝游戏和声音游戏中发声并同时做出手势，但是他可能只会说"啊"或"哒"。你仍在进行声音游戏，对吗？因此孩子能发出的声音数量可能会继续增加，他现在能与你轮流模仿对方的发声了。所以现在，孩子做出手势，并发出"啊"或"哒"或其他声音后，模仿孩子作为回应，并说出正确的词语。例如，当孩子指着麦片盒说"哒"时，你说："那个？麦片！（强调'm'音）麦片！"然后把麦片给孩子。在孩子所有的手势加声音的常规中加入一个正确的词语——词语最好包含孩子已经能在游戏中发出并模仿的声音。这样持续几天后，如果孩子还没有开始模仿新词，就靠近点，看着他，并说："麦片？麦片？麦——片！"然后充满期待地看着孩子，等孩子模仿。无论孩子说了什么，是否发声，都把麦片给他。

如果你和孩子可以玩很多声音模仿游戏，且孩子能模仿其中的许多声音，她模仿和积累声音的能力也将随之而来。接受孩子创造的任何声音组合。从"m"音到准确地说出"麦片"这个词需要一个很长的过程，但是这却是所有孩子学习说话的过程。他们会说的，随着时间的推移，当他们的言语肌群和

技能在练习中发展起来时，当他们学会更准确地听取声音间的差异时，他们的发音也会越来越准。

步骤4～5总结

如果你同意以下清单中的大部分说法，你就已经掌握了帮助孩子建立最初的词汇库的重要技能。你将在孩子语言学习的整个过程中用到这些技能——基于孩子已能掌握的东西，在有趣的情境中教新词语，并帮助孩子在有意义的活动中扩展发音。如果觉得自己还没有完全掌握这些技能，回顾这部分的开头。让孩子的言语语言治疗师观察你与孩子的互动，并给你一些反馈或技术上的辅导。

活动清单：增加孩子的词汇量

——和孩子进行活动的整个过程中我都和孩子说话——无论是游戏活动还是照顾活动。

——我用简单的语言和孩子交流，使用比孩子能说的话多一两个词语的短语。

——我常常在孩子进行活动时解说孩子的活动，并在此过程中让自己处在易于和孩子进行目光接触的位置。

——我常常与孩子进行活动，并为我自己和孩子的动作命名。

——我在孩子做出手势时加入简单的声音（我知道孩子能模仿的声音），为孩子提供示范，并充满期待地等孩子模仿我。

——如果孩子能轻易地模仿一个简单的声音，同时使用手势，我就会示范一个合适的单字发音，并等孩子模仿。

警告！ 孩子是否可以轻易地模仿或重复？如果是，你也许很想为孩子提供短语并鼓励他重复每一个字，希望他能很快学会说多个词。不要这么做！这不会对孩子有帮助，我们认为，事实上，这只能助长机械重复的行为。相反，你应该根据孩子自然的、有意义的、非机械重复的用词的长度，来决定你使用的词语的长度。孩子也许能重复整个句子，但只能自发地说出单个词语。如果是这样的，根据孩子自发说出的一个词决定你句子的长度。把你的

总结：发展表达性言语和语言

步骤	活动	方法
步骤 1.建立孩子的声音库。	活动：如果孩子发出的声音好像是词语，就做出回应：重复、回答或是说一个发音相近且符合语境的词语。	方法：和孩子面对面。重复或以其他方式回应孩子的发声，之后停顿，等待孩子再次发声。当孩子发出另一个声音时，以类似的方式回应。
步骤 2.用孩子的声音形成声音游戏。	活动：通过模仿孩子发声进行"迷你对话"，等孩子做出回应，并用同样的或不同的声音回应。	方法：当你和孩子面对面时，通过开始游戏吸引孩子的注意力。看着孩子，发出声音，然后充满期待地等待。只要孩子还有兴趣，就持续轮流进行。
步骤 3.增加孩子倾听和回应他人发出的声音的机会。	非言语的声音活动：和孩子玩耍时，发出动物叫声、汽车开动的声音、电话铃声等。和孩子轮流游戏时，发出咂舌头、咂嘴巴的声音，嘴唇发出噗声。如果孩子感兴趣，你就重复并停顿，等孩子去模仿。	方法：观察孩子对声音的反应。重复发声来提高孩子的兴趣和关注度。等待孩子的回应。玩得愉快！
	涉及歌曲和感觉社交常规中词语和声音的活动：在玩熟悉的歌曲游戏或进行其他常规活动时，加入声音并使用词语（例如，躲猫猫，追逐游戏 /"我要抓到你啦！"大黄蜂，"这只小猪"等）。	方法：使用融入了预期和声音的歌曲或常规活动，例如，"各就各位，预备，开始！"节奏具有可预测性的歌曲或常规活动会非常有效。

续表

步骤	活动	方法
步骤 4. 以能促使语言发展的方式跟孩子讲话。	活动：在游戏、开车、做晚饭时或其他的共享活动中，和孩子说话。给物品或动作命名，用简单的词语来描述孩子看见的事物和正在做的事情。解说你自己的，以及孩子的活动。	方法：通过描述孩子正在看的和正在做的来跟随孩子的注意力和动作。无论孩子在做什么，用简单的语言描述。使用简短的词语。总体上，你的语言应该只比孩子的语言复杂一点点。（如果孩子只会发出声音，就用可以延伸孩子的声音的词语；如果孩子只会用单个的词语，你就用由这些词语组成的简单短语。）确定你想要孩子学习的词语，并在不同情境中经常使用这些词语。
步骤 5. 向示意动作中加入声音。	1. 选一个示意动作和词语或听上去像词语的声音，然后同时示范两者。 2. 向孩子的示意动作中加入声音或简单的词语。 3. 向孩子的示意动作中加入恰当的词语。 注意：如果孩子已经会使用词语了，就跳过第 2 步。	方法：在游戏或其他互动中，示范你希望孩子学习的示意动作和词语。当孩子伸出手试图触摸或指向某物时，把孩子想要的东西给他前，用声音或词语来表明孩子想要什么。在和孩子的游戏或其他互动中，使用声音或词语的同时加入示意动作。

句子长度保持在两三个字（多一个规则），并遵循以上所有指导。例如，如果孩子能自发地说"牛奶"来提出要求，不要让他说："说'我想要牛奶'。"相反，在递给孩子牛奶时，只是说一些像"这是牛奶"、"还要牛奶吗"、"牛奶好喝"之类的话。专注于慢慢地提升孩子自发说话的能力，这样一切都会进展顺利。

你能做些什么来帮助孩子理解言语

在被诊断出有孤独症时，孩子几乎不能理解身边人使用的词汇。有些孩子可能看起来比实际上懂得更多词汇，因为他们可能学会了"读懂"情境，可以根据以往的经验对接下来要发生的事情做出较准确的猜测。例如，你也许会说："是时候去上学了，我们上车吧。"孩子就会向门口走去。看起来孩子似乎已经明白了你的话。但你同时也拿起了钥匙、你的外套、孩子的书包和外套，孩子通过这些非言语线索理解了周围正在发生的事情。

有益的建议

要知道孩子是否真正理解了一个词语或短语的含义，试着说出它们，并不做任何示意动作，看看会发生什么。如果孩子按照话里的意思去做（试图触摸物品，遵循指令做出动作），那么这就清楚地表明了她明白你说的话。如果情况并非如此，那么孩子也许很好地理解了情境，但还没有懂得词语本身的含义。

"我意识到孩子是在关注其他线索而不是词语本身，这个发现很有用，因为这样我就能渐渐淡化其他线索。儿子很喜欢去外面散步，所以他最早遵从的指令之一就是"我们去外面吧"。通过先给出许多线索（指向门口等），然后再慢慢减少这些线索，我成功地鼓励他更多地依赖词语，并逐渐对词语本身做出回应。我们最大的突破之一是，当我叫他把自己的鞋子拿到门口去时，他真的这样做了！那时，他几乎不回应语言上的指令。但是，他能无意中学会理解非言语线索这件事说明了这是一个他很有动力学习的短语。"

有时候，孤独症孩子似乎会忽略别人对他们说的话。也许你在解说游戏、使用简单的语言和提供语言示范这些方面做得很好，但是你说的这些词语也许没有"穿透"孩子的注意力。孩子也许还没学会倾听的重要性，或没有意识到他需要回应你的话来跟上活动的节奏。但是你可以教会孩子倾听并做出回应。孩子最终能学会这些。

关于接受性语言学习的好消息是，我们为培养孩子表达性语言而提供的指导也利于发展孩子的感受性语言。这些方法实际上培养了两种语言技巧。随着时间的推移，如果你遵循我们介绍的这些方法指导孩子，她将理解说话的重要性，明白她需要倾听并对听到的内容做出回应。如果你已经在帮助孩子结合示意动作发声了，那你就已经开始期待孩子能倾听你示范的词语或声音，并进行模仿了。你等孩子发出声音以回应你后，才把麦片给她。在这个情境中，你期望孩子听你说话并做出回应。你清楚地表明了回应是得到物品的必要条件，而孩子懂得了这一点。孩子就是这样学习回应你用语言提出的其他要求或指示的。

在之前的章节里，你在孩子的日常活动中为物品和动作命名。这些是培养孩子接受性语言能力强有力的方法。现在我们将开始一个不同的话题：理解他人的指示。

继续使用之前的步骤，并加入以下步骤，这些步骤恰好强调理解并回应他人的话：

步骤 1：期待并得到回应。

步骤 2：明确语言的自然强化物，并确保用它们回应孩子的话。

步骤 3：少给指示，多跟进。

步骤 4：教孩子理解新词语和指示。

步骤 1：期待并得到回应

要教会孩子理解就得首先提高对孩子的期望。

原理 当孤独症孩子不怎么说话，也不怎么能理解对话时，时间久了，也许你就不再期望孩子会做出回应了。但是，如果你不期望孩子做出回应，他也就不能理解语言的重要性。因此，要求孩子开始做出回应是至关重要的。

◾ **活动：跟进你说的话来确保回应**

当你集中教孩子理解语言时，你的期望和跟进非常关键。在这一步中，你要吸引孩子的注意力，给孩子简单的指示，等一会儿看孩子是否会回应。如果孩子没有回应，你就迅速从身体上提示或引导孩子完成活动，之后给出强化物（不论这个强化物是什么）。第六章中讨论的轮流常规就是很好的例子。轮到你时，你可以伸出手说："给我。"等一会儿看孩子会不会给你，如果孩子需要帮助来完成这一步，你就引导孩子把东西放到你手上。之后你迅速完成自己那一轮，然后马上把物品还给孩子，这样孩子就得到了自己最初想要的物品。要想发展孩子对词语的理解、注意和回应成人说的话的能力，温柔简单而又经常地提出要求并加以跟进是至关重要的教学方法。

步骤 2：明确孩子语言的自然强化物，并确保用它们回应孩子的话

第二步也许听起来很简单，但是选择正确的强化物十分重要——对配合的奖励。你要利用孩子自己的目标和动力。所以，教孩子"坐下"这个指示的最佳时机是孩子想要你所拥有的东西的时候。在给孩子你手上的橙汁之前，让孩子坐在小椅子上或地板上，或者在出去玩之前，对孩子说："过来。"或从坐着进行的活动过渡到好玩的身体游戏之前，对孩子说："站起来。"在这些例子中，指示伴随着有力的强化物。指示也是孩子已经掌握的肢体技能——坐下、站起和走向你。如果你在做孩子想让你做的事情之前做出指示，孩子就会习惯于听你的指示和指示过后的奖励活动与活动中用到的词语。在提供孩子想要的东西之前，插入简单的要求，这是一种非常有力的教孩子遵循简单指示的方法。

2 岁的亚历克斯一个人玩得很开心，他基本上会忽略他的父母试图吸引他做出的努力。当他把钉子放进玩具车里时，妈妈会指着一个洞说：

"放到这里来。"他忽略掉妈妈的话，把钉子放到其他地方。他试图伸手拿一个绒球，爸爸意识到了他想要什么，拿起绒球，并准备递给他。"想要绒球吗？"爸爸说道，但是亚历克斯转身捡起了放在另一个地方的绒球。爸爸把手上的绒球给了他，他又将球丢到了地上。他重新转向玩具车，妈妈示范开车，同时发出"嗡，嗡"的声音。他阻止了妈妈，又开始把钉子放到车上。

亚历克斯缺乏回应，这让他的父母很沮丧，他们不知道如何吸引孩子注意他们。他们决定在游戏中使用两辆相同的玩具车，用相同的玩具车模仿孩子的动作。当他们一边模仿亚历克斯的动作一边解说时，亚历克斯开始注意他们在做什么了。大概10分钟后，爸爸突然停了下来，这时亚历克斯看着他，并发出了一点强调性的声音，似乎在说："快继续啊，爸爸！"爸爸照做了，亚历克斯笑着看了爸爸一眼。当他们继续模仿他时，他们往亚历克斯的车上加了一小块东西。他并没有拒绝，而是看了妈妈一眼，继续游戏。几分钟后，妈妈递给他一颗钉子，他把钉子放进车里。然后他伸手去拿绒球，爸爸一边递给他一边说："亚历克斯，球来了！"亚历克斯接过了绒球。爸爸拿起另一个绒球，说："亚历克斯，绒球。"然后把绒球递给了他。亚历克斯接过绒球。他又转向玩具车，并把另一颗钉子放了进去。妈妈模仿了他的动作，然后开着玩具车，发出"嗡，嗡"的声音，但亚历克斯只是又放了一颗钉子进去。她拿起一颗钉子递给亚历克斯，同时说："亚历克斯，钉子！"他说"钉子"，然后把它放了进去。

亚历克斯的父母已经在游戏中发展出有效的策略了。在轮流中，他们一边模仿亚历克斯一边解说，并在活动进行时给予指示（如，"亚历克斯，钉子！"）。他们确保跟进活动（把物品递给孩子，或把部件放上去），他们与孩子的互动也十分有趣，因此孩子不断照着指示做，游戏得以进行下去。几分钟后，爸爸给出了一个新的选择，他一边拿出两件物品一边说："亚历克斯，钉子还是绒球？"亚历克斯说："钉子。"然后选了钉子，爸爸说出了动作的名字（"你选了钉子。"）。你瞧，亚历克斯正在用示意动作、眼神甚至词语模仿来进行沟通呢!

　　亚历克斯比其他孤独症孩子更难吸引,但他的父母很坚持。他们没有放弃,并找到了加入他的游戏的方法。像大多数孩子一样,他喜欢被模仿,体验意料之外的事件,并期待这样的事件——这对他来说就是共享活动的奖励。他的父母谨慎地选择词语和动作,将这些运用到他喜欢的活动中,并注意保持指示之间的间隔,这样在每次给予指示之后,都能让亚历克斯主导游戏几分钟。他们的坚持,构建拥有强有力强化物的共同活动的能力,在游戏中运用简单的指示,指示孩子做他本来就想做的事情,这些方法使得他们能开始教孩子感受性语言——物品的名字。在 12 周内,亚历克斯就能和父母一起玩学步期孩子玩的游戏,轻松地模仿简单的词语,并自发地使用 25 个词语了。

但是万一活动中没有包含强化物呢? 在上面的例子中,亚历克斯的父母在活动中发现了强化物——钉子和绒球——并让自己的语言和对亚历克斯的期望集中于这些物品上。然而,如果常规中没有内在的强化物(对孩子行为的奖励),你可以创造一个。正如你在第九章学到的,学习只发生在行为被强化的时候。当活动中似乎没有任何强化物时,你该如何去创造一个呢?

　　有时,通过利用孩子真正喜欢的活动和重新安排家务活动的顺序,将孩子最喜欢的活动的奖励力量最大化。举例来说,许多家长觉得即使孩子可以自己穿衣服,在早晨让孩子自己动手穿好衣服去上学也很困难。想想穿衣服这项活动中的奖励结构。活动中有奖励吗?对于那些在早晨很饿,想吃早餐的孩子来说,父

有益的建议

　　遵循祖母原则(Grandma's rule)或普雷马克原理(Premack's principle)。祖母原则即"先工作,后玩耍!"皮墨克原理(由心理学教授大卫·普雷马克创立)就是当不喜欢的活动后接一个喜欢的活动时,喜欢的活动可以强化不喜欢的活动。

> **有益的建议**
>
> 想想应该对孩子的回应给予怎样的奖励。有时候，奖励不与孩子的行为自然相关，而是符合逻辑。以下是一些例子：
>
> ·先穿戴好，然后吃早餐。
> ·先洗手，然后吃零食。
> ·先上厕所，然后到外面去玩。
> ·该睡觉时，先刷牙，然后听故事。

母可以制定一条新规则——孩子必须穿好衣服才能吃早餐。现在，早餐这项无论如何都会发生的活动，经过重新定位，紧随在自己穿衣服之后，成为穿衣服这项活动的强化物。

孩子遵守指示后要有奖励。无论别人说什么，这并不意味着溺爱或收买孩子。这本来就是孩子学习的一种方式。如果没有工资，你还会工作吗？对孩子也一样。你要找到孩子渴望拥有的东西：一项最爱的活动，一个他很想操作的物品，一个电动玩具，一小块喜欢的麦片，或一小口果汁。无论你提供了多少帮助，孩子执行指示后一定要给予奖励，这样孩子才能从中学习。如果孩子在流鼻涕，你拿出纸巾帮他一起擦干净，接下来很自然的动作就是"扔掉纸巾"。说出这个动作的名字，然后帮孩子扔掉纸巾。孩子完成这个动作后，为孩子鼓掌欢呼，抱起他在空中玩一个他最喜欢的游戏，或回到因为擦鼻涕而中断的游戏中。这些事情都奖励了孩子扔掉纸巾的行为。

步骤 3：少给指示，多跟进

为了教孩子明白你说的话具有意义，你必须开心地、充满游戏精神但又持续地进行跟进。因此，注意你所说的话！时刻准备好。只给孩子指示而不跟进，事实上是教孩子忽略父母的指示。如果你不确定自己能否帮助孩子完成指示的动作，就不要给出指示。减少指示而增加跟进通常能帮助孩子明白他人的语言。

步骤 4：教孩子理解新词语和指示

到目前为止，我们一直在讨论如何指示孩子做他们能做的事情。他们可以坐直、站立、给予物品、接近你和把物品扔进垃圾箱。你给孩子指示，帮助他们完成这些事情，但要尽可能快地减少你的支持。经过这个过程，孩子们明白了指示的含义。但是之后你给孩子的大部分指示将涉及一些孩子还不具备的技能。现在，你要同时教孩子这些技能和有关这些技能的语言。穿上外套，脱掉鞋子，把她自己的睡衣拿给你，和弟弟分享她的玩具——这些都涉及一些孩子需要从你那儿学习的新技能。

过程是一样的：（1）你首先想出用什么作为奖励——脱完衣服就是愉快的洗澡时间；脱下外套或夹克，并把衣服挂在挂钩上，然后才能走进班级里；她把自己的睡衣递给你，就能得到一本她喜爱的故事书；如果她分享了玩具，就能马上把玩具拿回来，还能得到另一个玩具作为奖励。（2）然后你给孩子指示并帮助她完成。（3）最后，你奖励她遵从指示的行为。

经过反复练习（每天一次或多次），你要慢慢减少对孩子的帮助（淡化你的引导）以确保孩子跟进。换言之，你给出指示后提供的帮助越来越少，直到你只需要做出示意动作，孩子就能跟进。然后，你要淡化你的示意动作，孩子会根据你的口头指示独立地运用技能。

那包含许多步骤的技巧怎么办？ 对于洗澡这类有多个步骤的任务，孩子可能需要一段时间才能学会整套动作。在这种情况下，先让孩子学会独立完成最后一步，接着最后两步，之后最后三步，这是一种有用的方法。我们称之为逆向链锁训练（backward chaining）。比如，你帮孩子脱衣服直到最后一步（衬衣脱到了头的位置），孩子自己完成接下来的动作。孩子掌握了这个动作之后，你就同时专注于紧接着的前一个步骤（衬衣脱到了脖子处）。我们在第七章中讨论这个过程，你可以把一项技能分割成许多步，把每一步当作一项技能来教。当孩子参与了所有步骤，他也就学会这个链式结构。

警告！ 我们建议你不要在这一系列步骤中采用口头指示。"洗手"的指示意味着所有洗手的步骤。通过肢体和示意动作的引导，教孩子中间的步骤，但是不要用口头指示来让孩子做出单个步骤的动作；否则，孩子最终可能会一直等着你告诉他下一步该做什么。你想让每个动作都成为下一个动作的前提。因此，用肢体或示意动作的引导来保证一系列动作流畅地进行，如果有需要的话，你还可以将物品具体排列来帮助孩子完成一系列涉及物品的复杂动作（例如，把需要按顺序整理的衣服铺在床上，或把布置餐桌需要的所有物品放在餐桌上）。

步骤 1～4 总结

孩子的干预团队将会同你一起找到帮助孩子学习各种指示的方法。在本书中我们试图为你提供开始的方法（在孩子确诊后等待治疗服务期间你所要做的）和跟进的方法（你可以用本书介绍的方法，在家里和日常生活中和孩子一起努力，配合孩子接受的其他干预）。掌控你的学习进度，看看你是否同意下列清单中的大部分说法。如果是，你就已经掌握了帮助孩子发展理解语言能力的重要技能。你将在孩子语言学习的整个过程中用到这些技能——在孩子已经能做到的基础上发展，在适当的背景下提供新词汇，帮助孩子在有意义的、有趣的活动中跟随指示。如果觉得自己还没有完全掌握这些技能，回到这部分的开头，让孩子的言语语言治疗师观察你与孩子的互动，并给你一些反馈或技术上的辅导。

活动清单：我在增强孩子对语言的理解吗？

——我常常在游戏和照顾常规中使用简单的词语和指示。

——我经常检查自己的进度，并帮助孩子配合指示完成跟进。

——我确保孩子成功地配合指示之后会获得奖励。

——我通过快速减少我提供的帮助来培养孩子在遵循指示时的独立性。

——教孩子新技能时，我会用简单直接的语言来介绍活动。

——当和孩子一起努力提高语言能力时，我确保活动中既有我的指示或指导，也有很多孩子可以做出选择，和我一起玩的机会；在这个过程中我们是伙伴。

总结：发展接受性语言

步骤	活动	方法
步骤 1. 期待并得到回应	活动：在轮流常规中，运用示意动作和语言并期待回应。温和地要求或指示，且一定要得到孩子的回应。强化孩子的每一次回应。	方法：获得孩子的注意，给孩子简单的指示，等一会儿看孩子是否会回应。如果孩子没有回应，快速地从身体上提示或者引导孩子跟进，之后给予强化物。
步骤 2. 弄明白孩子语言的自然强化物是什么，并确保自己用它们来回应孩子的话。	活动：注意孩子的目标和动机，将这些作为遵循指示、要求或者命令后的强化物。在日常活动中，先加入简单的要求，再给予孩子他想要的东西。	方法：当孩子想要某个东西时，在给孩子想要的物品之前要求孩子听从一个指令，如"坐下"或"过来"。在孩子做他想做的事情之前，先给出指示，即使你无论如何都会让他做想做的事情；孩子会习惯于听你的指示和指示后的赞赏或者奖励。
步骤 3. 少给指示，多跟进。	活动：在典型的日常常规中或在游戏时，通过一致地跟进自己的任何要求和评论来教孩子你的语言是有意义的。	方法：每天尽量少给指示，但每次都通过期待孩子回应你的指示来跟进，即使这要求你帮助孩子完成回应，并逐渐减少你的示意动作、引导和支持。
步骤 4. 教孩子理解新词语和指示。	教一到两个步骤的简单技能的活动：在日常活动期间，当你想教一个新技能时，先想出一个奖励（脱完衣服就是愉快的洗澡时间；脱下外套或夹克，并把衣服挂在挂钩上，然后才能走进班级里；她把自己的睡衣递给你，就能得到一本她喜爱的故事书；如果她分享了玩具，就能马上把玩具拿回来，还能得到另一个玩具作为奖励）。然后你给孩子指示，帮助孩子完成并给予奖励。	方法：经过反复练习（每天一次或多次），你要慢慢减少对孩子的帮助（淡化你的引导）以确保孩子跟进。换言之，你给出指示后提供的帮助越来越少，直到你只需要做出示意动作，孩子就能跟进。然后，你要淡化你的示意动作，孩子会根据你的口头指示独立地运用技能。

步骤	活动	方法
步骤4.教孩子理解新词语和指示。	教多步骤技能的活动：在有多个步骤的活动中（比如穿衣服），采用与教单步技能相同的方法，但从教最后一个步骤开始，然后教倒数第二步，照此类推。	方法：将一项复杂的技能分解成一系列单一步骤。把每个步骤作为独立的技能教授，从最后一步开始。把所有步骤连接起来完成复杂技能的教授。避免用不同的口头指示来教每一步。相反，对构成复杂技能的一系列步骤使用一条口头指示。用肢体上的引导和提示（例如摆出完成一系列步骤需要的材料）来帮助孩子把不同的步骤连接起来。

本章总结

孤独症孩子常常在运用和理解语言方面有很大困难。然而，他们能在这些领域获得巨大的进步。我们相信，且研究和临床工作也证明了，大多数孤独症孩子能学会功能性的、自然的和短语性的语言。为了促进语言的发展，孩子需要在整个幼儿园阶段接受高质量的语言体验和干预。到目前为止，无论"外部"治疗的强度怎样，父母都是能给孩子提供最多的语言学习机会的一方。

言语建立在示意动作、模仿、共享式注意，以及声音游戏与物品游戏之上。功能性沟通言语的出现始于这些技能。作为父母，你能够运用的基本技巧包括简化你的语言；在一天中为孩子创造许多与你沟通互动的机会；在和孩子的所有活动中使用示意动作、词语和音效；通过集模仿、音效、动物的声音和唱歌于一体的声音游戏，增加孩子能发出的声音；提高你对孩子发声同时做出示意动作的期望；提高对孩子的期待并跟进，向孩子展示如何倾听和回应你简单的指示。让沟通常规成为照顾和游戏常规的一部分。尽可能多地让孩子参与家务活动。与正在和他们说话、一起进行活动的人互动，这是孩子学习功能性语言的途径。这也是每个孩子学会运用和理解口头语言的途径。

重要提示

目标：帮助孩子学会使用语言并理解言语。

步骤：

√ 增加你对孩子的期望值！

√ 继续模仿孩子的声音来形成声音游戏。

√ 每件事物、每个动作、每种特质都应该有个名字。

√ 用简单的语言，遵循"多一个规则"。

√ 你希望孩子说什么，就先说给他听。

√ 少给指示，多跟进。

第十四章

总结与延伸

共度了这么长时间后，我们到了即将结束的时候了。你已经积累了许多直接针对孤独症儿童在学习上的困难的早期干预方法。这些方法都基于我们在 ESDM 中获得的成功，ESDM 可以帮助幼儿把学习过程整合到每天的常规中，尤其是游戏，自然地学习。孤独症儿童需要自己去发现社交互动所带来的好处，因为与他人一起参与游戏、沟通是学习所有技能（包括说话）的必经之路。

我们希望通过练习，你现在也能自然地使用我们在本书中所描述的方法。我们也希望你已经看到孩子在参与活动、沟通以及学习上变得更积极，这些转变将引领他 / 她在未来走向成功。

在最后一章，我们将回顾你在这一段时间的积累，向你呈现它们是如何融入你与孩子的日常互动中，促使你的孩子在生命早期这个至关重要的阶段便能沿着正常的发展轨迹成长。我们也将向你说明，这些由家长实施为主的干预方法是如何与专业人员的早期干预措施相配合的。最后，我们会帮助您牢记一些在未来几个月甚至几年中继续教导孩子的重要原则，并引导你回到相应的一些章节，重新审视你在运用书中的方法时是否出现了问题。

但是首先，如果你刚刚开始运用这些方法，并且担心将它们穿插到你已经很忙碌的生活中显得太过困难，以下有两点重要的建议可供你参考：

1. **腾出一些时间与你的孩子互动、做游戏**。运用教学策略、准备游戏活动、安排每天的活动以提供教学是一项很大的挑战。建议您可以放慢步调，少做一些事情。孤独症幼儿学习和适应新的常规需要花费一定的时间，而且你的孩子也许会抵触现有的常规发生变化。然而，随着时间推移，你和孩子都会越来越习惯于这些新的常规。通过练习，这些会变成你们的习惯。你不用再苦思冥想地制订计划、提醒自己——这些都会变得很自然。你的孩子也是如此。幼儿灵活性和适应性强，学习新常规快，并且很喜欢与父母互动。（孩子年龄越小，可塑性越大！）不管是在穿衣、吃饭的时候，还是在地板上游戏、睡前讲故事时，最重要的就是在这些活动中找到互动的机会，让孩子与你面对面，促使他／她参与活动。那也是你的孩子学习的方式。

2. **让孩子一步步来。**每次只前进一小步，并且保证每个活动中都有很多有趣的内容作为孩子参与其中的奖励，而对你的奖励就是看到孩子更多地参与到家庭生活中，语言能力和对家庭的认识都有了提高。记住：慢和稳才是成功的关键。花些时间去制订和保持新的常规。本书中描述的策略会给您和您的孩子都带来愉快的养育经历。

请把这些技巧与其他关心孩子的人分享：您的伴侣或配偶、爷爷奶奶、兄弟姐妹、保姆、幼儿园老师和其他照顾者。这样不仅能增加孩子的学习机会，也让其他人与孩子在一起的经历更加愉快，您可以和其他关心孩子的人共同帮助孩子。您可以同他人交流哪些方法有效而哪些无效。孩子也将学会对不同的人使用他／她学到的新技能，而不是只针对一个人。每一个人都会给孩子的学习加入个人的风格与想法，从而丰富孩子的学习经验。

对孩子进行早期干预的基础

现在，你一定已经很清楚地知道，每个游戏和日常常规中能为孩子创造多少学习机会。如果你已经开始将我们的建议结合到日常生活中，你就已经把许多关键的原则运用到对孤独症儿童的教育中了。

你可能已经能熟练地吸引并保持孩子的注意力了。你知道学习不能没有注意力，而且如果你已经按照我们的建议来安排你和孩子在活动中的位置，奖励孩子对你的关注，在教新技能或巩固已有技能之前确保已经吸引了孩子的注意力，那么现在，孩子可能会比你刚开始使用这本书时更注意你。如果只能从这本书里学会一件事情，那么请记住这条原则：把重点放在吸引并保持孩子向您学习的注意力上。

你了解了共同活动的结构以及它作为教育孩子和提高孩子参与程度的框架的重要性。 在共同活动中，同伴之间要分享对活动的控制权，有时主导活动，有时跟随对方。他们一起游戏，相互模仿，有计划地进行活动，或轮流玩玩具。通过共同活动，孩子会在自然的环境中学习（在家中和户外，和你以及其他家人，最终也会和他们的朋友、同学）。共同活动从吸引孩子的注意力、模仿和对活动的兴趣开始。在活动中，你和孩子面对面，以便双方都能共同关注游戏材料和对方。你们一起设定游戏主题，之后在活动中加入变化来拓展该主题。最后，你们一起终止这项活动，自然地转换到下一个活动。在活动转换过程中，注意保持孩子的注意力，使孩子对活动的关注和学习不至于中断。

你可能已经在吃饭和其他日常生活的互动中（如洗澡、穿衣、换尿片、睡觉和游戏常规等）尝试应用了很多共同活动的框架。您和您的孩子可能已经有了很多共同活动常规。有一些会用到玩具和其他物品，这些以物品为基础的活动有助于孩子的认知、游戏、运动和语言发展。另一些游戏则没有具体的玩具，这些感觉社交常规为情感交流和共享式注意创造了机会，并着重培养了语言、模仿和社会学习能力。您可能会发现，孩子现在发生了很大转变，他／她变得更愿意参与共同活动——注意力更集中，参与性更高，能力掌握得更多，玩玩具的持续性、成熟性更好，与别人有更多的沟通。深呼吸，记住并感激您和孩子所完成的一切。

关于孩子是怎样学习的，您已经了解了很多。 现在你知道，你已经在所有与孩子进行的常规活动中应用了 ABC 原则。一些专业术语——如前提、行为、结果和强化——对你来说已经非常生动、具体。你知道孩子的行为常常是对一些刺激（前提）产生的反应，教学过程会在前提和行为之后紧接着给孩子提供一个想要的结果——结果在孩子运用了你想教会的技能之后马上发生，并借此将前提和行为两者联系起来。理解 ABC 原则之间的关系不仅让你教会孩子新技能，还能替换不良行为，让孩子学会用更被接受和更易沟通的

方式来达到他 / 她的目标。思考活动中 ABC 模式的运用情况，也能帮助你制订关于孩子新技能和行为的教学计划。

如果你读完了这本书，现在你应该已经对沟通技能的培养有了深入的了解。幼儿从别人身上学习的发展性技能，包括模仿、共同注意、肢体和语言沟通、言语、在游戏和日常活动中的实践能力等，都是你需要时刻注意的。你已经学习了怎样将模仿整合到所有共同活动中去。在开放性的物品游戏中，模仿物品动作是非常容易做到的。手势模仿在感觉社交常规中，特别是唱歌和手指游戏，能达到尤为突出的效果。模仿口语来学习新的语言结构则可以发生在所有共同活动的语言学习活动期间。

从有意义的示意动作、发声，以及从不断学习言语和手势如何影响他人的过程中，现在你对语言是如何发展的有了更深入的了解。你知道功能性沟通的重要性：它能帮助孩子发展出必需的手势和语言，来表达他 / 她脑海中的想法。你也给孩子提供了描述他 / 她的需求、动作、兴趣和感觉的手势和语言。事实上，你就是在把希望从孩子口中说出的话说给孩子听。

语言的目的是与他人沟通及分享信息和经历。语言首先是一种社会行为。当你顺着孩子的意愿对他 / 她的示意动作和语言做出回应时，你就是在强调沟通的功能性与社会性。也就是说，把孩子通过肢体或语言说出来的话再说一遍给他 / 她听（稍作完善），让孩子知道你已经听到并理解了他 / 她的意思，并且给孩子提供了一个示范，教他 / 她怎样以稍微成熟一些的方式来表达。这就是多一个规则。你是在以有意义的沟通而不仅仅是夸奖来回应孩子的沟通行为，你也知道如何把这些整合到有意思的常规中，包括游戏和日常常规。在游戏方面你是专家！你很可能会成为一个很有趣的玩伴，掌握了所有的游戏常规，包括玩具、社交游戏、假扮游戏、身体游戏和户外活动。

最后，你已经学会怎样把大多数的学习机会加入你与孩子每天的日常活动和常规中。记住第四章中介绍的六大类型的活动：玩具或其他物品游戏，社交游戏，看书，吃饭，照顾（洗澡 / 穿衣 / 换尿片 / 睡觉）和做家务。以下是关于制造学习机会的一些基本原则的回顾。

吃饭

您的孩子是在餐桌旁、凳子上或宝宝椅里吃饭吗？如果不是，请把他/她改过来，并且坐下来跟孩子一起吃饭。让孩子和家人坐在一起吃饭。试着每天给孩子准备三顿正餐和三次零食，每次都让孩子坐在桌子旁并有其他人一起参与。让孩子能够坐下来吃东西或喝饮料（哪怕是坐在地板上用杯子喝水），都可以给你提供机会，来训练孩子围绕食物和饮料提要求的技能、模仿和沟通技能，而食物和饮料往往可以激起孩子的极大兴趣。

当你读到这些的时候，你可能会意识到，你曾成功地建立起规律的正餐和零食时间，但现在你的孩子又回到了无论何时何地想吃就吃、想喝就喝的状态。随着时间的推移，你可以逐渐地转变它：

1. 首先，让你的孩子坐下来吃东西。餐桌是最好的地方，如果一时无法做到，就先要求孩子在他/她当时在的地方坐下来。孩子坐好后，你就可以将食物或饮料递给他/她。如果你的孩子拿到食物就想站起来，你可以将孩子手里的食物拿走，并再鼓励他/她坐下来。孩子也许在吃了几口之后就不想继续坐着了，这时你可以再拿走食物。如果孩子还没吃饱，很快又会觉得饿了或渴了，那么你可以再练习一次。如果你始终亲切温和、坚持不懈，孩子很快就能学会这项技能。

2. 孩子能坐下来吃东西后，让他/她坐在厨房的高脚椅附近。试着给他/她能一次吃完的食物或饮料，然后将下一次吃零食或正餐的时间推迟 1 ~ 2 小时。

3. 一旦孩子可以坐在厨房里用餐，就让他/她坐在高脚椅或宝宝椅上用餐，这样你坐在孩子的身边（桌子的另外一角），方便为孩子提供食物。

4. 你自己也要吃点或喝点东西，比如，一杯咖啡、一片水果，让这个情境成为你与孩子的社交时间。如果你们习惯在吃东西的时候看电视或视频，马上关掉它（如果孩子可以接受的话），如有必要可以慢慢地关掉：首先，在前几次用餐的时候关掉视频的声音，之后几次再调暗画面的亮度，最后，关掉电视。与你的孩子坐在一起，将孩子的食物放置在餐桌上（更理想的情况是孩子同时与你以及其他家人坐在一起），将食物给孩子，并告诉他／她这个食物的名称，等待孩子通过眼神、声音或肢体动作发出请求。不要一次性给孩子太多食物，以便激励孩子多次发出请求，最终结束进餐。每天让孩子在餐桌边吃三顿正餐和三次零食，将使他／她获得更多的营养，养成更好的用餐习惯，练习更多的社交技能。如果你无法一日三餐都这么做，那么在每天的一到两餐中这样做也可以。

照顾常规

在日常的换尿片、洗澡、穿衣服、洗手、刷牙以及睡觉的活动中建立一些社交游戏常规。可以在以上日常常规中加入一些歌曲、社交游戏和玩具游戏等。帮助孩子独立完成每个常规中的大部分步骤，而不是你在做的时候，他／她却表现得很被动或抵触。当你让孩子也参与洗衣服和晾衣服、刷牙、洗手、递尿片、递袜子或鞋的时候，你也可以在这些活动中加入一些语言，增加一些沟通，这些是言语和语言发展的方式之一。向这些常规活动中加入社交游戏和对孩子的期望，会使得这些活动变成对孩子来说更加丰富的学习经验。举例来说，如果你在给孩子穿衣服的时候，他／她却在看视频，这就不益于孩子学习如何穿衣。如果把电视关掉，你与孩子面对面，帮孩子完成穿衣服过程中的每一步（一件一件地穿上衣服，把鞋袜或尿片递给你，拉上衣服的拉链或扣上纽扣），同时用简单的语言告诉孩子每一个步骤、描述这个活动，你的孩子会有机会学习语言、生活自理、社交和劳动等技能。

对于语言学习来说，入睡前是一个尤为重要的时间。你的孩子有固定的睡前常规吗？如果没有，你可以建立一个吗？每晚给孩子洗澡、和他／她一起玩玩浴室玩具，这会给孩子的语言学习和社交互动提供非常丰富的环境。洗澡后擦干身体，之后涂抹身体乳以及穿睡衣的常规又是两个充满学习机会的活动，它们包含了丰富的语言和社交互动。刷牙也可以成为含有丰富语言和学习机会的活动。最后，将孩子放到床上，跟他／她一起读本书（对于幼儿来说，读书意味着说出图片的名称和内容，发出一些声音，而不是阅读里面的文字）。

　　我们刚刚向您介绍了睡前一小时的常规。做这些会花一些时间，因而有几个孩子或有其他需求的家长在时间安排上还会有所限制。然而，这整整一个小时的常规既充满了语言和社交学习的机会，也能培养孩子更好的睡觉习惯。就算每天晚上只完成其中的 1 ~ 2 个常规，对你的孩子也是十分有益的。每天的持续性和重复性使得睡前常规可以成为强有力的学习体验。

玩具和社交游戏

　　由于我们在本书中一直强调，你也许已经增加了与孩子的玩具游戏和感觉社交常规。每天找出 2 ~ 3 次（早上、下午和晚上），每次 15 ~ 30 分钟的时间，在室内或户外跟孩子玩玩具和进行感觉社交常规，这将有助于你持续地发挥这些活动的沟通与学习价值。游戏的关键是共同活动常规的结构，在整个游戏过程中孩子须与家长面对面，积极地互动、参与，来回沟通。试着让其他与孩子一起玩的人，如家长、哥哥姐姐、祖父母、保姆以及其他人，也用这些技巧。

做家务

　　不要忘记家务劳动！孩子可以用许多方式参与家务劳动。他们可以帮你给狗狗喂食、浇花、把衣物从烘干机里拿出来、清洗车的轮胎。你准备做沙拉的时候，他们可以在厨房水槽里玩水、刷子和蔬菜；你清洗餐具的时候，他们可以在一边玩吹泡泡。他们可以帮忙做饼干或是将切好的蔬菜放进锅里或做成沙拉。他们可以帮你取出洗碗机里的餐具，并将银制餐具放入银器抽屉里的正确位置。在杂货店里，他们可以将选购的物品放入购物篮里。当你让孩子参与日常的家务劳动时，你会十分自然地跟他 / 她讲述要完成的任务，并帮助他 / 她完成。这时，你的孩子正在获得一些新的体验，学习新的技能，学习这个世界是如何运转的，学习新的词汇，从你身上学到很多东西！让孩子和你一起参与日常生活的家务劳动，能为孩子增加数不尽的学习机会。

和专业团队合作

此时，你也许已经给孩子报名参加了早期干预服务（或者正在努力加入），并和专业人员一起来帮助孩子进步。孩子的治疗师和老师很可能已经了解了他／她可以进步和发展的地方，并把这些记录下来作为一连串的学习目标。到目前为止，我们提到的所有内容都会帮助你通过在家中或户外不断地进行游戏和常规活动来教孩子这些技能。你将和团队里的专业人员一起为孩子而努力，而且当你在孩子的治疗方面有任何疑问时，都应该毫不犹豫地向他们询问有关信息和建议。

1. 如果你需要治疗师将学习目标分解成更小的步骤，以便你更容易地将其整合到常规活动中，那就请他们帮你做，这样你就能知道每种技能从哪里开始教。

2. 如果你没有拿到每位专业人员的干预目标表，就要向他们获取这些干预目标表。

3. 如果你不知道如何在家通过常规活动来针对这些目标进行干预，你可以询问团队成员，让他们给你示范并写出家庭方案。

4. 观察不同的专业人员是怎么对孩子进行干预的，分辨出哪些有效、哪些无效。参与到孩子的治疗中，这样你可以向治疗师学习如何操作并在家里继续训练。孩子也会从中受益。帮助团队成员找到哪些对孩子有用、哪些没有用。他们在专业领域是专家，但是你是你孩子的专家。你知道孩子喜欢什么、不喜欢什么，怎样可以让他／她学到最好，在家里孩子能做什么、不能做什么，什么管用、什么不管用。帮助你的团队了解孩子。如果你看到孩子在治疗中没有进步，请说出来！止步不前意味着教学计划有问题，而不是孩子学习能力不足。如果孩子在某个领域没有进步，建议你的团队用不同的方法解决。你知道孩子是可以学习的：看看过去几周你按照这本书的内容教会孩子的所有事情。

最重要的提示

1. **你和孩子的每一次互动都是你教孩子和孩子学习的机会。**孩子会从每个互动中学到一些东西，所以问问你自己，现在发生的事情是不是你想让孩子学习的。用你和孩子共同的经历——家庭常规、户外活动、做家务、日常生活自理、坐车——把孩子学习的机会最大化。如果你利用这些时间让孩子参与到活动中，而不是仅仅让孩子体验这些常规活动，就会让孩子每天都会有数百次的学习机会。

2. **试着在孩子需要某项技能的情境中教他／她这项技能。**在饭桌上和家人练习吃饭时沟通的技能。当孩子从外面回来（到家或到幼儿园）时，练习脱掉外套并把外套放在钩子上。教孩子在合适的时间和地方穿脱衣服，为孩子在日常生活中用到的物品命名。孩子只有在现实生活的环境和情境下才能更快、更深入地学习生活中的技能，而不是通过卡通图片和电脑游戏。当日常生活中发生这些事情时，学会抓住机会！

3. **创建与年龄相适应的主动性及自觉性。**主动与自觉意味着独立。你不应只教孩子每天简单地按照指令做自己需要完成的事。跟随孩子的注意力、读懂孩子的线索以奖励孩子他／她喜欢的活动和玩具，让他／她集中注意力并参与互动，这些策略的目标在于培养孩子的主动性及自觉性。我们鼓励你留意孩子是否自发地表现出了你正在教的新技能。当你的儿子有自发的发声时（不只是你在游戏中引导的发声），或你的女儿在饿的时候主动把你拉到冰箱前而不是大喊大叫，你应该及时地进行强化或鼓励，让孩子的技能得到巩固。但独立的表现必须是符合年龄水平的，并且不能因此取代沟通。例如，许多2岁孩子并不能毫无限制地打开冰箱，因为这就是不适龄行为。因此，如果2岁的孤独症孩子打开冰箱喝饮料，很有可能是因为他／她没办法向他人求助或者他／她使用沟通技能来提要求的动机没有得到激发。你可能已经教会孩子参与许多活动的方法，包括家庭和游戏常规活动。这些活动都会培养孩子主动发起活动、自发进行沟通、游戏和社交互动的能力。尝试支持孩子主动发起与年龄相适应的游戏、自理技能和语言能力。

4. **帮助孩子调整情绪和活动水平以提高学习效率。**我们已经在共同活动的相关章节中讨论过这一主题。你可能已经发现了互动游戏中的节奏，知道怎样在较平静的活动与较剧烈的活动之间转换，以引导孩子学习的注意力和精力达到最佳状态。在物品类共同活动常规和感觉社交常规之间的转换亦是如此。在进行不同活动时，要更换游戏地点。孩子的肢体动作和位置可以告诉你他们的需求。对于较安静被动的孩子，可能需要通过活跃的生理感觉社交常规来激发他们的学习动力，这些活动包含迅速快捷的动作。主动却难以集中注意力的孩子需要在活跃的肢体性社交游戏（躲猫猫，跑到外面，爬楼梯，玩跷跷板或其他在院子里玩的游戏）和安静缓慢的感觉社交活动之间转换，这些活动会让孩子集中注意力学习（比如随着歌声在球上、椅子上或腿上摇晃，伴着节奏型歌曲移动，或在看互动性书籍时在摇椅上晃动）。移开不必要的物品为孩子腾出空间，不要让孩子一次能拿到太多东西，使用箱子、盒子、书架或橱柜来装玩具，随时准备在活动间流畅过渡来拓展和保持孩子的注意力。记住利用已经存在的学习机会，在活泼型和安静型活动中使用共同活动常规的结构。帮助孩子保持良好的学习状态也有助于改善孩子的行为。这无疑一箭双雕！

5. **切记照顾好你自己的情绪。** 当你觉得情绪透支或沮丧时，别忘了求助你的社交支持体系，这在之前（尤其是第二章）已经提过。打电话给朋友，通过邮件或社交网站与其他家长交流，或向伴侣和家人倾诉。如果你长时间心情沮丧甚至抑郁，就去找医生。寻求你需要的帮助和支持，这样你才能享受生活，并继续帮助孩子成功并成长。

当你遇到困难时请按以下提示回顾相关内容

在培养孩子的相关技能时，你是否遇到了一些困难？以下问题可供你自查。如果你对于其中一个或多个问题的回答为否定，请通过回顾相关章节的内容，想一想你正在使用的方法策略是否恰当。

1. 在与孩子沟通时，我使用的词汇和短语（多一个规则）是否足够简单易懂？（如果不是，请参考第十三章的内容。）

2. 我有没有先等待，观察孩子在没有我的帮助下能否表现出一项新的技能？（如果你不确定自己有没有这样做，请参考第十二章的内容。）

3. 如果孩子需要帮助，我是否给予孩子所需的最小帮助以让他 / 她表现出新的行为或技能？（如果你认为自己在这一点上做得不对，请参考第十二章的内容。）

4. 在与孩子互动之前，我是否吸引了孩子足够的注意力？（如果不是，请回顾第四章的内容。）

5. 这个活动对孩子来说有趣吗？（如果孩子没有表现出很喜欢这个游戏，请回顾第五章的内容。）

6. 这个活动对我来说有趣吗？（没有？请参考第五章的内容。）

7. 一旦孩子尝试运用我正在教他 / 她的目标技能，是否就能感受到这个常规带来的奖励？（不确定？请重温第九章的内容。）

8. 我是否注意到并回应了孩子积极与我互动和沟通的努力（就算他们的表现并不完美）？（要确定这个问题的答案，请看第七章。）

9. 在掌握新的行为或技能方面，孩子是否得到了足够的练习？（请参考任何一章中关于你正在教授的技能的内容，它们都详述了怎样练习以巩固技能。）

最后，这本书是为家长——孩子的第一位也是最重要的老师而写的。家长是孩子一生中永远最具影响力的老师。我们希望，我们告诉你的这些方法，能够帮助你和孩子在未来很长时间里相互学习，共同成长。我们希望能帮助你感受到看着孩子一步一步掌握新技能的快乐。你要知道，孩子在参与活动、与人沟通、与人相互学习的过程中所付出的所有这些细小的努力都将汇集成丰厚的收获。当你看着孩子成长，看着他 / 她参与越来越多的互动时，我们希望你对孩子的未来也更有信心，相信他 / 她有能力度过一个充实的、有意义的、快乐的、有创造性的人生。

图书在版编目（CIP）数据

孤独症儿童早期干预丹佛模式：利用日常活动培养参与、沟通和学习能力/（美）罗杰斯，（美）道森，（美）维斯马拉著；张庆长等译．--北京：华夏出版社，2016.1（2023.10重印）

书名原文：An early start for your child with autism: using everyday activities to help kids connect, communicate, and learn

ISBN 978-7-5080-8607-1

Ⅰ．①孤…　Ⅱ．①罗…　②道…　③维…　④张…　Ⅲ．①小儿疾病－孤独症－康复训练　Ⅳ．①R749.940.9

中国版本图书馆 CIP 数据核字（2015）第 237954 号

孤独症儿童早期干预丹佛模式：利用日常活动培养参与、沟通和学习能力

作　　者	〔美〕罗杰斯　　〔美〕道森　　〔美〕维斯马拉	
译　　者	张庆长　何逸君　秦博雅　王蔡琳　等	
审　　校	复旦大学附属儿科医院	
策划编辑	刘　娲	
责任编辑	薛永洁	

出版发行	华夏出版社有限公司	
经　　销	新华书店	
印　　刷	三河市少明印务有限公司	
装　　订	三河市少明印务有限公司	
版　　次	2016 年 1 月北京第 1 版　　2023 年 10 月北京第 17 次印刷	
开　　本	710×1000　　1/16 开	
印　　张	22.5	
字　　数	333 千字	
定　　价	78.00 元	

华夏出版社有限公司　　地址：北京市东直门外香河园北里 4 号　　邮编：100028
网址：www.hxph.com.cn　　电话：（010）64663331（转）
若发现本版图书有印装质量问题，请与我社营销中心联系调换。